国家卫生健康委员会"十四五"规划教材

全国高等中医药教育教材

供护理学类专业用

护理学导论

第 3 版

護理

主　编　杨巧菊

副主编　丁亚媛　刘　芳　林翠霞

编　委　（按姓氏笔画排序）

丁亚媛（南京中医药大学）　　　吴彩琴（上海中医药大学）

王东梅（黑龙江中医药大学）　　迟晓华（长春中医药大学）

王汕珊（天津中医药大学）　　　张丽娟（辽宁中医药大学）

井晓磊（河南中医药大学）　　　张璐姣（贵州中医药大学）

邓婷婷（成都中医药大学）　　　邵芙蓉（安徽中医药大学）

刘　芳（陕西中医药大学）　　　林翠霞（山东中医药大学）

刘红霞（北京中医药大学）　　　郑智慧（福建中医药大学）

刘晓慧（宁夏医科大学）　　　　袁　群（湖南中医药大学）

江　虹（江西中医药大学）　　　徐红丹（黑龙江中医药大学）

李　爽（内蒙古医科大学）　　　高　婧（广州中医药大学）

杨巧菊（河南中医药大学）

人民卫生出版社

·北　京·

图书在版编目（CIP）数据

护理学导论/杨巧菊主编. —3版. —北京：人
民卫生出版社，2021.10
ISBN 978-7-117-31643-9

Ⅰ.①护…　Ⅱ.①杨…　Ⅲ.①护理学-医学院校-教
材　Ⅳ.①R47

中国版本图书馆 CIP 数据核字（2021）第 207501 号

人卫智网	**www.ipmph.com**	医学教育、学术、考试、健康，
		购书智慧智能综合服务平台
人卫官网	**www.pmph.com**	人卫官方资讯发布平台

护理学导论
Hulixue Daolun
第 3 版

主　　编：杨巧菊
出版发行：人民卫生出版社（中继线 010-59780011）
地　　址：北京市朝阳区潘家园南里 19 号
邮　　编：100021
E - mail：pmph @ pmph. com
购书热线：010-59787592　010-59787584　010-65264830
印　　刷：河北新华第一印刷有限责任公司
经　　销：新华书店
开　　本：850×1168　1/16　　印张：18
字　　数：472 千字
版　　次：2012 年 6 月第 1 版　　2021 年 10 月第 3 版
印　　次：2021 年 11 月第 1 次印刷
标准书号：ISBN 978-7-117-31643-9
定　　价：69.00 元

打击盗版举报电话：010-59787491　E-mail：WQ @ pmph. com
质量问题联系电话：010-59787234　E-mail：zhiliang @ pmph. com

◇◇◇ 修 订 说 明 ◇◇◇

为了更好地贯彻落实《中医药发展战略规划纲要(2016—2030年)》《中共中央国务院关于促进中医药传承创新发展的意见》《教育部 国家卫生健康委 国家中医药管理局关于深化医教协同进一步推动中医药教育改革与高质量发展的实施意见》《关于加快中医药特色发展的若干政策措施》和新时代全国高等学校本科教育工作会议精神,做好第四轮全国高等中医药教育教材建设工作,人民卫生出版社在教育部、国家卫生健康委员会、国家中医药管理局的领导下,在上一轮教材建设的基础上,组织和规划了全国高等中医药教育本科国家卫生健康委员会"十四五"规划教材的编写和修订工作。

为做好新一轮教材的出版工作,人民卫生出版社在教育部高等学校中医学类专业教学指导委员会、中药学类专业教学指导委员会和第三届全国高等中医药教育教材建设指导委员会的大力支持下,先后成立了第四届全国高等中医药教育教材建设指导委员会和相应的教材评审委员会,以指导和组织教材的遴选、评审和修订工作,确保教材编写质量。

根据"十四五"期间高等中医药教育教学改革和高等中医药人才培养目标,在上述工作的基础上,人民卫生出版社规划、确定了第一批中医学、针灸推拿学、中医骨伤科学、中药学、护理学5个专业100种国家卫生健康委员会"十四五"规划教材。教材主编、副主编和编委的遴选按照公开、公平、公正的原则进行。在全国50余所高等院校2400余位专家和学者申报的基础上,2000余位申报者经教材建设指导委员会、教材评审委员会审定批准,聘任为主编、副主编、编委。

本套教材的主要特色如下:

1. 立德树人,思政教育 坚持以文化人,以文载道,以德育人,以德为先。将立德树人深化到各学科、各领域,加强学生理想信念教育,厚植爱国主义情怀,把社会主义核心价值观融入教育教学全过程。根据不同专业人才培养特点和专业能力素质要求,科学合理地设计思政教育内容。教材中有机融入中医药文化元素和思想政治教育元素,形成专业课教学与思政理论教育、课程思政与专业思政紧密结合的教材建设格局。

2. 准确定位,联系实际 教材的深度和广度符合各专业教学大纲的要求和特定学制、特定对象、特定层次的培养目标,紧扣教学活动和知识结构。以解决目前各院校教材使用中的突出问题为出发点和落脚点,对人才培养体系、课程体系、教材体系进行充分调研和论证,使之更加符合教改实际、适应中医药人才培养要求和社会需求。

3. 夯实基础,整体优化 以科学严谨的治学态度,对教材体系进行科学设计、整体优化,体现中医药基本理论、基本知识、基本思维、基本技能;教材编写综合考虑学科的分化、交叉,既充分体现不同学科自身特点,又注意各学科之间有机衔接;确保理论体系完善,知识点结合完备,内容精练、完整,概念准确,切合教学实际。

4. 注重衔接,合理区分 严格界定本科教材与职业教育教材、研究生教材、毕业后教育教材的知识范畴,认真总结、详细讨论现阶段中医药本科各课程的知识和理论框架,使其在教材中得以凸显,既要相互联系,又要在编写思路、框架设计、内容取舍等方面有一定的区分度。

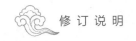

5. 体现传承，突出特色　本套教材是培养复合型、创新型中医药人才的重要工具，是中医药文明传承的重要载体。传统的中医药文化是国家软实力的重要体现。因此，教材必须遵循中医药传承发展规律，既要反映原汁原味的中医药知识，培养学生的中医思维，又要使学生中西医学融会贯通，既要传承经典，又要创新发挥，体现新版教材"传承精华、守正创新"的特点。

6. 与时俱进，纸数融合　本套教材新增中医抗疫知识，培养学生的探索精神、创新精神，强化中医药防疫人才培养。同时，教材编写充分体现与时代融合、与现代科技融合、与现代医学融合的特色和理念，将移动互联、网络增值、慕课、翻转课堂等新的教学理念和教学技术、学习方式融入教材建设之中。书中设有随文二维码，通过扫码，学生可对教材的数字增值服务内容进行自主学习。

7. 创新形式，提高效用　教材在形式上仍将传承上版模块化编写的设计思路，图文并茂、版式精美；内容方面注重提高效用，同时应用问题导入、案例教学、探究教学等教材编写理念，以提高学生的学习兴趣和学习效果。

8. 突出实用，注重技能　增设技能教材、实验实训内容及相关栏目，适当增加实践教学学时数，增强学生综合运用所学知识的能力和动手能力，体现医学生早临床、多临床、反复临床的特点，使学生好学、临床好用、教师好教。

9. 立足精品，树立标准　始终坚持具有中国特色的教材建设机制和模式，编委会精心编写，出版社精心审校，全程全员坚持质量控制体系，把打造精品教材作为崇高的历史使命，严把各个环节质量关，力保教材的精品属性，使精品和金课互相促进，通过教材建设推动和深化高等中医药教育教学改革，力争打造国内外高等中医药教育标准化教材。

10. 三点兼顾，有机结合　以基本知识点作为主体内容，适度增加新进展、新技术、新方法，并与相关部门制订的职业技能鉴定规范和国家执业医师(药师)资格考试有效衔接，使知识点、创新点、执业点三点结合；紧密联系临床和科研实际情况，避免理论与实践脱节、教学与临床脱节。

本轮教材的修订编写，教育部、国家卫生健康委员会、国家中医药管理局有关领导和教育部高等学校中医学类专业教学指导委员会、中药学类专业教学指导委员会等相关专家给予了大力支持和指导，得到了全国各医药卫生院校和部分医院、科研机构领导、专家和教师的积极支持和参与，在此，对有关单位和个人表示衷心的感谢！希望各院校在教学使用中，以及在探索课程体系、课程标准和教材建设与改革的进程中，及时提出宝贵意见或建议，以便不断修订和完善，为下一轮教材的修订工作奠定坚实的基础。

人民卫生出版社

2021 年 3 月

◇◇◇ 前　言 ◇◇◇

护理学导论是护理学专业的启蒙课程和核心课程,也是引导学生全面而系统地了解护理学独特的理论体系及模式的一门重要专业基础课。通过护理学导论的学习,使学生明确护理学的基础理论和学科框架,领悟现代护理学的理念,熟悉护理学的思维方法、工作方法和道德准则,为学习护理学专业课程和从事护理工作奠定扎实的理论基础。

本教材的修订,根据全国高等中医药教育(本科)国家卫生健康委员会"十四五"规划教材的要求,坚持"三基、五性、三特定"的编写原则,在传承第2版教材优点的基础上,充分吸收国内外同类教材先进的内容,紧密联系临床护理实践,认真听取教材使用者的中肯意见,在内容上充分体现科学性、先进性、实用性。

本教材在编写过程中体现"以学生为中心"的理念,贯彻必需、够用为度的原则,优化内容体系,由浅入深,内容的编排符合学生知识发展的需求和教学规律,与护士执业资格考试内容有效衔接。在编写形式上采用模块化编写,即学习目标、正文(包括知识连接、知识拓展、思政元素、课堂互动)、复习思考题;部分章节增加案例分析,以利于培养学生评判性思维和运用知识分析解决问题的能力;复习思考题的设计,着重于启发学生思考护理现实问题,具有较强的启发性和延伸性。

与第2版教材相比,《护理学导论》(第3版)有3个变化:一是每章内容前增加了学习目标,每章末复习思考题增加了答案,以帮助学生了解教学要求及检验学习效果;二是增加了思政元素及课堂互动模块,以体现教材服务教育"立德树人"的根本任务;三是配有数字增值服务,将"数字教材"融入纸质教材,学生可随时通过手机扫码,获得各章节PPT课件、复习思考题答案、扫一扫测一测等内容,有助于学生的学习和教师的教学。

本教材主要供护理学类专业本科、专升本、大专学生使用,也可作为研究生、临床护理人员继续教育的参考书。

本教材由全国19所高等医学院校的21位护理专业教师合作编写而成。在教材的编写过程中,得到了人民卫生出版社和各编委所在单位相关领导和同仁的大力支持,在此一并表示诚挚的感谢!

尽管在教材编写过程中付出了很多的辛苦和努力,但由于能力和水平有限,疏漏之处在所难免,真诚地希望使用本教材的师生、读者和护理界同仁惠予指正,以使本教材日臻完善,特致谢意!

编者
2021 年 3 月

◇◇◇ 目　　录 ◇◇◇

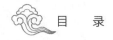

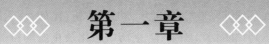

第一章

绪　论

> 📝 **学习目标**
>
> 识记：
> 1. 能正确陈述护理学的概念。
> 2. 能正确陈述护理的工作方式。
> 3. 能正确陈述护理学的任务。
>
> 理解：
> 1. 能正确解释不同历史阶段护理的概念。
> 2. 能正确解释护理学专业的特点。
> 3. 能正确解释护理学的知识体系。
> 4. 能举例说明护理学的范畴。
>
> 应用：
> 能结合护理学形成与发展的过程，分析未来护理学专业发展的趋势。

护理学（nursing science）是一门以自然科学和社会科学为理论基础，研究有关维护、促进、恢复人类身心健康的护理理论、知识、技能及其发展规律的综合性应用科学，是健康领域中一门系统而独立的科学体系。护理学的任务、研究范围覆盖到人类生理、心理、社会等各个方面。学习护理学就要从宏观的角度认识护理学，了解护理学发展过程中的经验和教训，分析和把握现在，预测未来发展趋势；从整体上研究护理学的完整体系，揭示其本质和发展规律，更好地满足社会对护理专业的需求，为提高人们的健康水平服务。

第一节　护理学发展史

护理的历史源远流长，可以说自从有了人类就有了护理活动。护理学的发展经历了漫长的历史时期，不同的时期由于历史背景的不同而具有不同的护理特色，尽管保持人们的健康、为生病的人提供照顾以促进恢复健康的护理初衷没有改变，但是随着社会的进步、科学的发展以及人们对健康需求的不断提高，护理学的内涵和外延发生了很大变化。

一、西方护理学的形成与发展

（一）早期护理

1. 公元前的护理　原始人类生活在山林和洞穴中，靠采集和渔猎为生，生存条件十分恶劣，为了保护自己，谋求生存，繁衍后代而寻求各种方法来应对自然界生老病死的客观现象。在生活中,人类将观察到的动物疗伤的方法加以效仿,比如:用舌头舔伤口,用清水冲洗血污,按压出血处等以达到预防伤口感染、防止伤口恶化及止血的目的。所以有人提出最初的医疗护理活动起源于观察动物的结果。

原始社会里人类以家族化的部落形式生活和劳动,由于慈爱的本性,母亲承担起哺育幼儿、照顾伤残病者及老人等具有护理性质的任务,并在生活实践中,逐步学会了伤口的包扎、止血、热敷和按摩等手段,形成了早期的医疗护理活动。因此,有学者认为"同情"或"需要"是古代医疗与护理的起源及发展的最初动机。

在此时期,原始人类对于突发疾病、天灾人祸或一些自然现象无法解释时,就将之归因于"超自然"的力量,认为是神灵主宰或恶魔、鬼魂作祟所致,于是用祷告、念咒、画符等方法祈求神灵的帮助,或用鸣锣击鼓、拳击患者、放血、开颅等驱魔方法驱除疾病的折磨。与此同时,也有人应用草药或针灸等治疗方法治病,所以此时,迷信、宗教、医药混在一起,医巫不分。

(1)古希腊:阿波罗之子阿斯克雷庇俄斯(Asklepios)以其优良的医术而被称为医神,他的2个女儿海吉娅(Hygeia)和波乃西亚(Panacea)因跟随父亲协助患者恢复健康被认为是最早参加护理活动的妇女,分别被尊称为"健康之神"及"恢复健康之神"。"医学之父"希波克拉底(Hippocrates)以朴素的唯物主义观点破除了宗教迷信,创立了"四体液病理学说",从此将医学引入科学发展的轨道,使公元前6—公元前4世纪成为医学早期的黄金时代。他提出了患者中心论,强调以观察、诊断、记录等方法探求疾病的原因,对症下药;同时强调护理的重要性,要求给患者清洁的衣服,教导患者洗漱口腔,调节饮食,实行按摩,并用音乐治疗精神病人。他起草的《希波克拉底誓言》至今仍在西方国家被尊为医学道德的规范,是医生们踏进医学领域的誓言。

知识链接

希波克拉底誓言

仰赖医药神阿波罗、阿斯克雷庇俄斯、阿克索及天地诸神为证,鄙人敬谨直誓,愿以自身能力及判断力所及,遵守此约。凡授我艺者,敬之如父母,作为终身同业伴侣,彼有急需,我接济之。视彼儿女,犹我兄弟,如欲受业,当免费并无条件传授之。凡我所知,无论口授书传,俱传之吾与吾师之子及发誓遵守此约之生徒,此外不传与他人。

我愿尽余之能力与判断力所及,遵守为病家谋利益之信条,并检束一切堕落和害人行为,我不得将危害药品给予他人,并不作该项之指导,虽有人请求亦必不与之。尤不为妇人施堕胎手术。我愿以此纯洁与神圣之精神,终身执行我职务。凡患结石者,我不施手术,此则有待于专家为之。

无论至于何处,遇男或女,贵人及奴婢,我之唯一目的,为病家谋幸福,并检点吾身,不做各种害人及恶劣行为,尤不做诱奸之事。凡我所见所闻,无论有无业务关系,我认为应守秘密者,我愿保守秘密。尚使我严守上述誓言时,请求神祇让我生命与医术能得无上光荣,我苟违誓,天地鬼神实共殛之。

(2)古印度:古印度早期的医疗和护理活动带有浓厚的宗教色彩,公元前1600年,婆罗门教的宗教经典《吠陀经》是当时人们生活戒律、道德规范和医学行为的准则,要求人们有良好的卫生习惯,如每日刷牙、按时排便、保持室内空气清新等;要求助产士必须剪短头发,修剪指甲,每日沐浴。统一印度的国王阿索卡(Asoka)在北印度建立了18所东方最早的医院兼医学院,培养从事医护工作的人员。由于当时妇女不能外出,医院的护士由男士担任,被视为"最早的护士",要求男护士必须身体健康,情绪乐观,善良勤劳,专心工作,并需具备药物和营养的常识,能够配药、配餐,维护患者的清洁卫生。

(3)古罗马:凯撒(Augustas Caesar)大帝在位时在军中创立医院,收治战争中的伤病者,兼为奴隶治病;最富有的家族法米利亚(Farmilia)建立了私人医院;罗马医生伽伦(Galenos)创造了以人体解剖为基础的独特医学体系。当时古罗马医学并不发达,但是罗马人认为清洁可以延长人的寿命,非常重视个人卫生及环境卫生。他们建立公共浴室,修建上下水道,供应清洁饮水,可以看作预防疾病和促进健康的早期阶段。

(4)古埃及:古埃及人留下许多纸草文献,最古老的是布鲁格什医学纸草文和史密斯医学纸草文。当时人们已经开始进行伤口包扎、止血、催吐、灌肠、净化身体等护理活动,并能够应用植物、动物、矿物质制成药丸或膏药来治疗疾病。古埃及人认为人死后灵魂仍然附着在肉体,医生查托(That)提出用干化法保存尸体,也就是"木乃伊",开始了人们对人体的研究。

2. 公元初期的护理 1—500年,自基督教兴起后,开始了教会对医学一千多年的影响。欧洲大陆设立的医院只是教会工作的组成部分,当时并没有真正意义上的护理。从事护理工作的只是一些献身于宗教事业的妇女,她们除参与教会工作外,还本着服务人群就是服务上帝的信念在教会医院进行老弱病残的护理工作,并且访问家庭中的贫苦患者。她们被尊为女执事,多系出名门、品德高尚且有学识,虽未接受过护理训练,但是她们仁慈博爱,服务热忱,工作认真,爱护患者,在当时深受欢迎。她们从事的工作已经具备护理的雏形。

3. 中世纪的护理 中世纪的护理最突出的特色就是深受宗教与战争的影响。虽然中世纪初期,欧洲各国相继建立了数以百计的大小医院,但是这些医院多由宗教控制,条件极差,各种患者混杂在一起,交叉感染严重。1091—1291年,为争夺圣地耶路撒冷的十字军东征长达200年,导致大批伤员无人照顾,军中瘟疫、热病、麻风病等大肆横行,为此,基督教徒们组织了十字军救护团,男性也开始加入护理工作,被称为军队护理的开始。这对护理工作的发展起到了一定的促进作用。

4. 文艺复兴时期的护理 大约从1400年开始,意大利兴起了文艺复兴运动,并且风行欧洲,西方国家称该时期为科学新发现时代。文艺复兴时期建立了许多大学院校、图书馆、医学院等,出现了一批医学科学家:瑞士医生和化学家帕拉塞尔萨斯(Paracelsus,1493—1541)在药理学方面做出了贡献;比利时医生维萨里(Vesalius,1514—1561)写出了第一部《人体解剖学》;英国医生维廉哈维(Willian Harvey,1578—1675)发现了血液循环。从此,医学迅速发展,逐渐演变成为一门独立的专业。而护理却相对滞后,主要原因是当时重男轻女的封建思想没有改变,大学教育只收男生,一般妇女很少有受教育的机会。到了1517年,宗教革命后,新教会主张女性应该服从男性,在家相夫教子,在医院里担任护理工作的具有仁慈博爱精神的教会妇女停止了工作,取而代之的护理人员缺乏同情心,不学无术,言行粗鲁。她们多为谋生而来,或者是在代替服刑,使护理工作陷入瘫痪的状态,护理质量大大降低,护理事业受到人们的鄙视,护理从此进入了长达近200年的黑暗时期。

文艺复兴后,由于慈善事业的发展,护理逐渐脱离了教会的控制,成为一门独立的职业。法国的天主教神父圣文森·保罗于1576年在巴黎创办了慈善姊妹会,加入慈善会的妇女不一定是教会的神职人员,不受修道院的约束。她们专职护理患者,为贫苦、病弱者服务。此后,不少类似的组织相继成立,从此护理开始走上独立职业的道路,但仍具有浓厚的宗教色彩。

（二）现代护理学的诞生与发展

19世纪,随着经济的增长,科学的发展,社会对护理需求的增加,护理工作的地位有所提高,欧洲相继开设了一些护士训练班。1836年,德国牧师西奥多·弗里德尔(Fliendner)在凯撒斯威斯城建立了附属于教会的女执事学院,招收年满18岁、身体健康、品德优良的妇女进行护理训练,这就是最早的较为正规的护士训练班。弗洛伦斯·南丁格尔(Florence Nightingale)曾就读于该校。

1. 南丁格尔的事迹与贡献 19世纪中叶,南丁格尔发展了以改善环境卫生、促进舒适和健康为基础的护理理念,使护理学逐步走上了科学的发展轨道及正规的教育渠道。国际上称这个时期为南丁格尔时期。这是护理学发展的一个重要转折点,也是现代护理学的开始,南丁格尔被尊为现代护理的创始人。

弗洛伦斯·南丁格尔(1820—1910)出生于英国贵族家庭,1820年5月12日生于意大利弗洛伦斯城,父母以此城名为她取名。她自幼受到良好的教育,精通英语、德语、意大利语、希腊文和拉丁文等多种语言,在数学、哲学、统计学、社会经济学等方面也有很深的造诣。南丁格尔从小就立志从事救死扶伤的护理工作,在随家人周游世界时,她特别留意考察各地的孤儿院、医院和慈善机构,乐于帮助别人,接济贫困者,关心伤病员。父母反对她从事护士工作,认为有损家庭荣誉,但她最终冲破了封建意识和家庭的阻挠,于1851年参加了一个为期4个月的护理短训班,从此开始了她的护理生涯。1853年,她担任了伦敦妇女医院院长,并在伦敦成立了第一个看护所(或称护士院),表现出非常优秀的管理才能。

1854年3月,克里米亚战争爆发,英国与法国共同派兵对付沙皇俄国对土耳其的入侵。由于战地救护条件恶劣,英军的死亡率高达42%,在这种情况下南丁格尔主动请缨,于1854年10月21日带领38名优秀护士,离开伦敦,启程前往克里米亚战场。在克里米亚,南丁格尔努力改善医院的治疗环境、卫生条件和士兵的营养状况,提高医院的管理水平。同时,南丁格尔非常重视伤员的心理支持,她亲切地安慰重伤者。夜深时,她经常手持油灯巡视病房,士兵们亲切地称她为"提灯女神"。她的精心护理挽救了许多士兵的生命,在短短半年的时间里,英军伤员的死亡率由原来的42%下降到2.2%。这种奇迹般的护理效果,震动了全英国,同时也改变了人们对护理的看法。战争结束后,南丁格尔完成的《影响英军健康、效率与医院管理诸因素摘要》被认为是当时医院管理最有价值的文章。1858年和1859年,她先后完成了《医院札记》和被认为是护士必读的《护理札记》,书中精辟地分析了护理工作的生物性、社会性和精神对身体的影响。1860年,南丁格尔在伦敦圣多马医院创办了全世界第一所护士学校,将护理学提升到科学的高度,采用新的教育体制和方法培养护士,从此护理完全脱离了宗教色彩,成为一门独立的科学。

南丁格尔对护理做出了巨大的贡献,具有深远的意义,突出表现为以下几个方面:

(1) 明确了护理学的概念和护士的任务,为护理学的发展奠定了科学基础。

(2) 建立了医院管理标准和模式。

(3) 致力于创办护士学校,为开创正规的护理教育奠定了基础。

(4) 著书立说,阐述其基本的护理理念,确定了护理的两个组成部分:健康和护理。

(5) 创建了一整套护理制度。

(6) 强调保持医疗护理活动记录的必要性,成为护理科研的初始部分。

南丁格尔女士是当之无愧的护理学家和预防医学家。她把一生献给了护理事业,英国人把她看作国家的骄傲,把她的大半身像印在英国10英镑纸币的背面(正面是英国女王伊丽莎白二世的半身像),并在伦敦树立了她的铜像。美国大诗人Longfellow(1807—1882)

为她作诗,赞美她是妇女界高贵的英雄。南丁格尔被列为世界伟人之一,为纪念她,国际护士会将她的生日 5 月 12 日定为国际护士节,并成立了南丁格尔国际基金会,用来奖励全世界各国的优秀护理人员。在南丁格尔逝世后的第二年,国际红十字会正式确定颁发南丁格尔奖,这是国际护士的最高奖项。我国自 1983 年首次参加第 29 届南丁格尔奖评选以来,至 2021 年,先后有 83 名优秀护理工作者获此殊荣。

🖥 知识链接

南丁格尔誓言

　　余谨以至诚,于上帝及会众面前宣誓:终身纯洁,忠贞职守。勿为有损之事,勿取服或故用有害之药。尽力提高护理之标准,慎守病人家务及秘密。竭诚协助医生之诊治,务谋病者之福利。谨誓!

　　2. **现代护理学的发展**　19 世纪以后,随着各国经济、文化、教育的发展以及妇女社会地位的提高,世界各地培养护士的学校纷纷成立,护理教育体系不断完善,护理事业得到迅速发展,护理学逐渐形成一门独立的学科。

　　(1) 临床护理的发展:从 1841 年开始,特别是第二次世界大战结束以后,科学技术的迅猛发展使护理实践发生了巨大变革,护理人员开始参与医院的现代化管理,并应用先进仪器设备进行急、危、重症患者的监护工作。护理专业分科越来越细,护理人员开始对不同专科深入学习,积累经验,如肿瘤、烧伤、心脏直视手术、器官移植等各方面的护理。另外,护理工作范围不断扩大,护理人员走出医院,进入社区,为妇女、儿童、老年人、慢性病患者等特殊人群提供护理及预防保健服务。进入 20 世纪后,随着医学分科的不断细化与护理专业的快速发展,护理实践呈现专科化发展趋势,表现为培养拥有丰富的理论知识、娴熟的操作技能、坚定的理想信念的专科护理人才投身于护理实践并在专业领域发挥带头人作用。20 世纪 50 年代,以美国为代表的世界护理步入专科化发展期,形成新的护理实践角色,拓展了传统护理职能,推动护理学科的知识和技术向更加先进、更加复杂及综合化发展,20 世纪后期,护理专科化运动快速发展,英国、新加坡、澳大利亚等国家及中国的台湾、香港地区相继发展了专科护理人才培养,开始了专科护理活动。美国、英国、加拿大等发达国家开始培养和发展开业护士(Nurse Practitioner,NP)和临床护理专家(CNS),即在健康评估、预防疾病和管理健康相关问题等方面具有专业化技术和知识的高级实践护士,其岗位职责是从事查体、诊断、治疗、开具处方、会诊及指导护理工作等,临床护理专业分工实现了专业化。随着计算机技术的迅速发展,护理工作迈入信息化时代,护理机器人、精准护理、智慧护理、互联网+护理服务应运而生,"线上申请,线下服务"的服务模式为出院患者或罹患疾病且行动不便的特殊人群提供优质护理。

　　(2) 护理教育的发展:进入 20 世纪以后,世界各国的护理教育都得到了迅速的发展,逐步由仆役式、学徒式护理教育转向科学化、专业化的护理教育,尤以美国的护理教育发展较快。1901 年,美国约翰霍普金斯大学开设了专门的护理课程,形成了专职的护理教师队伍,护理教师也逐渐成为一个职业。1909 年,明尼苏达大学开始了以大学为基础的护理课程。1924 年,耶鲁大学首先成立护理学院,从此护理教育成为高等教育的一部分。1932 年美国的天主教大学开设护理硕士研究生教育。1934 年,纽约大学开设了第一个护理哲学博士项目。从此以后,护理教育形成了由大学教育和毕业后教育组成的多层次多渠道的完整教育体系,世界各国相继出台了护理教育质量标准,对护理学科的发展和评估,以及护士角色定位与发展、护理专业技能、专业价值观、核心能力与知识等都制定了详细的规定。进入21世纪以后,随着社会人口结构、疾病谱的快速转变,医疗环境变化愈发复杂,公众健康需求多样化和医疗环境复杂性的加剧以及大数据、大科学时代的发展,护理跨专业教育、多学科交叉融合培养逐渐形成新的发展趋势。

（3）护理管理体制的建立:从19世纪以后,南丁格尔的管理模式被世界各国相继采纳与发展,管理学的原理与方法被越来越多地应用于护理管理中。各国相继建立了护士执业注册制度,健全完善医院护理岗位管理制度,对护士人力配置、绩效考核、岗位培训等进行科学管理,并依法建立了严格的护理质量管理标准。这标志着护理专业逐步走向科学化管理的道路,保证了护理实践的质量。

（4）护理向专业化方向发展:20世纪60年代后,一些护理理论家开始检验与确立护理学的相关概念,并对护理学专业的实质进行深入的探讨,逐步形成了独立的护理理论与模式。世界各国纷纷建立了自己的护理专业学术团体及专科学术组织,以促进护理学术交流和分享学术成果。护理学成为现代科学体系中的一门独立为人类健康服务的专业。护理工作者开始独立进行科学研究。1990年后,护理科研展示出越来越高的学术水平,研究领域涵盖了护理教育、临床护理、社区护理、护理管理等各个方面。

📖 知识链接

国际护士会

国际护士会(International Council of Nurses,ICN)是各国护士学会的联盟,是独立的非政府性的组织,1899年成立于英国伦敦,1966年该会迁至日内瓦。创始人是芬威克,有会员团体130多个,是世界上历史最久的医药卫生界的专业性国际组织,其宗旨是促进各国护士学会的发展和壮大,提高护士地位及护理水平,并为各会员团体提供一个媒介以表达其利益需要及关心的问题。每4年举行一次国际大会,颁布并定期修订《护士准则》。2013年5月8日中华护理学会获准加入国际护士会。

二、中国护理学的发展

（一）中国古代护理实践

祖国医学有着悠久的历史,早在250万年前的原始社会里,我们的祖先在与大自然的搏斗和疾病的斗争中,不仅创造了灿烂的古文化,同时也创造了一些原始的治疗疾病的方法。我国的护理实践在祖国医学中早已存在,只是一直保持着医、药、护三者不分的状态。我国传统医学强调"三分治,七分养",养即护理,虽然中医护理在古代还没有成为一门独立的学科,但有关护理的理论和技术的记载却十分丰富,中医护理技术也在民间广为运用。

《史记·扁鹊仓公列传》中记载了春秋战国时期的杰出名医扁鹊指导学生对患者进行针刺、热敷等护理实践活动的资料。

我国古典医学名著《黄帝内经》大约成书于公元前2—公元前1世纪,强调整体观念和预防思想,记载着疾病与饮食调节、精神因素、自然环境和气候变化的关系,如"五谷为养,五果为助,五畜为益,五菜为充""肾病勿食盐""怒伤肝,喜伤心……"等,并提出要"扶正祛邪",加强自身防御和"圣人不治已病治未病"的防御观点。详细论述了疾病护理、饮食护理、服药护理等方面的基本知识和辨证施护原则以及推拿、针灸、导引、热熨等技术操作。在情志护理方面,《内经》分析了喜怒哀乐等精神因素在病因病理中的作用,并提出了以情胜情的护理方法,即"悲胜怒、怒胜思、思胜恐、恐胜喜、喜胜忧",为中医心理护理奠定了基础。

东汉末年名医张仲景总结自己和前人的经验著《伤寒杂病论》,该书是一部集汉以前医学精华大成的临床医学百科全书,囊括了中医理、法、方、药的精髓,对服药的护理论述得非常详细,对煎药的方法、注意事项、药物反应的观察等都做了明确的注解。如服用桂枝汤方,注明要"啜热稀粥一升余,以助药力",同时加盖被子,使患者微有汗出,"不可令如水流滴,病必不除"。《伤寒杂病论》还记述了各种与护理有关的操作技术,如熏洗法、含咽法、灌耳法、猪胆汁灌肠术、人工呼吸和舌下给药法等。张仲景创立的辨证论治法则是祖国医学宝库中的灿烂明珠,为临床辨证施护开创了先河。

后汉外科名医华佗以发明"麻沸散"而闻名于世。他在医治疾病的同时,创造了模仿虎、鹿、猿、熊、鸟动作姿态的"五禽戏",以活动关节,增强体质,疏通气血,预防疾病,可谓是中国最早的保健护理方法。他在手术中和手术后指导弟子和家属做了大量的护理工作,开始了我国最早的外科护理。

晋代葛洪所著《肘后方》中有筒吹导尿术的记载:"小便不通,土瓜捣汁,入少水解之,筒吹入下部"(筒是导尿工具)。

隋唐五代时期,古代医学家人才辈出,举不胜举,祖国医学的发展取得了辉煌的成果,中医护理学也得到了进一步的充实与提高。隋朝巢元方的《诸病源候论》阐述了病源学的同时也充分论述了各种疾病的专科护理。唐代著名医学家孙思邈首创了用细葱管导尿术、蜡疗和热熨法;王焘在《外台秘要》中较为详细地论述了伤寒、肺痨、天花、霍乱等传染病的观察要点和护理措施以及消渴患者的饮食疗法与禁忌、儿科食入异物的治疗与护理方法等。

宋代之后,随着造纸业和印刷术的发展,大量医学书籍得以整理和研究、推广,医学界百家争鸣,百花齐放,各抒医理,出现了著名的金元四大家及许多著名的医学著作。这一时期,妊娠前后护理、口腔护理、小儿喂养及护理等专科护理知识日益丰富,为中医护理学充实了许多新的内容。

明清医学进一步总结和发展了前人关于护理方面的知识。吴有性的《瘟疫论》在"论饮""论食""调理法"三篇文章里,详细地论述了护理疫病的原则和方法。叶天士在《临证指南医案》著作中对老年人的护理进行了深入的研究,在老年人预防保健方面做出了具体的指导。《侍疾要语》是一部护理学的专著,记载了民间广为流传的"十叟长寿歌",介绍十位百岁老人延年益寿、防病抗老的经验。

总之,在祖国医学发展过程中,护理知识的积累和护理技术的进展形成了中医护理独特的理论体系。

（二）中国近代护理学的发展

1. 西方护理的引入与影响（1803—1931） 中国近代护理事业的发展是在鸦片战争前后,随西方列强侵入的战争、宗教和西方医学进入中国而起步。1803年英国借天花流行派医生来华。1820年,英国医生在澳门开设诊所。1835年,英国传教士巴克尔（P. Parker）在广州开设了第一所西医院,两年后,这所医院以短训班的形式开始培训护理人员。1840年鸦片战争前后,外国的传教士为使基督教能在中国传开,在全国各地兴建医院与学校,将西方的医疗和护理工作传入我国。当时,医院环境、护士服装、操作规程、学校教材都带有浓厚的西方色彩。1888年,美国护士约翰逊女士（E. Johnson）在福州一所医院里开办了我国第一所护士学校。1900年以后,中国各大城市建立了许多教会医院,一些城市设立了护士学校。1909年,中国护理界群众性学术团体"中国护士会"在江西牯岭成立（1923年改名为中华护士会,

1937年改名为中华护士学会,1964年改名为中华护理学会)。1912年确立了护士学校的注册和护士的会考制度,1915年,由中国护士会举办全国第一届护士会考,标志着护士的培养和从业走上正规职业管理道路。1920年护士会创刊《护士季报》,1922年加入国际护士会,以加入顺序名列第11个会员国。1920年协和医学院开办高等护理教育,学制4~5年,五年制毕业学生授予理学学士学位。

2. 抗日战争时期至中华人民共和国成立(1931—1949) 在此期间,我国的护理前辈们和全国人民一道积极参加抗战,并克服种种困难,出色完成救治伤员的任务,继续进行全国护士学校注册和护士会考工作,使我国的护理事业得以持续不断的发展。1932年,我国第一所公立的护士学校在南京成立,学制3~4年,招收高中毕业生。1934年中华民国教育部成立医学教育委员会,下设护理教育专门委员会,将护理教育改为高级护士职业教育,招收高中毕业生,从此护理教育纳入国家正式教育体系。战争期间,许多医护人员奔赴延安,在解放区设立了医院,1931年在江西开办了"中央红色护士学校",1941年在延安成立了"中华护士学会延安分会"。护理工作受到了党中央的高度重视,在1941和1942年的5·12护士节上,毛泽东同志曾连续两次为护士做出"护士工作有很大的政治重要性"和"尊重护士,爱护护士"的题词。党中央的重视与关怀,推动了护理事业的发展,护士队伍逐渐扩大,至1949年,全国已建立180多所护士学校,培养护士3万余名。

(三)中国现代护理学的发展(1949年至今)

中华人民共和国成立后,对护理工作进行了系统的部署,明确了护理事业的发展方向。1950年8月,卫生部在北京召开第一届全国卫生工作会议,此次会议对护理工作的发展做出了统一的规划,将护理教育纳入正规的教育体系,确定了中等专业教育作为培养护士的唯一途径,高等护理教育于1952年取消。为了保证护理教育的质量,卫生部制定了护士学校的招生条件,成立了教材编写委员会,出版了21本有关的中级护理专业教材。此后,我国培养了大批的中等专业护士。由于取消了高等护理教育,导致了护理教学与科研人才青黄不接,在一定程度上影响了我国护理事业的发展。

1954年5月创办了《护理杂志》,1958年护士协会成为中国科学技术协会成员,从此学会的工作进入了新阶段。20世纪50年代,"三级护理"和"查对制度"的建立,标志着护理工作逐步走向规范化。同时,各专科护理也得到了深入的发展,我国第一例大面积烧伤患者邱财康的救治成活和王存柏断肢再植成功代表了这一时期护理专业发展的水平。

1966—1976年,护理人员严重缺编和护理质量严重下降。

1978年党的第十一届三中全会以后,改革开放政策和人民健康需求的提高,促进了护理事业的蓬勃发展,护理工作进入了全面恢复、整顿、再发展的新阶段。

1. 护理教育迅速发展,教育体制逐步完善 为迅速恢复和改善护理教育状况,卫生部先后下达《关于加强护理工作的意见》和《关于加强护理教育工作的意见》,加强和发展护理工作和护理教育。1978年各医学院纷纷创办大专护理教育。1981年5月6日,卫生部、中国科学技术协会、中华护理学会在北京联合召开首都护理界座谈会,许多国家领导人出席并发表了重要讲话,确立了护理学在自然科学中的地位。1983年卫生部和教育部联合召开会议,决定恢复高等护理教育。同年,天津医学院招收了首届本科护理系学生。1984年,教育部和卫生部召开全国高等护理专业教育座谈会,明确要建立多层次、多规格的护理教育体系,培养高层次护理人才,充实教学和管理等岗位,以提高护理工作质量,促进学科发展,尽快缩小与先进国家的差距。这次会议不仅是对高等护理教育的促进,也是我国护理学科发展的转折点。1985年,全国11所高等医学院校设立了护理本科教育。1992年,北京医科大学开始了护理学硕士研究生教育,并逐渐在全国建立了数个硕士学位授权点。2004年,第二军医大学护理系开始招收护理博士研究生,结束了我国大陆没有护理学博士教育的历史。我国的高等护理教育迅速发展起来,已形成了多层次、多渠道、较为完善的护理教育体系。2011 年 3 月,我国护理学成为一级学科,这是我国护理发展史上里程碑事件。自 2019 年以来,越来越多院校的护理学专业被评为国家一流本科专业建设点,这对护理学专业培养目标、教学改革、师资建设、教学质量控制、毕业生质量追踪等诸方面提出了更高标准,同时也促进了护理学专业的迅速发展。

2. 护理管理体制逐步健全 为了加强对护理工作的领导,完善护理管理体制,1982 年国家卫生部医政司设立了护理处,负责全国的护理管理,制定有关管理条例、工作制度、职责、技术操作标准等。300 张床位以上的医院设立护理部,实行护理工作三级管理。1979 年国务院批准卫生部颁发了《卫生技术人员职称及晋升条例(试行)》,其中明确规定护士的技术职称为“主任护师、副主任护师、主管护师、护师和护士(正规护校毕业生)”,全国各地根据这一条例制定了护士晋升考核制度的具体方法和内容。1995 年 6 月 25 日,首次举行了全国性的护士执业考试,这标志着我国护士执业管理走上了法制化的轨道。凡是在我国从事护理工作的人员必须经过严格考核,才能申请护士执业注册,取得护士资格。2008 年 1 月国务院颁布了《护士条例》,2020 年 5 月修订了《护士条例》(见附录一),使护理人员的合法权益得到了维护,同时也进一步规范了护理行为,促进护理管理的制度化。

3. 临床护理质量逐步提升 1950 年以来,我国临床护理工作受传统医学模式的影响,一直实行的是以疾病为中心的护理,医护分工明确,护理人员是医生的助手,处于从属地位,以疾病的诊断和治疗为中心制定临床护理规范。1979 年以后,随着医学模式的转变以及人们对健康服务要求的不断提高,护理人员开始逐步探讨并实行以人的健康为中心的整体护理。同时,护理人员配合临床工作中新业务新技术的开展,在重症监护和各专科护理等方面做出了越来越多的突出成绩。

2010 年 1 月,卫生部办公厅印发《2010 年“优质护理示范工程”活动方案》的通知,全国各级医院相继开展“优质护理”服务。“优质护理”即以病人为中心,强化基础护理,全面落实护理责任,深化护理专业内涵,整体提升护理服务水平。“以病人为中心”是指在思想观念和医疗行为上处处为病人着想,一切活动都要把病人放在首位,紧紧围绕病人的需求,提高服务质量,控制服务成本,制定方便措施,简化工作流程,为病人提供“优质、高效、低耗、满意、放心”的护理服务。优质护理服务的内涵主要包括:满足病人的需要,保证病人安全,保持病人躯体舒适,协助平衡病人的心理,取得病人家庭及社会的协助和支持,用优质的护理质量提升病人和社会的满意度。

2016 年《全国护理事业发展规划(2016—2020 年)》提出,随着我国经济社会发展进入新常态,人口老龄化加剧、新型城镇化加速推进,群众的健康需求更加多层次、多样化,护理事业的服务领域从疾病临床治疗向慢病管理、老年护理、长期照护、康复促进、安宁疗护等方面延伸。2017 年在北京大学开展开业护士培养试点工作,标志着我国开业护士的发展由理论转为临床实践阶段。2018 年,国家卫生健康委员会、国家发展和改革委员会等 11 个部门发布《关于促进护理服务业改革与发展的指导意见》,指导建立以机构为支撑、社区为平台、居家为基础的护理服务体系。

4. 护理研究水平不断提高 随着高等护理教育的开展,一批高级护理人才走上了护理教育、管理和临床岗位,在各个领域里进行研究和创新,提高了护理的整体水平。目前,护理研究正处于快速发展阶段,研究范围越来越广泛,从单一的护理领域的研究扩展到跨学科合作的研究,科研成果极大地推动了护理学科的发展。

5. 护理学术活动日益繁荣 1977 年以来,中华护理学会和各地分会先后恢复学术活动,多次召开护理学术交流会,举办各种不同类型的专题学习班、研讨会等。中华护理学会及各地护理学会成立了学术委员会和各护理专科委员会,以促进学术交流。各位护理学者、专家纷纷著书立说,各级护理教材先后出版,临床护理指导用书内容充实、各具特色。各种护理专业期刊、杂志不断创刊,如《中华护理杂志》《护士进修杂志》《护理学杂志》等。护理国际交流与合作深入开展,促进了护理人才培养、护理难题联合攻关及科研成果的共享,中国在促进全球全民健康覆盖中发挥着越来越重要的作用。

6. 我国中医护理学进一步传承与发展　中华人民共和国成立后,在党的中医政策和"中国医药是一个伟大的宝库,应当努力发掘,加以提高"的精神指引下,全国各地相继建立了中医教学与科研的机构及中医医院,大力开展对中医药的继承和研究工作,而且全国各地相继开办中医护士学校及中医护理班,培养了大批的中医护理专业人才。中医护理人员在整体观的指导下,根据辨证施护原则,运用四诊八纲观察法,对不同的证型采用不同的护理方法,并注重运用针灸、推拿、外敷、按摩、熏洗、刮痧等中医传统方法,提高了护理质量,显示出中医护理学的特点和优势。1958 年,江苏省中医院编写了《中医护理学》作为我国第一部中医护理学著作,标志着中医护理理论体系的正式形成,中医护理界学者从此开始了中医护理相关理论的研究。《中医护病学》《中医辨证护理学》《中医基础护理学》《中医护理手册》等中医护理学的各种专著及全国统编规划教材《中医临床护理学》《中医护理学基础》等相继问世,逐步形成了较为完整的中医护理理论体系。

1986 年,在中华护理学会指导下,成立了"中医、中西医结合护理学术委员会",目的在于组织指导中医护理的学术研究。2002 年,中华中医药学会成立护理分会,标志着中医护理的发展进入一个新时代。2005 年 5 月召开的第 23 届国际护士研讨会开设了中医护理专题,将中医护理的特色介绍给全球。目前,中医护理科学研究正在全国蓬勃发展,学术气氛日益浓厚,科研水平不断提高,国际间的学术交流合作越来越多,中医护理学术的国际化进程日益加快。2009 年、2012 年中医护理学先后成功申报为国家中医药管理局"十一五""十二五"重点学科,为中医护理学科的发展搭建了更为广阔的平台。

2006 年,国家中医药管理局正式发布《中医护理常规技术操作规程》作为中医护理行业标准,为全国中医医院中医护理工作的规范奠定了良好基础,中医专科护理逐步规范。2012年国家中医药管理局"十二五"重点专科建设中,首次纳入中医护理,在全国范围内遴选的56 家中医医院组成协作组,分批对优势病种进行中医护理方案的梳理、应用及实施中医护理特色评价,开展中医特色的护理服务,形成了标准的中医护理模式。2019 年国家《中医临床护理信息基本数据集》的制订与发布为中医护理临床数据的交互、共享提供重要标准支撑,促进了中医医院信息化建设。

🔍 知识链接

中华护理学会

中华护理学会是我国护理科技工作者的学术性群众团体,其宗旨是执行国家发展护理科技事业的方针和政策,团结广大护理工作者,为繁荣和发展中国护理科学事业,促进护理科学技术的普及、推广和进步,为保护人民健康服务。其主要职责是组织广大护理工作者开展学术交流和科技项目论证、鉴定,普及、推广护理科技知识与先进技术,开展对会员的继续教育,对国家重要的护理技术政策、法规发挥咨询作用,编辑出版专业科技期刊和书籍。

第二节 护理学的任务和范畴

护理学是人类在与疾病斗争的长期实践中发展起来的科学理论和技术体系,是一门独立的学科,有自己特定的任务与范畴,与临床医学、公共卫生学、药学等学科共同组成医学领域。随着护理学的发展,人们对护理实践经验的反复总结与提炼,使得护理学知识体系不断丰富与完善,护理学的任务与范畴也在不断扩展。

一、护理学的任务

国际护士协会在1953年7月召开的国际护士会议上通过了《护士伦理国际法》,《护士伦理国际法》规定:护士的唯一任务是帮助患者恢复健康,帮助健康人提高健康水平。会议中规定了护理学的任务是:建立有助于康复的物质与精神环境;着重用教授和示范的方法预防疾病;为个人、家庭和社区提供保健服务。

《中国护理事业发展规划纲要》中明确指出,护理是以维护和促进健康、减轻痛苦、提高生命质量为目的,运用专业知识和技术为人民群众健康提供服务的工作。护士需要帮助人们解决以下4个与健康相关的问题:

（一）促进健康

促进健康是帮助个体、家庭、社区丰富和拓展与增强自身健康状态相关的知识和资源,教育人们对自己的健康负责,形成健康的生活方式,维持最佳的健康状态。

（二）减轻痛苦

减轻痛苦是护理工作的基本职责和任务。护士运用护理知识与技能帮助个体和群体减轻身心痛苦。

（三）预防疾病

预防疾病是指通过开展健康教育、临床和社区的保健护理、提供疾病自我检测的技术与评估机构等护理实践活动,帮助人们增强免疫力,预防各种传染性疾病。

（四）恢复健康

恢复健康是帮助人们在患病或有影响健康的问题后,恢复健康状态,是护理人员的传统职责与任务。如为患者提供生活护理、药物治疗,协助残障者锻炼身体和心理护理等。

💗 **思政元素**

健康中国，护理同行

健康是促进人的全面发展的必然要求,党和国家历来高度重视人民健康,为推进健康中国建设,提高人民健康水平,根据党的十八届五中全会战略部署,2016年10月中共中央、国务院印发了《"健康中国2030"规划纲要》。到2030年,促进全民健康的制度体系更加完善,健康领域发展更加协调,健康生活方式得到普及,健康服务质量和健康保障水平不断提高。

护理学的基本任务是以促进人类健康为核心目标,"健康中国2030"的战略为未来护理学的发展提供机遇,护理学的发展同样加速健康中国的建设步伐。在完善医疗卫生服务体系方面,加强康复、老年病、长期护理、慢性病管理、安宁疗护等医疗机构建设。在创新医疗卫生服务供给模式方面,全面建立成熟完善的分级诊疗制度,合理就医秩序,健全治疗-康复-长期护理服务链。在促进健康老龄化方面,推进中医药与养老融合发展,推动医养结合,为老年人提供治疗期住院、康复期护理等养老服务。可见,健康中国的战略目标与护理学的基本任务目标一致,健康中国的战略实施将促进我国护理事业的发展,而护理学的发展也必将助力健康中国战略目标的实现。

二、护理学的范畴

护理学是一门实践性很强的应用科学。护理学理论研究的目的是更好地指导临床护理、社区护理等护理实践。护理学的内容和范畴是随着护理实践的不断深入而不断发展的,主要包括理论和实践两部分。

(一)护理学的理论范畴

1. 护理学的研究对象、任务和目标 护理学的研究对象、任务和目标是护理学科建设的基础,随着护理学的发展而不断变化。同时,由于它们是在一定历史条件下的护理实践基础上形成的,所以,又具有相对的稳定性。

2. 护理学理论体系 自20世纪60年代后,护理领域开始致力于发展护理理论与概念模式,并将这些理论用于指导临床护理实践,当在实践中发现旧理论无法解释新问题、新现象时,就会建立新理论或发展原有的理论,使护理理论体系日益丰富和完善。通过建立护理理论体系,护理人员不仅能够从护理实践中发展和验证理论,而且科学的逻辑思维和评判性思维对提高护理质量、改善护理服务起到了积极作用。

3. 护理学与社会发展的关系 护理学与社会发展的关系理论是研究护理学在社会中的作用、地位和价值,以及社会对护理学发展的促进和制约因素。如老年人口增多、慢性病患者增加使社区护理迅速发展;健康教育技巧和与他人有效合作已成为对护士的基本技能要求;信息化社会使护理工作效率得以提高,也使护理专业向着网络化、信息化迈出了坚实的步伐。全球经济一体化趋势,影响了护理学的课程设置,开辟了新的护理研究领域。

4. 护理分支学科及交叉学科 护理学与自然科学、社会科学、人文科学等多学科相互渗透,在理论上相互促进,在方法上相互启迪,在技术上相互借鉴形成了护理伦理学、护理心理学、护理美学、护理教育学、护理管理学等一批交叉学科,以及急救护理学、骨科护理学、老年护理学等一批分支学科,从而在更大范围内促进了护理学科的发展。

(二)护理学的实践范畴

护理学的实践范畴很广,根据护理工作的内容可将其分为临床护理、社区保健、护理教育、护理管理和护理科研。

1. 临床护理 临床护理服务的对象是患者,内容包括基础护理、专科护理。

(1) 基础护理:基础护理是运用护理学的基本理论、基础知识和基本技术,去满足患者的基本需要,是各专科护理的基础。内容包括饮食护理、观察病情、预防医院感染、临终关怀及医疗文件的记录等。

(2) 专科护理:专科护理是以护理学和各医疗专科理论、知识、技能为基础,结合各专科患者的特点及诊疗要求进行护理。主要包括各专科护理常规、护理技术、心、肾、肺、脑功能的监护及脏器移植等护理。

2. 社区护理 社区护理的对象是一定范围的居民和社会团体。社区护理是以临床护理的知识和技能为基础,以整体护理观为指导,借助有组织的社会力量,结合社区的特点,深入家庭、学校、工厂、机关等领域,开展家庭护理、预防疾病、妇幼保健、健康教育、健康咨询、预防接种及防疫灭菌等工作。

3. 护理教育 护理教育是以护理学和教育学理论为基础,培养德、智、体、美、劳全面发展的护理人才。护理教育一般划分为基础护理教育、毕业后护理教育和继续护理教育三类。基础护理教育分为中专教育、大专教育、本科教育;毕业后护理教育包括岗位培训及研究生教育;继续护理教育是向正在从事护理工作的在职人员提供的以学习新理论、新知识、新技术和新方法为目标的在职教育。

4. 护理管理 护理管理是运用管理学的理论和方法,对护理工作的人、才、物等要素进行计划、组织、指挥、协调和控制等的系统管理,以保障护理工作正确、及时、安全、有效、完善地进行,提高护理工作的效率与质量。

5. 护理科研 护理科研是用科学的方法探索护理领域的问题,并用以直接或间接地指导护理实践的过程。护理学的发展需要护理科研的支持和推动。护理科研的研究内容包括护理学理论的构建,护理技术、方法的改进,护理设备、护理工具的改革,护理管理模式的建立等。

三、护理的工作模式

护理工作模式是指护理人员在对服务对象进行护理时采取的工作方式。为满足患者的护理需求,提高护理质量与效率,临床护理工作中常根据护理人员数量、能力、患者病情等不同情况,采用合适的护理工作模式。目前临床上常用的护理工作模式有 5 种。

（一）个案护理

个案护理(case nursing)由专人负责实施个体化护理,1 名护理人员负责照顾 1~2 位患者,适用于抢救患者或某些特殊患者,也适用于临床教学需要。

个案护理的优点:①能够对患者实施细致全面的护理,满足患者的各种需要,有较高的护理质量;②有助于护患之间的沟通和良好护患关系的建立;③护理人员责任明确,有助于增强护理人员的责任心。

个案护理的缺点:①要求护理人员具有一定的临床工作经验和较高的专业知识和专业技能;②需要较多的护理人员和较多的费用,工作效率不高。

（二）功能制护理

功能制护理(functional nursing)最早受工业流水线影响,形成于 20 世纪 50 年代,以完成各项医嘱和常规的基础护理为主要工作内容。其工作分配以日常工作任务为中心,将护理服务划分为不同的工作种类,如办公室主班护士、治疗护士、药疗护士等来完成护理任务。

功能制护理的优点:①护理人员分工明确,易于组织管理;②节省人力、经费、设备、时间;③有利于提高护理人员技能操作的熟练程度,工作效率高。

功能制护理的缺点:①忽视患者的心理和社会因素,护理缺乏整体性;②护患之间沟通交流较少,易发生冲突;③护理工作机械,不能发挥护理人员的工作主动性和创造性,容易产生疲劳和厌倦情绪。

（三）小组制护理

小组制护理(team nursing)是以分组护理的方式对患者进行整体护理。将护理人员分成若干小组进行护理活动,每组分管 10~15 位患者,由一位有经验的护理人员任组长,负责制定护理计划和措施,安排小组成员去完成任务及实现确定的目标。小组成员由不同级别的护理人员组成,各司其职。

小组制护理的优点:①便于小组成员协调合作,相互沟通,工作气氛好;②护理工作有计划,有评价,患者得到较全面的护理;③充分发挥本组各成员的能力、经验与才智,工作满意度较高。

小组制护理的缺点:①所需人力较多,对组长的管理技巧和业务能力要求较高;②若人员配置不足或不合理,使小组成员没有时间和精力进行充分的沟通和有效的协作,则难以发挥小组制护理的优势。

（四）责任制护理

责任制护理(primary nursing)是受生物-心理-社会医学模式影响,在整体护理理念的指导下产生的一种临床护理工作模式,由责任护士和辅助护士按护理程序对患者进行全面、系统和连续的整体护理。其结构是以患者为中心,要求从患者入院到出院均由责任护士对患者实行 8 小时在班、24 小时负责制。

责任制护理的优点:①有助于"以病人为中心"的整体护理理念的贯彻和实施;②保证了患者护理的连续性;③护理人员的工作独立性增强;④护理人员的责任感、求知感、成就感增强,工作兴趣和满意度增加。

责任制护理的缺点:①对责任护士的专业知识和能力要求较高;②对人力的需要量较大,增加了人力资源成本。

（五）综合性护理

综合性护理(modular nursing)是将责任制护理和小组制护理结合起来,由一组护理人员为一组患者提供整体护理。护理小组由组长和辅助护士组成,其中组长负责计划、安排、协调和实施本组患者的护理活动,指导辅助护士制订本组患者的护理计划,并保证每班护士护理患者的质量;护士长担任咨询、协调和激励者的角色。

综合性护理的优点:①患者获得连续的、全面的整体护理,对护理的满意度较高;②护理人员的责任感、求知感和成就感增加,工作的主动性和独立性加强,工作满意度较高;③加强了与患者、家属及其他医务人员的沟通,合作性增强。

综合性护理的缺点:①需要较多的护理人员;②患者更换床单元时,就必须换由另一小组护理人员负责,此时必然会影响到患者护理的连续性。

需要注意的是,任何护理工作方式都应以整体护理观念为指导,其区别在于护理服务的分工、排班和责任有所不同,在临床护理实践中可择优选用。上述各种护理工作模式在护理学的发展历程中都起着重要作用,新的工作方法在原有基础上都有改进和提高。而且,随着医学的进步和高新技术在诊疗工作中的运用,护理临床路径与品管圈等新的护理工作与管理方法越来越多地应用于临床护理或护理管理中,有效提高了临床护理质量和工作效率。

知识拓展

护理临床路径

护理临床路径是由临床路径发展小组(CPDT)内的一组成员,根据某种诊断、疾病或手术而制定的一种治疗护理模式按照临床路径表的标准化治疗护理流程,让病人从住院到出院都按照此模式来接受治疗护理。临床路径把诊疗护理常规合理化、流程化,使病程的进展按流程进行有效控制,其最终结果就是依据最佳的治疗护理方案,降低医患双方的成本,提高诊疗护理效果。

知识拓展

品 管 圈

品管圈(quality control circle,QCC)是由同一个工作场所的人为了解决工作问题、突破工作绩效,自发地组成一个小团体,应用品管的简易统计方法进行分析、解决工作场所发生的问题,达到业绩改善的目标。目前品管圈越来越多地应用于护理领域,其优点是有利于激发每个人的创造性思维,营造护理团队合作及学习成长的环境,提高护士主动参与护理质量管理的意识和护士工作能力、科研能力,规范了临床护理工作,使护理管理和服务质量得到持续改进,提高了患者满意度。

第三节 护理学专业特征与知识体系

社会学家指出,专业活动是由满足人的某种需要、为社会谋福利的职业活动转化而成的。在这种转化过程中,一门专业逐渐建立了其科学的理论基础、正规的教育体系、特有的实践方式及社会地位。由于社会的不断发展及科技的进步,人们对健康的要求越来越高,护理学的教育、科研以及实践领域不断地向深度及广度发展,护理学已经成为一门独立的专业,具有专业的特征。

一、护理学的专业特征

护理工作由于本身具有特殊性,从事护理职业人员的女性居多,以及各种历史原因,使护理工作专业化的进程极其艰难与缓慢。在20世纪50年代以前护理学一直被认为是类专业或辅助专业。从20世纪50年代开始,国外护理界从完善护理教育体制及完善专业团体的功能、提高护理科研水平、深入开展护理理论的研究等方面对护理向专业化的方向发展起到了极大的推动作用,使护理学逐渐由一门技术性的职业转化为一门有其独特理论体系的专业,具有以下特征:

1. 为人类的健康服务,不断发展以满足社会需要 一门专业必须具备能为人类的某些方面服务的特征,并符合社会及职业对专业的需求。护理学的目标就是为服务对象提供各种护理服务,预防疾病、恢复和促进人类的健康。因此,护理学的发展符合社会需要。

2. 有完善的教育体系 完善的教育体制是形成专业的基础,任何一门专业的从业人员必须经过严格的专业高等教育,才能胜任本专业的工作。护理教育已形成多渠道、多层次的教育体系。目前,我国护理高等教育已有大学专科、本科、硕士及博士教育形式,并已初步完善交叉学科博士后教育。

3. 有系统完善的理论基础 任何一门专业必须有完善的理论基础及技术来支持其实践及科研体系,并获得公众的认同及尊重。护理学在运用相关学科理论的基础上,逐渐形成、发展了独特的护理学理论体系,如奥瑞姆(Orem)的自护理论、罗伊(Roy)的适应理论等,为护理教育、科研及实践提供指导。

4. 有良好的科研体系 科研是保证专业及学科持续发展的重要手段,是推动专业及学科创新发展的主要动力。国外护理科研体系正在逐步实施和完善,我国护理科研起步较晚,但随着近年来硕士及博士教育的不断开展而逐渐发展、完善。

5. 有专业自主性 一般每个专业都必须具有相应的专业组织,专业组织制定相应的伦

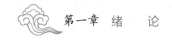 笔记栏

理道德标准、专业规范等来检查及约束其从业人员的专业活动。护理专业有自己的专业组织(如美国的护士协会、我国的中华护理学会等)参与制定有关的政策、法规和专业标准,对护理专业活动和实践质量进行指导和监控;有自己的护理质量标准;有执业考试及职称考核制度;有规范、约束从业人员的护理伦理及护理法律等。

二、护理学的知识体系

(一)护理学的知识体系

护理学作为一门独立学科,在长期的护理实践过程中,已形成相对稳定的知识体系。该知识体系不仅包括护理专业知识,同时还吸收了医学、社会学、心理学、伦理学等学科的相关知识。护理学的知识体系简单概括如下:

1. 基础知识 包括自然科学知识、医学基础知识、人文社会科学基础知识。

2. 护理专业知识 包括护理专业基础知识、临床各专科护理知识、社区护理知识以及护理学与其他科学相融合的边缘学科知识。

(二)护理学的课程体系

依据医学模式的转变、卫生保健服务的需要和护理学科的发展,教育部高等学校护理学专业教学指导委员会制定了《护理学专业类教学质量国家标准》(2018 版)(详见附录二),依据体现重视基础、培养能力、提高素质和发展个性的原则,明确课程体系。包括公共基础课程、医学基础课程、护理学专业课程、护理人文社会科学课程。

另外,为体现中医院校护理专业办学特色,教育部高等学校护理学专业教学指导委员会制定了《高等中医院校课程设置补充规定》(详见附录三),建议各高等中医院校护理学专业开设中医护理特色课程,包括:由中医学基础理论、中医诊断学、中药学、针灸推拿学、中医饮食与营养学整合而成的中医学概论;中医护理学基础与中医临床护理学。

第四节 我国护理学的发展趋势

护理学专业的形成和发展与人类文化、科学的进步息息相关,并深受社会变迁的影响,科学技术的进步、经济的发展、人口结构的变化、人们健康观念的转变、新的社会文化问题等都会影响护理学的发展,所以护理学的发展趋势反映着改变中的社会需要。

一、护理人员高学历化

护理学是一门多学科交叉的科学,科学技术的飞速发展,信息传递速度的加快和信息量的增加,给护理学提供了更广阔的发展空间。祖国医学的护理理论和护理技术也将以其独特的优势来推动我国护理事业的发展,而护理事业的发展迫切需要高学历的护理人才;人民大众对享有高质量的卫生保健需求日益增加,使社会对高层次护理人才的需求增加。因此,护理教育将向高层次、多方位的方向发展,护理专业院校教育应该提升学历层次,加大人文教育比重,在教育中要更注重救死扶伤的道术、心中有爱的仁术、知识扎实的学术、本领过硬的技术、方法科学的艺术这五方面的培养,以满足社会对高素质护理人才的需求。

二、护理工作领域扩大化

随着社会的进步,人们物质生活水平的提高,由于人口老龄化、不良行为和生活方式导

致的疾病,已成为目前我国日益凸显的医疗卫生问题,人们对健康保健的需求更加多元化,对健康保健服务便捷化的要求日益强烈。护理工作领域也将随着健康需求的变化而扩大,护理人员将推进生命全周期、健康全过程的健康服务,护理服务覆盖个体从生到死全生命周期,提供预防、保健、急病、慢病、康复等系统连续的健康服务。

三、护理工作法制化

法律是强化护理管理,使护理专业法制化、规范化、科学化的重要保证。我国颁布的《护士条例》以立法的形式,明确了各级卫生行政部门、医疗机构在护理管理中的职责,完善护士执业准入制度,规范护士执业行为。当今社会,经济文化迅速发展,人们自身健康需求和维权意识不断增强,护理工作领域逐步扩大,护理工作中面临的法律问题越来越多,护理人员必须熟知国家法律条令,增强法律意识,强化法律观念,不断学习有关的法律知识,明了自己在护理工作中与法律有关的潜在性问题,规范护理行为,自觉地遵纪守法,依法从事护理实践,预防医疗事故发生,保护自己和患者的一切合法权益,维护法律的尊严。

四、护理工作市场化

护理工作市场化是指随着市场经济的发展和市场竞争的日益激烈,护理工作将被推向市场。护理工作市场化的本质是通过提供有关的服务满足患者的需求,对护理人员来说,市场化主要表现在业主、雇员和质量保证 3 个方面,护理人员的流动和分布将由市场来调节,护理服务的内容和范畴也将根据市场需求的变化而变化。服务第一、质量至上的宗旨将成为护理人员在市场竞争中的根本立足点。随着家庭护理和社区护理的推广,各级医院护理人员聘用制、结构工资制的执行,以及护理独立开业的增多等现象使得护理工作市场化的特点越来越突出。

五、护理工作国际化

护理工作国际化主要是指专业目标国际化、管理国际化、职能范围国际化、人才流动国际化。此外,还包括跨国护理援助和护理合作。

在医学全球化的发展背景下,护理专业中的国际交流与合作越来越多,面对这种国际化发展趋势,培养具有国际交往能力的高素质护理人才,采用国际化的教育质量标准,建立与国际接轨的护理教育质量认证制度,是护理教育的主要任务。多元化服务要求越来越高,外语尤其是英语以及微机的普遍应用成为这一时期护理工作的主要特点。

六、中国护理特色化

中医药学是中国人民几千年来智慧的结晶,是中华民族的瑰宝。中医药是中华优秀传统文化的重要载体,对维护人民健康、国家稳定发挥着重要作用。面对突如其来的新冠肺炎疫情,中医药在救治病患、促进身体康复等方面发挥了不可替代的作用。中医护理是中医药学的重要组成部分,中医护理引起了各国护理界的高度重视,中医护理技术及养生保健特色被世界各国人民瞩目,特别是 2013 年中华护理学会重返国际护士会,中国护理的舞台从国内延伸到国际,中医护理的民族特色得以进一步彰显。中国护理特色化发展要在融入中华民族的文化传统,体现天人合一和以人为本的中医护理理念的基础上,积极学习和吸收现代护理理论中优秀的观点和方法,实现与现代护理的有机结合,形成具有中国特色的护理理论和技术方法,将为全人类的健康作出重要贡献。

笔记栏

扫一扫，
测一测

知识拓展

护士在全球卫生保健中的作用

　　全球约有 2 000 万名护士,护理的价值是不可估量的,当有卫生保健需求时,护士往往是人们首先看到的卫生专业人员。护理对于应对由人口变化和不断增长的卫生健康需求所带来的挑战至关重要。护士和助产士在实现全民健康覆盖目标中也发挥着核心作用。护理诊所可以高效经济地提高非传染性疾病的服务覆盖面,高级执业护士和护士专家可加强初级卫生保健,护士一直处在公共卫生促进和预防的第一线。

　　2019 年国际护士大会强调,未来全球护士可在以下领域发挥重要作用:健康促进、疾病预防、缩短卫生保健设施等候时间、提高药物管理的可获得性、建设有效的推荐系统、将本土知识纳入卫生保健、缓解日益增长的疾病负担等。

●（林翠霞　徐红丹）

复习思考题

1. 南丁格尔对护理做出的巨大贡献,主要表现在哪些方面?
2. 护理学的任务有哪些?
3. 护理的工作方式及其特点是什么?

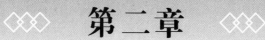

第二章
卫生工作方针及卫生保健体系

02 PPT

PPT 课件

学习目标

识记：

1. 能正确陈述当前我国卫生工作的方针。

2. 能正确陈述医院的性质。

理解：

1. 能正确描述我国卫生保健体系的构成。

2. 能正确描述并解释下列概念：医院、社区。

3. 能正确理解医院的基本任务及分类。

应用：

能根据不同历史时期社会、经济的发展水平解释我国卫生工作方针的变化历程。

卫生保健体系(medical and health care system)是指以医疗、预防、保健、医学教育和科学研究工作为功能，由不同层次的医疗卫生机构所组成的有机整体，是国民经济体系的一个重要分支。在卫生保健体系中，护理人员承担着重要的防病治病及预防保健的责任。因此，护理人员应了解卫生工作方针和卫生保健体系，明确护理专业在整个卫生服务体系中的作用。

第一节　我国的卫生工作方针

我国的卫生工作方针是党和政府领导卫生工作的基本指导思想，是根据党和政府的路线、方针、政策，针对不同时期社会、经济的发展状况和卫生工作的背景与特点而制定的。它对卫生事业的管理、改革与发展起着指导作用。中华人民共和国成立后，随着社会政治、经济、文化、科学技术的发展，卫生工作方针进行了多次修改，以适应不同历史时期卫生事业发展的需要。

一、中华人民共和国成立后卫生工作方针的形成和发展

中华人民共和国成立后，党和政府十分关心广大人民群众的健康，为卫生工作制定了明确的方针。

1950 年 8 月，中央人民政府卫生部和中国人民解放军军事委员会总后勤部卫生部联合召开第一届全国卫生会议，确定了我国卫生工作三大原则为"面向工农兵，预防为主，团结中西医"。同年 9 月得到中央人民政府政务院第 49 次政务会议正式批准。

1952 年 12 月，第二届全国卫生工作会议总结了当时开展爱国卫生运动的经验，根据

笔记栏

周恩来总理的提议,将"卫生工作与群众运动相结合"列入我国卫生工作原则之一,并经过第167次政务会议正式批准,由此形成我国卫生工作的四大方针:"面向工农兵,预防为主,团结中西医,卫生工作与群众运动相结合"。

卫生工作的四大方针,一直沿用到1990年,它引导了我国卫生工作正确的道路和方向,使我国建立起遍布城乡的医疗卫生网,培养壮大了一支专业齐全的医药卫生技术队伍,继承和发扬了祖国传统医学,使人民平均预期寿命明显延长,人民健康水平明显提高。

二、新时期卫生工作方针的形成及意义

1990年3月,卫生部和国家中医药管理局起草的《中国卫生发展与改革纲要》,提出了卫生工作"贯彻预防为主,依靠科技进步,动员全社会参与,中西医协调发展,为人民健康服务"的基本方针。经中央同意列入《中共中央关于制定国民经济和社会发展十年规划和"八五"计划的建议》之中,1991年3月,全国人大七届四次会议通过的《国民经济和社会发展十年规划和第八个五年计划纲要》,将卫生工作基本方针修改为:"贯彻预防为主,依靠科技进步,动员全社会参与,中西医并重,为人民健康服务",从而确定了我国卫生工作方针的基本框架。1996年3月全国人大八届四次会议通过的《国民经济和社会发展"九五"计划和2010年远景目标纲要》,对上述方针进行了修改、完善,提出了"坚持以农村为重点、预防为主、中西医并重、依靠科技进步,为人民健康和经济建设服务"的方针。

1996年12月,中共中央、国务院在北京召开了全国卫生工作会议,于1997年1月颁布了《中共中央、国务院关于卫生改革与发展的决定》,确立了新时期的卫生工作方针是:"以农村为重点,预防为主,中西医并重,依靠科技与教育,动员全社会参与,为人民健康服务,为社会主义现代化建设服务"。至此,新时期的卫生工作方针正式形成。

新时期卫生工作方针,是中华人民共和国成立以来卫生工作历史经验的总结,是建设有中国特色社会主义卫生事业的指南,将指引我国卫生事业在21世纪取得更大的发展,为我国建设富强民主文明和谐美丽的社会主义现代化国家发挥重要作用。

2015年10月,党的十八届五中全会提出推进健康中国建设,对未来一个时期发展卫生事业和更好维护国民健康做出制度安排。2016年8月,中共中央、国务院召开的全国卫生与健康大会指出,没有全民健康就没有全民小康,在推进健康中国建设过程中要坚持中国特色卫生与健康发展道路,坚持"以基层为重点,以改革创新为动力,预防为主,中西医并重,将健康融入所有政策,人民共建共享"的卫生与健康工作方针。要把人民健康放在优先发展的战略地位,以普及健康生活、优化健康服务、完善健康保障、建设健康环境、发展健康产业为重点,加快推进健康中国建设,努力全方位、全周期保障人民健康,为实现"两个一百年"奋斗目标、实现中华民族伟大复兴的中国梦打下坚实健康基础。

2016年发布的《"健康中国2030"规划纲要》是我国首次在国家层面制定的健康领域中长期战略规划,是到2030年推进健康中国建设的行动纲领,对全面建成小康社会、加快推进社会主义现代化具有重大意义。同时,这也是我国积极参与全球健康治理、履行我国对联合国"2030可持续发展议程"承诺的重要举措。

第二节　我国的卫生保健体系

中华人民共和国成立后,我国逐步建立健全了卫生组织机构,基本形成了覆盖城乡的医药卫生保健体系。完善的医药卫生保健体系是保障人类健康和提高人口素质的有力保证。

一、我国卫生保健体系的组织机构

根据卫生组织系统的性质和任务,我国卫生保健体系的组织设置主要分为三类:卫生行政组织、卫生业务组织和宣传、出版及群众性卫生组织。

（一）卫生行政组织

卫生行政组织是从中央到地方各级政府中设立的主管医药卫生工作的行政管理部门。我国的卫生行政组织包括中华人民共和国卫生健康委员会、国家药品监督管理局,以及各级地方政府设立的相应的省(自治区、直辖市)卫生健康委员会、市(自治州)卫生健康委员会、县(自治县、区)卫生健康委员会和地方药品监督管理局(所)等。卫生行政组织是贯彻国家卫生工作的方针、政策,领导全国和地方卫生工作,制定卫生事业发展规划,制定和落实具体政策法规和监督检查的机构。

（二）卫生业务组织

卫生业务组织是具体开展医药卫生业务工作的专业机构,按工作性质可分为:

1. 医疗机构 医疗机构主要承担疾病的治疗、康复、预防等任务,是目前我国分布最广、任务最重、卫生人员最集中的卫生事业组织。包括医院、门诊部(所)、卫生所(室)、社区卫生服务中心、卫生院、疗养院、康复机构、急救服务部门、护理院、血站等。

2. 疾病预防控制机构 疾病预防控制机构是开展疾病预防、卫生监测和监督的卫生业务机构,是我国执行卫生法规"预防为主"的核心机构,包括各级疾病预防控制中心、卫生防疫站和专科疾病防治院(所、站)。疾病控制中心,承担研究疾病预防控制策略与措施、开展疾病监测和公共卫生信息管理等任务。专科疾病防治机构主要承担预防疾病的任务。各级卫生防疫机构主要任务包括:开展流行病学、劳动卫生、环境卫生、食品卫生、学校卫生、放射卫生等防疫监测工作;根据国家卫生法律、法规对辖区内企事业单位、餐饮服务行业、医疗机构、公共培训等进行经常性卫生监督;对新建、改建、扩建的厂矿企业、城乡规划进行预防性卫生监督。

3. 妇幼保健机构 妇幼保健机构主要承担妇女、儿童的预防保健工作,如为妇女和儿童提供咨询会诊、预防和临床服务。包括各级妇幼保健院(所、站)、妇产科医院、儿童医院、计划生育专业机构,以及各级综合性医院的妇产科和儿科。

4. 药品检验机构 药品检验机构是在各级卫生行政部门的领导下,对药品质量进行监督检验的法定专业机构。设中央、省、地、县四级检验所,主要任务是负责本辖区的药品质量监督、检验和技术仲裁工作。

5. 医学教育机构 医学教育机构是发展医学教育、培养各级各类医药卫生人才及对在职人员继续教育的专业机构。包括高等医学院校、中等卫生学校、成人高中等医学院校及卫生进修和培训机构等。主要承担人才培养、科学研究和社会服务等任务。

6. 医学研究机构 医学研究机构主要承担医药卫生科学研究的任务,为我国医学科学和卫生事业的发展奠定基础。我国医学研究机构,按隶属关系可分为独立设置和附设机构两类,前者隶属于各级卫生主管部门,后者附设于医学院校或医疗卫生单位;按规模大小可分为研究院、研究所(中心)和研究室三类,如医学科学院、预防医学中心、各种医学专科研究所等,中国医学科学院和预防医学科学院分别是医学和预防医学的最高研究机构。

（三）群众性卫生组织

群众性卫生组织旨在发动群众,开展卫生工作和学术交流,提高学术水平和业务技术水平,促进卫生工作的发展。按其组织的性质和作用可分为三种类型:

1. 爱国卫生运动委员会 爱国卫生运动委员会是国务院和各级人民政府及企、事业单位的非常设机构,负责拟定、组织贯彻国家和地方公共卫生和防病治病等的方针、政策和措施;统筹协调有关部门及社会各团体,发动广大群众,开展除"四害"、讲卫生、防病治病活动;广泛进行健康教育,普及卫生知识,提高卫生素质;开展群众性卫生监督,不断改善城乡生产、生活环境的卫生质量;检查和进行卫生评价,提高人民健康水平。

2. 群众性学术团体　群众性学术团体是由专业卫生人员组成的学术性社会团体,以开展学术交流、编辑出版学术刊物、普及医学卫生知识等为主要任务。包括中华医学会、中华预防医学会、中国中西医结合学会、中国药学会、中华中医药学会、中华护理学会、中国针灸学会等全国性学术团体和其下设的专科学会,以及各省市设立的相应二级学会。

3. 群众卫生组织　群众卫生组织是由群众积极分子组成的基层群众卫生组织,以协助各级政府有关部门,开展群众卫生和社会福利工作为主要任务。包括中国红十字会和中国农村卫生协会等。

中国红十字会于1904年成立,是从事人道主义工作的社会救助团体,是中华人民共和国统一的红十字组织,是国际红十字运动的重要成员,从事救助难民、救护伤兵和赈济灾民活动,为减轻遭受战乱和自然灾害侵袭的民众的痛苦积极工作,并参加国际人道主义救援活动。

知识链接

红十字国际委员会

红十字国际委员会(International Committee of the Red Cross,ICRC)是一个独立、中立的组织,其使命是为战争和其他暴力局势的受害者提供人道保护和援助。国际法赋予红十字国际委员会的永久职责是为受到冲突影响的被关押者、伤病人员和平民采取公正行动。

红十字标志是国际人道主义保护标志,是武装力量医疗机构的特定标志,是红十字会的专用标志,体现着当今世界的人道与同情。

二、我国的城乡卫生保健体系

我国的城乡医疗保健网实行划区、分级的医疗制度。划区是按照生活地域或区的原则划分,分级是将城乡医疗区域的医疗机构根据其功能分为三级:

（一）城市医疗卫生网

大城市的医疗卫生机构一般分为市、区、基层三级,中小城市一般分为市、基层二级。

1. 一级机构(基层医疗单位)　城市基层医疗单位是社区医院或保健中心,为居民提供医疗预防、卫生防疫、妇幼保健及计划生育等医疗卫生服务。各机关、学校、企事业单位的医务室、卫生所、门诊部也属于城市基层卫生机构。

2. 二级机构(区级医疗单位)　区级医疗单位是一个地区内医疗业务技术指导的中心,是市级医疗机构与基层医疗机构之间的纽带。区级中心医院、区级专科医院、区级卫生防疫站、区级妇幼保健站、区级专科防治机构、卫生学校均属于区级医疗单位。

3. 三级机构(市级医疗单位)　市级医疗单位包括市级中心医院、市级专科医院、市卫生防疫站、市妇幼保健站所、市级专业防治机构、医药卫生教育和科研机构。市中心医院是全市医疗业务技术指导中心,一般由技术水平高、设备比较完备、科别比较齐全的综合性医院或教学医院担任。

城市医疗卫生机构实行分级划区医疗后,在各级各类医疗机构之间建立了协作和技术指导关系,帮助基层医疗机构开展地段预防保健工作。

（二）农村医疗卫生网

加强农村卫生事业的建设一直是国家卫生工作的重点,经过几十年的努力,我国农村已形成以县级医疗卫生机构为中心,乡卫生院为枢纽,村卫生所为基础的三级医疗卫生网。

1. 一级机构（村卫生所） 村卫生所是农村最基层的卫生组织,负责基层各项卫生工作,如爱国卫生运动、环境卫生、饮水卫生的技术指导,进行计划免疫、传染病管理、计划生育、卫生宣传等。

2. 二级机构（乡卫生院） 乡卫生院是综合性卫生事业单位,是农村的基层卫生组织,负责本地区的卫生行政管理,开展日常的预防医疗、计划生育工作,对卫生所进行技术指导和业务培训。

3. 三级机构（县级医疗卫生单位） 县级医疗卫生单位是全县预防、医疗、妇幼保健、计划生育的技术指导中心及卫生人员的培训基地,设有县医院、县中医院、卫生防疫站、妇幼保健所、结核病防治所、药品检验所、卫生学校等。

县、乡、村三级医疗卫生网的建立,使广大农民最基本的医疗、预防保健和计划生育技术服务需求有了可靠的保证。

第三节　医　　院

医院是对患者或特定人群进行防病治病的场所,拥有一定数量的病床设施、必要的设备和医务人员等,通过医务人员的集体协作,达到对住院或门诊患者实施诊治和护理的卫生事业机构。

一、医院的性质和任务

（一）医院的性质

1982 年卫生部颁布的《全国医院工作条例》中指出:医院是治病防病、保障人民健康的社会主义卫生事业单位,必须贯彻国家的卫生工作方针政策,遵守政府法令,为社会主义现代化建设服务。这是我国医院的基本性质。

中华人民共和国成立后,我国医院的性质一直定位在社会主义的福利性事业单位。随着我国卫生事业的改革,我国医院的性质由原来的"福利性事业"转变为"政府实施一定福利政策的社会公益事业",卫生事业的社会公益性规定了医院的公益性,确定医院公益事业的性质,是我国医改的根基所在。2010 年 2 月,卫生部等五部委发布的《关于公立医院改革试点的指导意见》中明确指出:"公立医院改革方向,其核心就是坚持公立医院的公益性质和主导地位"。2015 年国务院办公厅《关于城市公立医院综合改革试点的指导意见》中指出:"将公平可及、群众受益作为改革出发点和立足点,加快推进城市公立医院改革。充分发挥公立医院公益性质和主体作用,切实落实政府办医责任。"即使是属于营利性的医院,亦必须贯彻救死扶伤的精神,实行人道主义。

（二）医院的任务

国家卫生部颁布的《全国医院工作条例》指出,医院的任务是以医疗工作为中心,在提高医疗质量的基础上,保证教学和科研任务的完成,并不断提高教学质量和科研水平。同时做

好扩大预防、指导基层和计划生育的技术工作。具体来讲,医院的任务有:

1. 医疗　医疗工作是医院的中心工作,是医院的主要任务。医疗工作以诊治和护理两大业务为主体,通过与医院医技部门相互协作,形成一个医疗整体为患者服务,达到救死扶伤,医治疾病的目的。医院医疗一般分为门诊医疗、急诊医疗、住院医疗和康复医疗,其中门诊、急诊医疗是第一线,而住院医疗是医院医疗工作的中心。

2. 教学　在医学教育中,学校教育只是医学教育的一部分,学生必须再经过临床实践教育和临床实习,以及毕业后在临床医院经过1~5年的毕业后教育,才能成为合格的医务工作者。因此,各级医院都要根据医院具体情况,承担不同程度的临床教学任务。医院教学任务包括:承担医药护理院校学生的临床教学和毕业实习的带教工作;承担基层医院卫生技术人员的进修培训任务;承担在职医务人员的继续教育工作。

3. 科学研究　医院是医疗的主要场所,也是发展医学科学研究的主要阵地。临床实践中,重点、难点问题的解决,需要依靠科学研究发现问题的本质和规律,从而得到解决的方法;新业务、新疗法的开展,需要经过科学研究的验证后,才能在临床推广应用。医院医学科研的开展情况,往往可以反映一个医院技术水平和学术水平的高低。因此,开展医学科学研究才能促进医药学和护理学的发展,提高医疗和护理质量,并推动医学教学的发展。

4. 预防和社区卫生服务　医院是我国卫生事业的主体,预防为主是我国卫生工作的重要方针。因此,预防保健工作必然成为医院工作的一个重要方面。各级医院都有卫生保健和社区卫生服务的任务,如开展社区医疗和家庭服务;进行健康教育、健康咨询;指导基层做好计划生育工作,开展疾病普查等工作。

二、医院的种类

根据不同的分类方法,医院可分为不同的类型。

（一）按收治患者范围划分

按收治患者范围划分,可分为综合医院和专科医院。

综合医院在各类医院中占有较大的比例,包括西医综合医院和中医综合医院,院内可分设内科、外科、妇科、儿科、眼科、耳鼻喉科、中医科等各专科,以及药剂、检验、放射等医技部门和后勤部门。综合医院有利于利用院内各种资源对患者进行综合整体的治疗和护理。

专科医院是防治某些专科疾病的医疗机构,如传染病医院、结核病医院、精神病医院、肿瘤医院、儿科医院、妇产科医院、骨科医院、口腔医院、康复医院、风湿病医院、肛肠医院等。专科医院有利于集中人力、物力、设备等优势,开展对专科疾病的预防、治疗和护理。

综合医院与专科医院有互补的作用。

（二）按特定任务划分

按特定任务划分,分为军队医院、企业医院和学校附属医院等,有其特定的任务和服务对象。

（三）按所有制划分

按所有制划分,分为全民所有制医院、集体所有制医院、个体所有制医院和中外合资医院。

（四）按分级管理制度划分

根据1989年卫生部发布的《医院分级管理办法》,我国医院开始实施分级管理制度。根据医院不同的功能、任务、设施条件、技术建设、医疗服务质量和科学管理的综合水平,将医院划分为三级(一、二、三级)十等(每级医院分为甲、乙、丙等,三级医院增设特等)。

一级医院:是直接向具有一定人口($\leq$10万)的社区提供医疗、预防、康复、保健服务的基层医院,是在我国实施初级卫生保健,实现"人人享有卫生保障"全球目标的基层卫生机构。其主要功能是直接向人群提供初级卫生保健,完成社区内常见病和多发病的诊治,做好疑难重症患者转诊工作,配合高层次医院做好住院前后服务,分流患者。如农村乡镇卫生院、城市街道医院、地市级的区医院和某些企事业单位的职工医院。

二级医院:是向多个社区(半径人口在 10 万以上)提供医疗卫生服务的医院,是地区性医疗预防的技术中心。其主要功能是提供医疗护理、预防保健和康复服务,参与指导对高危人群的检测,接受一级医院转诊,对一级医院进行业务指导,并能进行一定程度的教学、科研。如一般县、市医院、直辖市的区级医院和相当规模的企事业单位职工医院。

三级医院:是跨地区、省、市以及向全国范围提供医疗卫生服务的医院,是具有全面医疗、教学、科研能力的医疗预防技术中心。其主要功能是提供专科(或特殊专科)的医疗服务,解决危重疑难病症,接受二级医院转诊,对下级医院进行业务技术指导和人员培训;参与和指导一、二级预防工作;完成培养各种高级医疗专业人才的教学和承担科研任务。如省市级大医院和医学院校的附属医院。

三、医院的组织机构

虽然不同级别的医院所承担的社会职能和服务功能有所不同,但医院的组织机构设置大多类同。按医院各个部门工作性质和任务来划分,当前我国医院的组织机构大致可分为:行政管理部门、门诊部、住院部和医技辅助部门(图 2-1)。

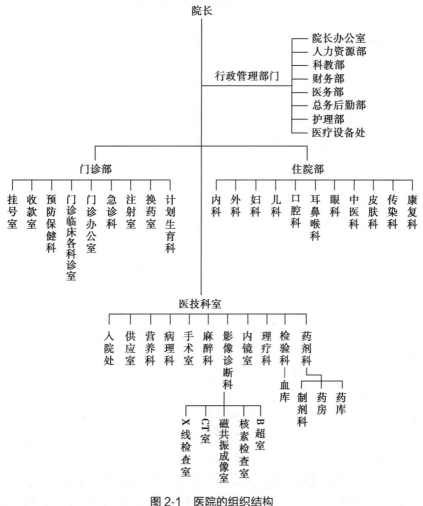

图 2-1 医院的组织结构

（一）行政管理部门

行政管理部门是对人、财、物进行保障的辅助部门,包括各职能管理部门。这些部门与诊疗以及辅助诊疗部门协调联系,使医院成为有机整体。

（二）门诊部

门诊部是医院面向社会的窗口,是医院医疗工作的第一线,是直接对患者进行诊断、治疗、预防保健和健康教育的场所。包括挂号室、收款室、急诊室、注射室、换药室、门诊医技各科室、预防保健科、体检中心等。门诊部的护理工作包括预检分诊、组织就诊、治疗、健康教育和消毒隔离等。

（三）住院部

住院部是医院的主要业务部门,包括内科、外科、妇科、儿科、皮肤科、口腔科、中医科等医疗科室,承担对住院患者的诊疗、护理和预防保健等工作。

（四）医技辅助部门

医技辅助部门是现代医院的一个重要组成部分,包括药剂科、检验科、放射科、营养科、临床检验科、临床病理科、麻醉科、手术室、理疗科、康复科、供应室、内镜室等。这些部门以其专门技术和设备为诊疗工作服务,帮助临床部门诊断、治疗和照护患者。

第四节　社区卫生服务

随着科学技术的进步和医学模式的转变,护理工作不仅关注疾病护理、疾病预防、药物使用等方面,更注重人的身心保健,护理工作范畴从单纯医学扩展到社会医学、心理学等领域,服务内容从疾病护理扩展到疾病预防和健康促进,工作的场所也从单纯的医院扩大到社区和家庭。

社区护理是护理领域的延伸,是社区卫生服务的重要组成部分。社区护理的开展,将有利于我国全民健康水平的提高、卫生资源的合理利用及护理理论的进一步发展。

一、社区的概念

"社区"(community)一词由拉丁语演化而来,原意是亲密的关系和共同的东西。世界各国学者从不同的角度定义社区,社区概念的提出始于德国社会学家滕尼斯(Ferdinand Tonnies),他认为社区是"以家庭为基础的历史共同体,是血缘共同体和地域共同体的结合"。美国学者戈派格(Goeppinger)将社区定义为:社区是以地域为基础的实体,由正式和非正式的组织、机构或群体等社会系统组成,彼此依赖,行使社会功能。尽管不同学者对社区的理解和表述各不相同,但其主要意义是相同的,即:地域、共同关系和社会互动。世界卫生组织(WHO)曾根据各国情况提出:社区是一个有代表性的区域,其人口数在10万~30万,面积为5 000~50 000平方千米。

中文的"社区"一词,是20世纪30年代,由费孝通为首的燕京大学的学生翻译美国著名社会学家帕克的社会学论文时,从英文"community"翻译过来的。1984年费孝通先生对社区的表述为"社区是若干社会群体(家庭、氏族)或社会组织(机关、团体)聚集在某一地域里所形成的一个生活上互相关联的大集体"。目前我国多采用费孝通先生为社区拟定的这一定义。在实际应用中,我国社区一般指城市的街道、居委会或农村的乡、镇、村。

社区是构成社会的基本单位,也可被视为宏观社会的缩影,根据以上社区的定义可以看出,社区的组成有几个基本要素:人群、地域、生活服务设施、文化背景、生活方式、生活制度及管理机构。即：①人（people）：社区是由人组成的,这是构成社区的第一要素。②地域（place territory）：一定范围的地域是社区存在的基本自然环境条件,范围大小不等,可按行政区域或地理位置来划分。③社会互动（social interation）：包括生活制度、生活服务设施和管理机构,社区居民生活所需产生依赖与竞争等互动,需与他人共同完成,因此,相应的生活、娱乐、交通等设施和必要的生活制度、管理条例及社区道德必须建立。④社区认同（community indentification）：包括文化背景和生活方式,是社区居民对自己所在社区在感情和心理上产生的一种认同感。在这些要素中,人群和地域是构成社区的最基本要素;在此基础之上,满足居民生活需要的服务设施、特有的文化背景、生活方式、生活制度及管理机构是社区人群相互联系的纽带。

二、社区卫生服务的基本概念

社区卫生服务是社区建设的重要组成部分,是在政府领导、社会参与、上级卫生机构指导下、以基层卫生机构为主体、全科医师为骨干,合理使用社区资源和技术,以人的健康为中心、家庭为单位、社区为范围、需求为导向,以妇女、儿童、老年人、慢性病人、残疾人等为重点,以解决社区主要卫生问题,满足基本医疗卫生服务需求为目的,融预防、医疗、保健、康复、健康教育、计划生育技术服务等为一体的,有效的、经济的、方便的、综合的、连续的基层卫生服务。

拉菲利（Laffery）和库伯克（Kulbok）于1995年发展的社区健康促进模式,用于指导社区卫生服务。在该模式基础上结合中国国情,可用中国的社区卫生服务健康促进模式图（图2-2）来说明:图中横断面表示服务对象,服务对象从个人扩展到以家庭为单位,以社区为范围,乃至整个社会。服务对象包括患病者,但不限于某一种疾病;服务对象包括健康人,但不限于特定年龄段。图中纵轴表示服务功能:该图由拉菲利健康促进模式的疾病照顾和预防两根纵轴改为六根纵轴,代表我国社区卫生服务的"六位一体"功能,即预防、医疗、保健、康复、健康教育和计划生育技术

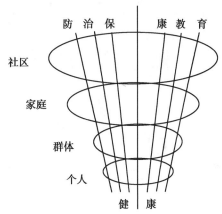

图2-2 社区卫生服务健康促进模式

指导。中央的纵轴表示模式的核心或最终目标:健康促进,使社区达到最理想的健康状态。该模式具有动态性、连续性和宽广性。

三、社区卫生服务的特点

社区卫生服务的主要特点可归纳为以下四点:

（一）广泛性

社区卫生服务的场所必须是在社区,对象是社区全体居民,包括各类人群如健康人群、患病人群、老年人、妇女及儿童等。

（二）综合性

社区卫生服务的内容不仅是疾病的治疗,而是集预防、保健、医疗、康复、健康教育、计划生育技术服务等为一体的全方位服务,并涉及健康的生物、心理、社会各个层面,故具有综合性。

（三）连续性

社区卫生服务始于生命的准备阶段直至生命结束,覆盖生命的各个周期以及疾病发生、

发展的全过程。社区卫生服务不因某一健康问题的解决而结束,而是根据生命各周期及疾病各阶段的特点及需求,提供针对性的服务,故具有连续性。

（四）可及性

社区卫生服务必须是居民在经济上能够承担,在服务时间、地点、内容等方面能接受,从而真正达到促进和维护社区居民健康的目的。

（杨巧菊　邵芙蓉）

复习思考题

1. 目前我国卫生工作的方针是什么?
2. 医院分级管理的级别和等次是如何划分的? 各有哪些功能?

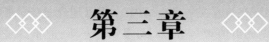

第三章

护理理念及护理学基本概念

学习目标

识记：
1. 能正确陈述护理理念的发展过程。
2. 能正确陈述护理学的四个基本概念。
3. 能正确陈述护理及整体护理的内涵。

理解：
1. 能准确理解护理理念、健康、疾病、护理、环境的概念。
2. 能举例说明理念和护理理念的意义。
3. 能举例说明健康与疾病的关系。
4. 能举例说明环境的分类。
5. 能正确描述健康、护理与环境的关系。

应用：
能运用现代健康观和疾病观,评述护士在健康事业中的作用。

每一门学科都是建立在一定的理论基础上,而理论是由相关概念来表达的。正确认识护理学相关概念是进一步学习护理理论的基础。同时任何一个专业均有其特有的理念,作为其发展的原动力。通过对护理理念的探讨和认识,使护理人员清楚地认知护理专业发展的原动力,进而去思索自己的护理理念。

第一节 护理理念

理念是人思想和情感的信念系统,它表现在人的一言一行中,并以一定的方式影响人的言行。护理理念是护士对护理专业的信念和价值体系,它不但影响护士对护理现象和本质的认识,同时也影响其护理行为与态度。因此护理理念对护理专业的发展有十分重要的意义。

一、护理理念概述

理念以观念的形式存在于我们的头脑里,指引着我们的思想和行为,并表现于我们的一言一行中。对理念的研究,无论是对个人,还是对社会都具有非常重要的意义。

（一）理念的概念及意义

1. 理念的概念　理念（philosophy）又称为哲理,起源于希腊文"philia（爱）"和"sophia（智慧）",故理念含有"智慧之爱"的本质,这种"智慧"是人类对真理的完全认知与透彻的理

笔记栏

解并将之内化为一体,表现在日常的一举一动中。所以理念是指人们对外部世界所持有的一种价值观与信念。所谓的价值观是指人们对事物的好坏、是非、善恶、美丑等的观点、态度和准则;而信念则是人们对某种事物或思想的极度尊崇和信服,并将其作为自己的精神寄托和行为准则。理念为人们进行判断和决策提供了准则,常常是一个人行动的原动力。不同的学科对理念有不同的认识,护理界目前普遍认可的是国际护士会对理念的定义:"理念是指引个人思维及行为举止的价值观和信念。"

2. 理念的意义 每个人都有一套自己的价值观和信念系统,并将其融入日常生活中。一个人的价值观和信念不是与生俱来的,而是在长期的社会生活中,通过与他人交往、与周围环境的相互作用而不断习得的。理念作为人的价值观和信念系统,引导人们的思维方式,左右人们的行为表现,是指引人们从事理论探究和实践运作的航标,具有一定的导向功能。一旦确定了价值目标和行为方式,个体就会不断进行追求并为之奋斗。理念是主观认知见之于客观规律的科学反映,对实践具有反思、规范和指导的作用,以实践作为自己存在的前提,在一定条件下又反过来对实践起指导作用。理念的影响是具体的,也是抽象的;是有形的,也是无形的。它无时不在,无事不在,无处不在。

(二)护理理念的概念及意义

护理专业与其他专业一样有其特有的理念,以指引和规范护士的思想和行为,成为其不断发展和完善的原动力。

1. 护理理念的概念 护理理念(philosophy of nursing)是引导护士认识和判断护理专业及其相关方面的价值观和信念,是护理专业的理论体系和实践体系发展的框架概念,是指导临床护理、社区护理、护理教育、护理管理、护理科研的思想基础。

2. 护理理念的意义 护理理念是有关护理工作的价值观和信念。它可以使护士更清楚地认识护理专业特有的本质和目的,强烈地决定着护士在护理工作中的思考方式,进而成为影响其行为抉择的重要因素。换言之,护理理念反映了护士对护理专业的认识和态度,并影响其护理行为、对护理对象的态度及护患关系的形成,进而影响护理服务的质量。例如确定了"以人为本的护理理念",护士在护理服务中应以患者的利益和需求为中心,时时注意对患者生命与健康、权利与需求、人格与尊严的关心和关注,会主动与患者及家属沟通,了解患者需求,提供人性化服务。因此,正确的护理理念,可以调动护士工作的主动性、创造性、灵活性,提高护士的整体素质,有利于护理专业的发展。

二、护理理念的发展过程

护理理念的形成和演进与护理的发展有着密不可分的关系,也深受社会、政治、科学、文化、哲学思想等因素的影响。每个阶段的护理理念,都反映了当时社会的价值观和信念。护理学者贝维斯(Bevis)认为护理理念的发展可分为四个演进阶段,即禁欲主义阶段(苦行僧主义阶段)、浪漫主义阶段、实用主义阶段及人本存在主义阶段。每一阶段皆在各自的历史时期产生过不同的影响,直至今天仍影响人们对护理专业的看法。

(一)禁欲主义阶段

禁欲主义(asceticism)是1850~1920年护理专业的理念主流,是由理想主义和柏拉图式信念所衍生,并深受基督教殉道精神的影响。它认为每个物体包括人都有最高的理想境界,精神升华才是人一生中最重要、最有意义、最高尚的目标。为了追求这个境界,他们否定金钱报酬和物质享受,过着"自我否定"的生活,视苦难为上帝赋予的任务。

当时的护士受到这种思想的影响,产生了"燃烧自己,照亮别人"的护理理念,认为照顾患者的工作是需要自我否定的,不该为自己谋福利、争权益的,而是应该自我牺牲,全心全意投入工作。因此,很多护士远离了家庭和幸福,为了提升其个人在这个世界上生活的意义而抱着独身主义,对患者是完全的奉献和自我牺牲。南丁格尔正是生活在这个时代,她的护理理念就是这个时期的代表。她曾在日记中写道:"我听到了上帝在召唤我为人类服务"。在南丁格尔誓言中亦可见这种理念的写照,"余谨以至诚,在上帝和公众面前宣誓:终身纯洁,忠贞职守……"

禁欲主义阶段的护理理念所造成的结果是医疗机构、医师及社会大众(尤其是患者)都认为护士不该为自己争取足够的薪水、福利及要求改善工作环境,因为这些都不在禁欲主义的价值体系内。因此护士工作繁琐却未能获得合理的待遇。

（二）浪漫主义阶段

浪漫主义(romanticism)大约始于 18 世纪末,是由现实主义发展而来的。禁欲主义自我否定的理念,违反了人性追求幸福、快乐的本质。随着文艺复兴对社会的冲击和影响,兴起了崇尚自由、追求美好人生的风气。浪漫主义色彩通过艺术、音乐、文学、建筑等渗透到人们的实际生活中。护士受浪漫主义思潮的影响,开始追求一种新的护理理念。

在浪漫主义理念影响下,护士的形象被美化为"白衣天使",手持明灯的南丁格尔塑像是护士美丽的化身。护士从事护理工作的动机和意义,由禁欲主义的追求个人生活意义的升华转为效忠医师和培育他们的母校。该理念强调护理是一种需要依赖、听命权威、具女性特质的行业,护士应是医师的好助手,不应该有独立权、自主权和独立行为,这种理念使护士的价值体系和决策能力受到限制。

受这种护理理念的影响,护理教育在课程设置上完全采用医学模式,如内科学及护理、外科学及护理等,就像是在培养小医生一样,这样使护士对自己的专业渐渐失去认同感,也阻碍了护理专业化的发展。20 世纪仍然有些课程设置受到浪漫主义的影响。

（三）实用主义阶段

实用主义(pragmatism)起源于 19 世纪后期的美国,深受哲学家查尔斯·桑德斯·皮尔士(Charles Sanders Peirce)和威廉·詹姆士(William James)的影响。实用主义关心行动、观念和理论是否能经过实际应用而获得效果,其价值判断以实际应用及应用后的结果为指标。

第二次世界大战之后,护士严重短缺,大批伤患需救治,迫于这种实际需要,护士开始体会到不能再完全依赖医生,而需自己承担起责任来,实用主义遂成为护理理念的主流。为了应付大量增加的伤员和护士的短缺,护士从实用主义的理念出发,创立了"功能制护理"和"小组护理"的工作模式,强调的是工作的分派和效率,着眼点在疾病,而不是患者,更不是其家庭,患者变成了一个病床号。人员方面,则以短期课程或非正式的在职培训方式培训了一些辅助护士,她们在正式护士指导下做一些简单的照顾患者的工作。这些实用性措施的实施,使当时护士严重不足的状况得以缓解,使繁重的护理工作任务得以完成。

（四）人本存在主义阶段

人本存在主义(humanistic existentialism)的原始倡导者是丹麦哲学家索伦·克尔凯郭尔(Soren Kierkegaard),主流产生于 20 世纪 20 年代的德国,第二次世界大战后在美国开始风行。存在主义是一种整体性的哲学,强调人是一个完整的个体,即人是一个身体、心理、社会及灵性的综合体,且每个人都有其独特性,有其特有的思想,有自由选择的权利,别人是不能加以定夺的。

存在主义是一种思考体系。是以人为中心、尊重人的个性和自由。强调人的重要性,关心人的思想、生存及生活品质,重视人的价值。具有人文色彩的存在主义成为护理理念后,"人"成为一切护理活动的核心;护理开始强调人的完整性和自主性,尊重患者的权益;同时护士开始意识到自己应是一个独立的个体,也应该有自主性,不应只机械地执行医嘱,而应充分利用护理独特的知识和技能,发挥自己在医疗保健体系中的作用。

这期间,护士开始研究和发展护理理论来指导护理工作。护士也为改善自身的工作环境、待遇和社会地位,做出了不懈的努力。这些都有力地促进了护理学科的发展。

三、我国的护理理念

我国传统医学在几千年的发展进程中,一直保持着医、药、护不分的状态,没有形成独立的护理专业体系。中国传统护理理念实质是中医护理思想。大量的医学经典著作如《黄帝内经》《伤寒杂病论》《温疫论》等提出了辨证施护、天人合一的整体护理思想。

中国传统护理理念的基本特点首先是天人合一的整体观。中医认为人体是一个以心为主宰,五脏为中心,结合六腑、形体和官窍共同组成的有机整体,人体的结构相互联系,不可分割,人体的各种功能相互协调,彼此为用。应重视人本身的统一性、完整性和内在脏腑器官之间、心理和生理功能活动之间的相互联系。同时,中医认为人与环境之间相互影响,是一对不可分割的整体。所以当自然界发生变化时,人体也会发生与之相应的变化。人也是社会整体中的一部分,社会的变化必然对人体产生影响。中国传统护理理念的特点之二是辨证施护。用“辨证论治”的理论和方法来指导护理工作,根据疾病的证候,制定具体的护理措施,包括方药应用、饮食调养、生活起居、情志护理等,使患者受到针对性的护理。实质上现代护理理念“以人为本”的整体护理观,与中国传统护理理念中“天人合一”的整体观是相通的。

自改革开放以来,随着国际交流的日益频繁,医学科技的迅速发展,促进了我国护理学者对护理的本质、目标、社会价值和社会地位等问题进行理论上的探讨,特别是在研究和借鉴西方护理理念等方面取得了很大的进步。护理的服务对象、工作范围等不断扩大,护理模式逐渐由过去的“以疾病为中心”转向“以患者为中心”“以人的健康为中心”。《全国护理事业发展规划(2016—2020年)》提出:牢固树立和贯彻落实创新、协调、绿色、开放、共享的发展理念,以人民健康为中心,提高护理服务质量,不断满足人民群众的健康服务需求。还提到“十二五”时期通过实施“以病人为中心”的优质护理服务,改革护理服务模式,护理服务面貌持续改善。“十三五”时期继续推动各级各类医疗机构深化“以病人为中心”的服务理念,大力推进优质护理服务,落实责任制整体护理。

我国的护理虽然已经发展成为一门具有独立学科体系的专业,但与西方发达国家相比还存在一定的差距,如何将西方先进的护理理念与我国传统中医护理理念有机结合,构建符合中国国情的具有中国特色护理理念,是我国护理人士需要不断探索的课题。

课堂互动

结合理念及护理理念知识,请讨论如何树立正确的护理理念?

第二节　护理学基本概念

大多数学者认为人、健康、环境和护理是影响和决定护理实践的四个基本概念,对这四个概念的研究和描述,构成了护理学的基本要素和总体理论框架,决定着护理工作的任务和方向。每位护理理论家在阐述其理论时,都要首先对这些概念进行描述,以使他人了解其基本理论思想。

一、人

护理的服务对象是人,人是护理实践的核心。对于护士来说,正确认识人的整体特征,熟悉人与周围环境之间的联系,把握人体需求的特点,对于今后提供专业服务是非常必要的。

(一)人是一个统一的整体

所谓整体,是指按一定目的、方式有秩序排列的各个个体(要素)的有机集合体。组成整体的各要素相互作用、相互影响,任何一个要素发生变化,都将引发其他要素的相应变化。

人是一个统一的整体。人具有双重属性,从生物学角度看,人是一个由各种器官、系统组成的生物有机体,具有生物意义的完整功能。同时人又是一个有思想、有情感,有独特的家庭和社会背景的社会的人。因此说,人是由生理、心理、社会、精神和文化等要素组成的统一整体,各要素相互作用,相互影响,任何一方面的障碍或失调,都会影响到其他部分以至整体。例如,身体不适会导致不良的情绪反应;不良的情绪反应也会引起身体的疾病。护士必须具有整体观,在护理实践中,不仅要满足患者生理的需要,还应注意满足其心理、社会的需要。

(二)人的基本需要

基本需要(basic needs)是指个体为了维持身心平衡并求得生存、成长和发展在生理和心理上的最低限度的需求。如生理上对空气、水、食物、睡眠、排泄等需要,心理上对情感、尊重、自我实现等的需要。这些需要对一个人的健康起着决定性的作用。当这些需要得不到满足时,机体就会出现失衡,从而影响身心健康,甚至威胁生命。护理的功能就是帮助护理对象满足和维持他们的基本需要,达到减轻痛苦,维持和促进健康的目的。因此,护理人员需要充分认识人类基本需要的内容及特点,以帮助人们满足其基本需要,增进人类健康(关于人类基本需要的理论及知识详见第五章第二节)。

(三)人的成长与发展

成长(growth)是指生物体在生理方面的量性增长。发展(development)是指个体随年龄增长及与环境间的互动而产生的身心变化过程。成长和发展过程是按阶段进行的,贯穿于生命的全过程,每个成长发展阶段都有不同的特点、任务和需要。因此,护士应学习有关成长和发展理论,了解成长和发展的影响因素及基本规律,熟知每个年龄阶段的特点任务及需要,从而提供适合于护理对象所处成长发展阶段的护理及预防保健措施,满足其不同的需要。护理中常用的成长发展理论包括弗洛伊德的性心理学说、艾瑞克森的心理社会发展理论和皮亚杰的认知发展理论(详见第五章第三节)。

(四)人的自我概念

1. 自我概念的定义 自我概念(self-concept)是指人们通过对自己的内在、外在特征以及他人对其反映的感知与体验而形成的对自己的认识和评价。简单地说就是一个人对自己的看法,即个人对自己的认同感。

自我概念不是与生俱来的,它的形成与发展是一个漫长而又循序渐进的过程,或者说是一个社会化的过程。它深受社会文化、家庭、父母、学校、同辈群体及大众传媒的影响,而且要建立在一定的认知能力基础上。它是随着个体与环境的不断互动,综合环境中其他人对自己的看法与自身的自我觉察和自我认识而形成的。也就是说一个人自我概念的形成既来自自己过去的经验的总结,也来自他人对自己的反映和评价。

一些学者认为一个人的自我概念是基于自身对以下各方面情况的感知和评价而产生的,包括:自身形象和外在吸引力、特别的天赋、认知功能、解决问题的能力、自立情况、经济情况、个人的工作表现、是否受人喜欢等。

2. 自我概念的组成 北美护理诊断协会(North American Nursing Diagnostic Association, NANDA)认为,自我概念由身体心象、角色表现、自我特征和自尊四部分组成。

(1) 身体心象(body image):是指个人对自己身体的感觉和看法。个体是通过认识自己的外表、身体结构和身体功能形成对身体心象的内在概念。个人良好的身体心象有助于正性自我概念的建立。

(2) 角色表现(role performance):角色是对于一个人在特定的社会体系中所处的位置的行为要求和行为期待。一个人一生需要承担多种角色。如果个人因能力有限或对角色要求不明确等原因而不能很好地完成角色所规定的义务时,挫折感与不适感便油然而生,其结果便会产生负向的自我概念。

(3) 自我特征(personal identity):是个人对有关其个体性与独特性的认识。通常人们是以姓名、性别、年龄、种族、职业、婚姻状况及教育背景等来确定其身份和特征的。个体特征也包括个人的信念、价值观、性格及兴趣等。可见自我特征是以区别个人和他人为目的。

(4) 自尊(self-esteem):是个体在自我价值判断中产生和形成的一种自我情感或自我体验。在个体与环境的互动中,若个人的行为表现达到别人所期望的水平,受到他人的肯定和重视,其自尊自然会提高。而自尊的提高又有助于个人正性自我概念的发展与完善。

3. 自我概念的重要性 自我概念影响个人的思想、行为和抉择,影响个体面对各种变革时的应变能力,同时也影响他人对自己的看法。自我概念是个人身心健康的必要因素。通常拥有良好自我概念者能很好地建立起和谐的人际关系并能更好地面对人生,因而能有效地抵御一些身心疾病的侵袭。而自我概念低下者则时常会流露出对自己的失望、不满、甚至憎恨,自尊感下降,人际沟通障碍,从而影响个体的身心健康。

随着护理学的发展,护理的服务范围和内容不断扩大,护理服务的对象也从单纯的患者扩大到健康的人。由于个人是家庭的组成部分,家庭又是社区、社会的组成部分,所以护理中人的范围应包括个人、家庭、社区和社会四个层面。护理人员应将对个体人的认识扩展为对群体人的认识,最终达到提高整个人类社会健康水平的护理目标。

二、健康

健康和疾病是医学科学中两个重要的基本概念,医学不仅是研究疾病的科学,更是研究健康的科学。预防疾病、促进健康是护理人员的天职,对疾病和健康的认识会直接影响护理人员的护理行为。

(一) 健康的概念

健康(health)是人类共同追求的目标,是个人成就、家庭幸福、社会和谐安定、国家富强的基础和标志。护理的目标就是使每个人达到最大程度的健康。

1. 健康的定义 健康是随着社会的发展而不断变化、不断完善的。不同的历史条件、不同的文化背景、不同的学科,对健康的认识也不同。对健康的认识,归纳起来,其演进过程大致如下:

(1) 健康就是没有疾病:这是一种传统的生物个体健康观。这种观点的最大弱点在于未能真正回答出健康的实质和特征,而是将健康与疾病视为"非此即彼"的关系。忽视了通常没有疾病,也非健康的普遍现象。

（2）健康是人们感到身体舒适:此定义从功利主义角度来认识健康。这是健康较古老的定义。虽然健康的身体能给人带来舒适,身体健康的人较之于不健康的人生活会更为舒适。但是,健康并不等于舒适。例如使用某些药物（如吗啡）后虽然能给身体带来暂时的舒适,但成瘾后会从根本上破坏健康。因此这个定义是经不起深究的。

（3）健康是人体生理功能正常:这个定义抓住了健康的重要特征,因此对健康的认识前进了一大步。人是通过其各种功能的正常发挥,从而达到与环境的和谐与平衡而生存的。但这一定义却忽略了人的精神心理的作用和影响。

（4）健康是人体生理、心理健全:与上述定义相比,该定义增加了人的精神、心理层面。对健康的认识更进了一步,但仍欠全面。根据新的医学模式,人是由生理、心理和社会三方面组成的统一整体,该定义忽略了人的社会适应性。

（5）健康是完整的生理、心理状态和良好的社会适应能力:1946年,世界卫生组织（World Health Organization,WHO）给健康下的定义是"健康不但是没有疾病和身体缺陷,还要有完整的生理、心理状态和良好的社会适应能力"。该定义的描述是广义的、科学的,从现代医学模式出发,考虑了人的双重属性,把人既看作生物的人,又是心理、社会的人。克服了把身体、心理、社会诸方面机械分割开的传统观念。然而这一定义也有些不足,一是"完整"和"良好"这两个概念较为模糊,令人感到难以实现;二是定义指出的目标对于医生、护士来说过于理想化而显得有些力所不能及。尽管如此,WHO的这一定义考虑了影响健康的生物学、心理学、社会学等各方面因素,因此能为当今人们广为接受。1989年,WHO又提出了新的健康概念:"健康不仅是没有疾病,而且包括躯体健康、心理健康、社会适应良好和道德健康"。在原来健康概念的基础上,增加了"道德健康",将健康的内涵扩展到了一个新的认识境界,对健康认识的深化起到积极的指导作用。

2. 影响健康的因素　人类的健康受到多种因素的影响和制约。目前,人们认为影响健康的主要因素有三种,即生物因素、心理因素和环境因素。

（1）生物因素（biological factors）:生物因素是影响人类健康的主要因素,包括生物性致病因素和遗传因素。生物性致病因素如细菌、病毒、支原体、立克次氏体、螺旋体、真菌、原虫、蠕虫及有害动植物等;遗传因素对健康的危害主要体现在两方面:一是基因突变或染色体异常可以引起遗传性疾病,如唐氏综合征、血友病等;二是由于机体某种遗传上的缺陷,使后代获得对某种疾病的遗传易感性,如精神病、高血压、糖尿病等。

（2）心理因素（psychology factors）:心理因素与人的健康密切相关。心理活动是在生理活动基础上产生的,反过来又通过喜悦、痛恨、苦恼等内心感受的中介作用影响人体的代谢功能和行为过程。焦虑、忧郁、悲伤、恐惧等消极的情绪反应能提高机体对许多疾病的易感性。祖国医学早就有"喜伤心、怒伤肝、思伤脾、忧伤肺、恐伤肾"之说,现代医学研究也表明许多慢性病与心理因素有关,如心血管病、肿瘤、高血压、胃及十二指肠溃疡,以及意外伤害及自杀等。

（3）环境因素（environmental factors）:环境是人类赖以生存和发展的外部条件的总和,包括自然环境和社会环境。环境因素对健康影响极大,环境中存在大量危害人类健康的因素,几乎所有疾病或人类健康问题都与环境有关（详见本节环境部分）。

（二）疾病的概念

疾病（disease）是有别于健康的生命运动方式。人类对疾病的认识随着生产的发展、科学技术的进步而不断深化和完善,护士应了解疾病的概念及对人类的影响,以帮助患者尽快恢复健康。

1. 疾病的定义　人们对疾病的认识经历了由表及里、由片面到全面、由唯心主义到唯物主义的过程。

（1）疾病是鬼神附体：这是远古时代的疾病观。由于当时生产力低下，人们认识自然的能力有限，认为疾病是鬼神附体，是神灵对罪恶的惩罚，因此出现了巫与医的结合。

（2）疾病是机体阴阳的失衡：这是以原始朴素自然观来认识疾病的。我国传统医学强调人体整体性，然后将整体分为对立统一的两个属性——阴阳，阴阳协调则健康，而阴阳失调则发生疾病，治病的根本是恢复阴阳平衡。公元前5世纪，古希腊著名医学家希波克拉底创立了"液体病理学说"，提出疾病是由于体内血液、黏液（痰）、黑胆汁（静脉血）和黄胆汁四种流质失衡所致。

（3）疾病是机体功能、结构、形态的异常：这是生物医学模式指导下的非常具有影响力的疾病观。把疾病视为人体某个组织、器官或细胞的结构、功能或形态改变，这就从本质上把握了疾病发生的原因，使人类在征服疾病的进程中取得了巨大的进步。但该定义也有其自身的局限性，表现在无法解释无结构、功能与形态改变的疾病如精神病，忽视了机体的整体性。

（4）疾病是机体内稳态的破坏：这是在整体观念指导下对疾病所做的解释。19世纪末，法国生理学家伯纳德（Claude Bernard）对疾病的病因提出了现代的概念，他认为所有生命都是以维持内环境的平衡为目的，疾病是机体内环境平衡的破坏。在20世纪30年代，美国生理学家坎农（Walter Bradford Cannon）又进一步发展了伯纳德的学说。他首次提出了"内环境稳定"（homeostasis）一词，指出"机体整体及体内某一功能系统、器官或细胞在各种调节与控制机制作用下所保持的功能和结构上的动态平衡，是机体及其他所有有生命系统的根本特征之一"。因此疾病是机体内环境恒定状态的破坏。随后加拿大生理学家塞利（Selye H）的"应激学说"也支持内稳态学说。

（5）疾病是机体对有害因子作用的反应：这是从哲学的观点对疾病的定义。疾病是机体损伤和抗损伤的斗争过程，或者说疾病是机体对有害因子作用的反应。

综上所述，疾病比较科学的定义为：疾病是机体身心在一定内外因素作用下而引起的一定部位的功能、代谢或形态结构的变化，表现为机体内部及机体与外部环境间平衡的破坏或正常状态的偏离。

2. 疾病发生的原因　引起或促进疾病发生的原因称为病因（cause of disease）。病因是医学研究的核心问题，涉及医学、生物学、心理学、社会学等众多学科领域。病因大致可分为内因（机体内部因素）、外因（外界因素）、自然环境及社会心理因素等几个方面。内因主要包括神经内分泌、免疫和遗传因素、年龄因素、性别因素、种族因素等；外因主要包括生物学因素、物理学因素、化学性因素和营养性因素等。各种病因相互影响，共同决定疾病的产生、演变和转归。

目前较普遍被引用的致病模式主要有三角模式和轮状模式。

（1）三角模式（epidemiological triangle）：是一种较为古典的疾病模式，是在研究传染性疾病的过程中被提出来的。该模式强调病原的重要性，认为当宿主（host）、病原（agent）和环境（environment）三者互动失调，任何一个因素改变，均会增加或减少疾病的发生（图3-1）。此模式的主要优点是：充分考虑到了环境因素在疾病发生中的重要作用。缺点在于将三种因素等量齐观，而未考虑每一因素的各自特征及三者互动交织而成的复杂性；另外，这种病因模式也不适用于多病因的慢性疾病。

（2）轮状模式（epidemiological wheel）：由毛思勒（Mausner）等人提出，又称生态模式

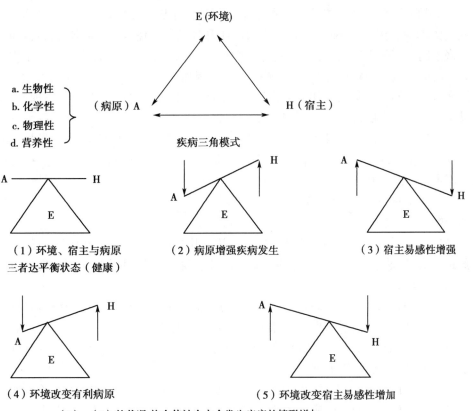

图 3-1 疾病三角模式图

（图 3-2）。与上述三角模式相似点在于强调宿主与环境的互动。不同的是轮状模式不强调病原的存在,而强调致病因子的多变性和复杂性,注重生态体系的协调和平衡。疾病种类不同,遗传、生物、物理、社会环境对其影响的比例也不同,即轮状模式各部分的相对大小可随不同的疾病而有所变化,如唐氏综合征为遗传性疾病,遗传基因轮较大。因此该模式具有一定的活动性,应用范围较广,因此受到较为普遍的接受和采用。

3. 疾病对个人、家庭和社会的影响 个体是家庭的一分子,个体患病绝非独立的事件,疾病和治疗对患者自己和家人都会产生不同程度的影响。

（1）对个体的影响:疾病对个体的影响可分为积极影响和消极影响。

1）积极影响:一个人患病成为"患者"角色后,可以暂时免除其他社会角色所承担的责任和义务,可以安心休养,调整并恢复机体正常功能,达到康复状态;同时患病的经历会唤起个体的警觉性,从而重视健康,改变不良的生活方式,从事一些有利于健康的活动。

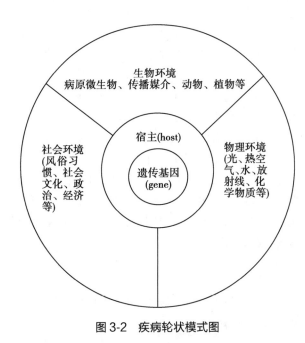

图 3-2 疾病轮状模式图

2）消极影响：疾病对个体的生理和心理都会产生消极影响。患病后由于身体组织器官的病理改变，患者会出现各种不同的症状和体征，如疼痛、心慌、呼吸困难、恶心、呕吐等，给个体带来不同程度的不舒适感，从而影响患者的休息和睡眠，患者的日常生活和工作也会受到不同程度的影响；疾病对个体心理方面的影响可因疾病的性质、患者及他人对该病的态度的不同而有所不同。通常，短期的、无生命危险的疾病不会引起患者太大的心理反应，而重病尤其是能威胁生命的疾病则可引起强烈的心理反应，诸如焦虑不安、恐惧、震惊、否认、愤怒等。一些疾病可引起患者身体形象的改变，如截肢、严重烧伤、瘫痪等，从而导致患者一系列心理反应。反应的过程一般包括震惊、否认、接受和配合康复四阶段。因此，护士应积极帮助患者进行心理调整和适应。

（2）对家庭的影响：任何一个家庭成员患病，对整个家庭都是一种冲击，从而产生各式各样的影响。

1）经济方面的影响：患病后需要去医院就诊或住院治疗，因此会增加家庭开支，家庭的经济负担加重，如果患者是家庭生计的主要承担者，疾病的诊断和治疗为家庭经济所带来的影响就尤为明显。

2）心理方面的影响：个体患病后，家庭中的其他成员需要投入很多的精力和时间来照顾，使他们的负担加重，同时对患者健康的担心会使家庭成员产生不同程度的心理压力，另外还得面对患者的不良情绪和异常行为，从而使家庭成员也会出现许多不良情绪反应，如情绪低落、悲伤、沮丧、气恼、无助感等。

（3）对社会的影响：疾病不仅对个人和家庭产生巨大的影响，对社会的影响也不容忽视。首先疾病会对社会经济造成很大的影响。一些疾病如艾滋病侵害的人群主要是青壮年人，有些疾病可能导致伤残失能，如脑血栓导致半身瘫痪，这无疑会使社会失去一定劳动力，从而降低社会生产力；同时诊断和治疗疾病都要消耗一定的社会医疗资源，造成社会经济损失。其次，某些疾病会带来严重的社会问题如艾滋病，一些疾病的出现可能会对整个社会的健康状况造成危害如 SARS、甲型 H_1N_1 流感、新型冠状病毒肺炎等，严重时会引发社会恐慌。

（三）健康和疾病的关系

健康和疾病都是最基本的生物医学现象，关于健康和疾病的关系，过去多认为二者各自独立且相互对立，即为一种"非此即彼"的关系。20世纪70年代有人提出健康与疾病是连续统一体的观点。该观点认为人的一生，从生命开始到结束是由健康与疾病构成的一种线性谱，一端是最佳健康状态，另一端是死亡状态（图3-3）。连续线上任何一点都是个体身体、心理、社会诸方面功能的综合表现，而非单纯的生理上有无疾病。每个人每时每刻都处在这个健康与疾病所构成的线性谱的某一点上，且处在不断动态变化之中。任何时期都包含着健康与疾病的成分，哪一方面占主导就表现出哪一方面的现象和特征。所以健康与疾病之间是没有明显的分界线，二者是相对的、动态变化的，在一定条件下可以相互转化。而现在大多认为健康与疾病可在个体身上同时并存，即一个人可能在生理、心理、社会的某方面处于疾病状态，但在其他方面却是健康的，如某些残疾人身残志不残，经过康复治疗和护理，以及各方面调整，达到自身健康的良好状态，继续为社会做贡献。护士应帮助护理对象充分发挥各方面的功能，从而尽可能达到自身的最佳健康状态。

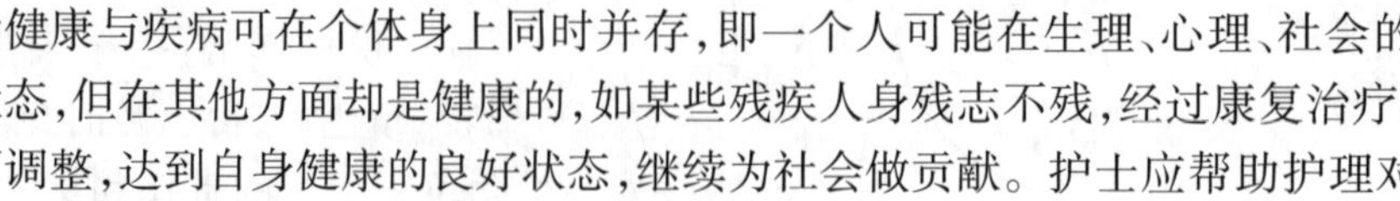

| 死亡 | 健康极劣 | 健康不良 | 正常 | 健康良好 | 高度健康 | 最佳健康 |

图3-3 健康与疾病连续相模式图

知识链接

亚健康状态

亚健康状态,有"次健康""第三状态""中间状态""灰色状态"等称谓。WHO 将机体无器质性病变,但有一些功能改变的状态称为"第三状态",我国称为"亚健康状态"。导致亚健康状态的因素很多,包括不良的生活习惯、心理失衡、脑力和体力超负荷、作息不规律、睡眠不足等。

根据调查发现,处于亚健康状态的患者年龄多在 18~45 岁,其中城市白领、尤其是女性占多数。亚健康目前还没有明确的医学诊断标准。一般来说,没有什么明显的病症,但又长时间处于下列一种或几种状态中可以认为是亚健康:失眠、乏力、肌肉关节酸痛、食欲减退、心悸,情绪低落颓废、经常性感冒或口腔溃疡、便秘等。

三、环境

环境是人类生存和发展的基本条件,人类的一切活动离不开环境。人类与环境相互依存、相互作用,相互影响,环境质量的优劣与人类的健康息息相关。护士必须掌握有关环境和健康的知识,充分利用环境中对健康有利的因素,消除和改善对健康不利的因素,帮助人们适应环境,才能增进人类的健康,提高整体人群的健康水平。

（一）环境的概念

环境(environment)是我们所熟知的概念。根据《中国大百科全书(环境科学卷)》,"环境"一词一般是指:"围绕着人群的空间,及其中可以直接、间接影响人类生活和发展的各种自然因素的总体。"环境概念在不同的领域里有着不同的含义。在护理学中,环境是护理学四个基本概念之一,护理学家赋予它更深刻的含义。现代护理创始人南丁格尔认为环境是"影响生命和有机体发展的所有外界因素的总和,这些因素能缓解或加重疾病和死亡过程";护理理论家卡利斯塔·罗伊(Callista Roy)把环境定义为"围绕和影响个人或集体行为与发展的所有因素的总和";弗吉尼亚·韩德森(Virginia Henderson)认为环境是"影响机体生命与发展的所有外在因素的总和"。现代护理学认为环境是影响人类生命和生长的所有机体内部因素和外部条件的总和。

（二）环境的分类

环境是人类生存和生活的空间。人的环境可分为内环境和外环境。

1. 内环境　人的内环境是指人的生理、思维、思想、心理等,由生理环境和心理环境组成。

（1）生理环境:人体内有许多不同的系统,如呼吸系统、循环系统、消化系统、泌尿系统、神经系统、内分泌系统等,这些系统共同构成人的生理环境,这些系统相互联系、相互影响、相互作用,各系统之间通过神经、体液的调节来维持生理稳定状态并与外界进行物质、能量、信息的交换。

（2）心理环境:是指运动、变化着的心理过程(包括人的感觉、知觉、思维和情绪等)和个体的个性共同构成了对人的健康产生一系列影响的心理环境。临床实践和心理学研究证明,有害的心理因素能引起人的身心疾病。而良好的心理因素与积极的心理状态能够促进人的身心健康或作为身心疾病的治疗手段。护士应运用心理学知识和技术,协助护理对象维持良好的心理环境,从而提高护理对象的健康水平。

笔记栏

2. 外环境　外环境是指围绕着人的外部世界,是人赖以生存和发展的社会和物质条件的综合体,由自然环境和社会环境组成。

（1）自然环境:是指环绕着人群的空间中可以直接、间接影响到人类生活、生产的一切自然形成的物质、能量的总体。包括生活环境和生态环境。生活环境是指与人类社会生活密切相关、距离较近的各种自然条件和人工条件,如大气、水、食品、居室、交通等。生态环境是指与人类社会生活相距较远,由生物群落及其非生物环境组成的大自然环境,如生物种群、气候条件、土壤特点、地理构造等。生活环境和生态环境的好坏直接影响着人类的健康。

（2）社会环境:是指人类生存及活动范围内的社会物质、精神条件的总和。包括社会交往、风俗习惯、政治、经济、法律、文化、教育、宗教等。人的社会属性决定了对社会环境的依赖性。

（三）人的健康与环境的关系

人的健康与环境密切相关。人是一个开放的系统,通过内环境不断与外环境之间进行着物质、能量和信息的交换。环境是动态变化的,人必须不断调整机体的内环境以适应外环境的不断变化,从而保证身体内外环境的平衡,维持健康。人类依赖环境生存,但环境中也存在着大量危害人类健康的因素,这就要求人们通过自身的力量来影响环境和改造环境,但在改造自然的同时,要有环境保护意识,使环境向着有利于人类健康的方向发展。

1. 自然环境对健康的影响　自然环境是人类生存和发展的物质基础,但大自然中也随时存在着危害人体健康的因素。如气温、湿度、气压、噪声、辐射等超过某一限度就会影响人的健康;人较长时间处于高温环境中会引起中暑,长期处于噪声环境中会导致头晕、头痛、失眠、多梦、记忆力减退、注意力不集中等神经衰弱症状和恶心、胃痛、腹胀、食欲减退等消化道症状;工业三废（废水、废气、废渣）、生活三废（粪便、污水、垃圾）、农药等造成的大气、水、土壤的污染,对人类健康造成严重威胁。

2. 社会环境对健康的影响　社会环境与人的健康密切相关,在疾病的发生、发展、治疗和转归过程中常起着极其重要的作用。与健康有关的社会环境主要包括:

（1）社会政治制度:社会政治制度对健康的影响起着关键性的作用。国家的法律、法规、各项政策、方针对人民的社会地位、经济水平和卫生事业等方面的保障作用,是人民健康的根本保证。也就是说社会制度决定一个国家的卫生保障措施,以及政府是否将公民的健康放在重要的位置。卫生保健制度相对健全和完善的国家或地区,人民健康水平相对较高。

（2）社会经济因素:社会经济的发展是人群健康水平提高的根本保证。经济是满足社会人群基本需要的物质基础,人们的衣、食、住、行以及社会医疗保障等方面均受经济发展的制约。社会经济的发展,使人们的物质生活水平、营养条件、卫生条件、劳动条件得到改善,居民的生活质量得到提高;经济发展可以促进卫生事业的发展,改善就医条件,向人们提供好的医疗保健服务,减少死亡,延长寿命。但社会经济的发展,必然加快工业化的步伐,大量工厂的建立,是造成环境污染的巨大隐患,给人类健康造成持续的、广泛的、潜在的危害,应引起全社会的重视。

（3）社会文化因素:文化是指一个国家或民族的历史、地理、风土人情、传统习俗、生活方式、行为规范、思维方式、价值观念等。文化决定行为取向,行为对健康产生正向或负向的影响。也就是说文化因素对个体的生活方式、自我保健行为、就医行为等产生重要影响,从而影响个体的健康。例如社会文化因素与酒精所致精神障碍的发生有关。在我国,慢性酒精中毒高发的许多少数民族地区,就有其特有的饮酒文化与习俗。据调查,长期生活于寒冷和潮湿地区的人群以及从事重体力劳动者中慢性酒精中毒的患病率也较高。

（4）生活方式：是一个内容相当广泛的概念，它包括人们的衣、食、住、行、社会交往、待人接物、劳动工作、休息娱乐等。可以理解为是在一定的历史时期与社会条件下，各个民族、阶级和社会群体的生活模式。生活方式影响着人的健康，例如不良饮食习惯、常坐不动、吸烟、酗酒、吸毒、生活工作紧张、睡眠不足、药物依赖等，可导致机体内部失调而致病。培养健康生活方式，打造合理的生活模式，对保障现代人的身心健康十分重要。世界卫生组织把"合理饮食、戒烟限酒、适当运动、心理平衡"称为"健康基石"。

（5）医疗卫生服务体系：医疗卫生服务的主要工作是向个人和社区提供适宜的医疗护理、预防疾病、康复和促进健康等服务，从而保护和改善人群的健康。医疗卫生服务中医疗资源的分配、医疗质量、医疗制度的完善程度及人们获得医疗服务便利与否，都会对人类健康产生重大影响。

此外，医疗环境作为一种为患者提供治疗的环境，与人的健康和疾病的恢复密切相关。创造一个安全、舒适、适合患者休养的治疗性环境是护理人员不可推卸的神圣职责。

四、护理

护士需要对护理有深刻的认识，方能不断塑造自己的专业特征，培养自己的专业素质，在今后的健康照顾体系中扮演好自己的角色。

（一）护理的概念

护理（nursing）一词来源于拉丁文"nutricius"，原意为抚育、扶助、保护、照顾幼小、病患及残疾等意义。随着护理专业的不断发展和完善，护理的内涵和外延都发生了深刻的变化，但直至今日对护理的定义尚无完全一致的看法。但有些定义经常被引用。

现代护理的鼻祖南丁格尔认为："护理既是艺术，又是科学"，1860年，她提出："护理的独特功能是协助病人置身自然而良好的情况下，恢复身心健康"。1885年她又指出："护理的主要功能在维持人们良好的状态，协助他们免于疾病，达到他们最高可能的健康状态。"

1943年，美国学者奥利维亚（Olivia S）提出："护理是一种艺术和科学的结合，包括照顾患者的一切，增进其智力、精神和身体的健康。"

1957年，科瑞特（Francis Reiter Kreuter）提出："护理是对病人加以保护，并指导病人保护自身的需要，使病人处于舒适的状态。"

1966年，弗吉尼亚·韩德森（Virginia Henderson）指出："护理的独特功能是协助健康人或患者，实施有利于健康或健康恢复（或安详死亡）的活动，直至患者或健康人能独立照顾自己"。

1970年，美国护理学家罗杰斯（Martha Rogers）提出："护理是帮助人们达到其最佳的健康潜能状态，护理服务的对象是所有的人。只要是有人的地方，就有护理服务。"

1973年，国际护士会（International Council of Nurses，ICN）提出："护理是帮助健康的人或患病的人保持或恢复健康（或平静地死去）。"

1980年，美国护士学会（American Nursing Association，ANA）提出："护理是诊断和处理人类对现存的和潜在的健康问题的反应。"首先，这个概念提出护理是研究人类对健康问题的反应，说明了护理学是为人类健康服务的一门科学；其次，人对健康问题的反应可以是生理、心理、社会和精神等各个方面，表明护理重视的是整体的人，而不是疾病本身；此外，定义中提出"现存的和潜在的健康问题"不仅说明了护理的预测功能，还定义了护理的对象包括已存在健康问题的人和可能出现健康问题的人。这个概念揭示了护理学的科学性和独立性。目前已得到许多国家护理同行的认可和赞同。

（二）护理的内涵

尽管护理在近百年来发展迅猛，变化颇大，然而它所具有的一些基本内涵，即护理的核心却始终未变，包括照顾、人道和帮助性关系。

1. 照顾　照顾(caring)是护理永恒的主题。纵观护理发展史，无论是在什么年代，亦无论是以什么样的方式提供护理，照顾(患者或服务对象)永远是护理工作的核心。

2. 人道　人道主义(humanitarianism)是起源于欧洲文艺复兴时期的一种思想体系，提倡关怀人、爱护人、尊重人，做到以人为本、以人为中心的一种世界观。护士是人道主义忠实的执行者。在护理工作中提倡人道，首先要求护士视每一位服务对象为具有人性特征的个体，具有各种需求的人，从而尊重个体，注重人性。提倡人道，也要求护士对待服务对象要一视同仁，不分高低贵贱，不论贫富与种族，积极救死扶伤，为人类的健康服务。

3. 帮助性关系　帮助性关系(helping relationship)是护士用来与服务对象互动以促进健康的手段。护士与服务对象的关系首先是一种帮助与被帮助的关系，就是护士以自己特有的专业知识、技能为护理对象提供帮助与服务，满足其特定的需求。但护士在帮助护理对象的同时，也从不同的护理对象那里深化了自己所学的知识，积累了工作经验，提高了护理水平，自身也获益匪浅。因此，这种帮助性关系其实也是双向的。护士应与护理对象建立起良好的帮助性关系，更好地为护理对象的健康服务。

（三）整体护理

20世纪70年代，随着现代医学的发展，生物医学模式向生物-心理-社会医学模式转变，新的医学模式认为医学研究的对象是处于一定社会条件下的有思想、有感情的人，健康的内涵不仅是没有躯体疾病，还要有完整的生理、心理状况和良好的社会适应能力。因此，护理着重点不仅在患者某一生物学意义的疾病上，更应把人视为一个整体来看待，因此整体护理的重要性越来越明显。

1. 整体护理的概念　整体护理(holistic care)是以现代护理观为指导，以护理程序为框架，根据患者不同的生理、心理、社会、文化的需要，提供适合于个人的最佳护理。

2. 整体护理的内涵

（1）为护理对象提供全方位护理：人是由生理、心理、社会、文化等各方面组成的统一的整体，其健康亦受到各种因素的影响，因此，护士在照顾患者时，应注意满足其生理、心理及社会等各方面的需求。

（2）护理应服务于人类生命的全过程：人在生命过程的各阶段有着不同的护理需求，因此，护士应针对个体所处的不同生命阶段，给予相应的照顾与健康指导，从而达到个人健康的最佳水平。

（3）护理对象从患者发展到健康人：护理对象不再局限于患者，开始关注健康人，从单纯的患者护理发展为对健康人的预防保健，帮助患者恢复健康，促使健康人维持和增进健康。

（4）护理从个人延伸到家庭和社区：在社会中的个体，一个人生病，会影响到他的家庭甚至于波及社会，因此，护理应逐步从个人延伸到家庭或社区，达到促进全民健康的目的。

3. 整体护理的意义

（1）充实和改变了护理研究的方向和内容：整体护理在注重疾病护理的同时，更注重对疾病的"载体"——人的研究。因此，护理中充实了许多关于人的心理、社会、伦理、道德、行为等方面的内容。

（2）拓宽了护理的服务范围，改变了护士的传统形象：实施整体护理，护士不仅关心患者生理方面的问题，还要考虑其心理、社会等方面的问题，因此护理的服务范围由单纯的疾病护理拓宽到了以"人"为中心的全方位的护理。在这个过程中,护士不仅是健康服务的照顾者,还是健康的教育者、管理者和研究者等。

（3）有助于建立新型的医护关系和护患关系:在以患者为中心的整体护理实践中,护士不再是医生的助手,而是新型的合作伙伴关系。患者是护理服务的核心,其思想、行为与感受、情绪等都会受到护理人员的重视,因此护患关系得以加强。

（4）提出了新型护理管理观:整体护理的开展,要求护理管理者也同样应具有以患者为中心的思想,一切管理手段与管理行为均应以增进和恢复患者健康为目的。因此,一些传统的护理管理观念必须加以改进。

（5）改变了护理教育的课程设置:整体护理的实施,要求护士不仅要掌握系统的专业知识,而且应有丰富的人文、社会科学知识与沟通交流技巧等。为了培养合格的护理人才,护理教育的课程设置也相应进行了调整,改变传统的单纯重视医疗与疾病护理的模式,增加了有关人的心理、行为、人际交往、社会学等方面的内容。

（四）护理与环境的关系

护理实践是以人的健康为中心的活动,人类的健康与环境质量的优劣息息相关,护理的任务是创造良好的环境并帮助护理对象适应环境,从而达到最佳健康状态。

1. 护士在环境保护中的职责　1975年,国际护士会的政策声明中概述了护理专业与环境的关系,明确规定了护士的职责:

（1）帮助发现环境中对人类积极的和消极的影响因素。

（2）护士在与个体、家庭、社区和社会接触的日常工作中,应告知他们如何防护具有潜在危害的化学制品及有放射线的废物等,并应用环境知识指导其预防和减轻潜在性危害。

（3）采取措施预防环境因素对健康所造成的威胁。同时加强宣传,教育个体、家庭、社区及社会对环境资源进行保护的方法。

（4）与卫生部门共同协作,找出住宅区对环境及健康的威胁因素。

（5）帮助社区处理环境卫生问题。

（6）参与研究和提供措施,早期预防各种有害环境的因素;研究如何改善人们的生活和工作条件。

2. 护士在医院环境调控中的职责　医院是为患者提供医疗卫生服务的重要场所。良好的医疗环境是保证医院各项工作正常进行,促进患者身心健康的基本条件,创造和维护适宜的治疗环境是护士的重要职责。

（1）参与医院物理环境的调控,使之保持整洁、舒适、安全、美观,满足患者的身心舒适和治疗需求。

（2）参与医院社会文化环境的调控,为患者创造和维护一个良好的医院社会环境,帮助患者尽快适应这一特殊的社会环境。

综上所述,人、环境、健康和护理是护理学的四个基本概念,对它们的理解决定了护理学的基本概念框架。对这四个概念的研究和描述,构成了护理学的基本要素和总体理论框架,决定着护理工作的任务和方向。每位护理理论家在阐述其理论时,都要首先对这些概念进行描述,以使他人了解其基本理论思想。这四个概念之间相互联系、相互作用。四个概念的核心是人,人是护理的服务对象,人的健康是护理实践的核心。人在环境中生存和发展,与环境相互依存、相互影响,环境的变化会影响人的健康。护理的作用是帮助个体不断调整机体的内环境以适应外环境的变化,从而尽可能达到个体的最佳健康状态。

扫一扫,
测一测

（迟晓华）

笔记栏

复习思考题

1. 自我概念是由哪几部分组成？

2. "无病就是健康,健康和疾病是非此即彼的关系",这种说法正确吗？你怎样理解健康和疾病的关系？

3. 患者,男,28 岁,因在高温环境下持续工作 6 小时,出现意识不清入院。体检:患者皮肤湿冷,血压 90/50mmHg,脉搏细速,体温 39.2℃,心率 150 次/min。诊断为"重度中暑"。你认为影响患者健康状况的主要因素是什么？

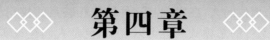

第四章
护士与患者

学习目标

识记：

1. 能正确陈述现代护士角色的功能。
2. 能正确陈述护士的素质要求。
3. 能正确陈述护患关系发展过程不同阶段护士的主要任务。
4. 能正确陈述人际沟通基本方式。

理解：

1. 能举例说明患者角色适应常见心理反应。
2. 能举例说明患者角色适应常见行为改变。
3. 能正确描述并解释护患关系和人际沟通的概念。
4. 能归纳并比较护患关系三种基本模式的特征及适用范围。
5. 能识别影响护患关系和阻碍人际沟通的常见因素。

应用：

1. 全面认识现代护士角色功能，对患者进行全方位护理。
2. 能熟练运用沟通技巧与患者及其家属进行有效交流。

随着社会的发展和生活水平的提高，人们对健康日益重视，护士在健康照护中的作用越来越大，角色范围不断延伸，社会对护士的素质要求也越来越高。护士要经历专业教育，取得执业资格，拥有良好的职业道德和行为规范。同时应明确患者的角色特征，帮助患者尽快适应角色。护士应掌握沟通技巧，通过与患者有效沟通建立良好的护患关系，以精湛的知识、技能满足不同层次服务对象的健康需求。

第一节　护士的专业角色及素质要求

随着医学模式的转变和现代护理学的发展，每位护士都在医疗、护理等领域扮演着专业角色，承担相应的职责和义务，并注重自身素质的提高。良好的护士素质既有助于提高护士自身形象，又是提高护理工作质量的保证。

一、角色的概念

角色(role)原指剧本中的人物，是戏剧舞台、电影演出中的常用术语。美国学者米德(Mead)首先将其引用到社会心理学中，并成为社会心理学的专门术语，用来描述个体的社

笔记栏

会行为,即处于一定社会地位的人,在实现与这种地位相联系的权利与义务中,所表现出的符合社会期望的行为与态度的总模式。也可以说,角色是人们在现实生活中的社会位置及相应的权力、义务和行为规范,角色所表现的行为往往是可以预测的,可反映出这一角色人群的目标、价值观及情感态度。

人一生中会扮演许多不同的角色,如女性一生大多要经历女儿、妻子、母亲等家庭角色,同时还有学生、职业人等社会角色。个体在社会中取得某种角色,就会依照这个角色的性质、特征显现出一定的模式化行为,如母亲让人联想起慈爱,父亲则为严厉,商人与精明等,每个人的行为都是与其特定的角色相联系的。

二、护士的专业角色

护士角色是指护士应具有的与护理职业相适应的社会行为模式。护士角色发展经历了漫长的时期,其形成、发展与护理学学科的产生和成熟、护理的执业范围、护士群体的整体素质等密切相关。

（一）历史上的护士角色

1. 母亲形象　母亲形象是最初的民间护士形象。英文中"nurse"有一个释义是"乳母",患病受伤者、老年人等需要关怀、照顾,护士以代代相传的生活经验照料这些人,虽没有专业医护知识,但她们像母亲一样温柔、慈祥地陪在患者身边,在民间即是"母亲"这种角色形象。

2. 宗教形象　中世纪欧洲很多教会设置有医院,受宗教影响,教会认为照顾伤残弱者与拯救人的灵魂是同等重要的,很多修道士、修女从事着医疗护理活动,当时没有正规的学习培训,但教会倡导"护士应奉行独身,长居修道院,超尘脱俗,严守纪律"等观念,修女本着对贫苦大众纯洁无私的爱照护患者,甘愿奉献牺牲,表明了护理是爱的体现。这一时期护士角色带有浓厚的宗教色彩。

3. 仆人形象　发生在16~19世纪,是护士最暗淡的历史形象。当时的宗教势力认为生病是"对罪恶的惩罚",对患者照料、救护也是"非仁慈的、卑贱的"。这一时期护士往往出身低微、家境潦倒,经济、社会地位非常低下,她们没有经过专业知识、技能培训,更缺乏对患者的爱心与奉献,被看作仆人。

（二）现代护士角色

自19世纪中叶南丁格尔创立护理专业以来,随着科学技术、医学和护理学的发展,护士的社会形象发生了根本变化,角色范围不断扩展,被赋予了多元化角色功能,主要包括以下几个方面:

1. 临床护理实践者及健康促进者　护理工作者应以人的健康为中心,运用护理程序为服务对象提供服务,以满足其生理、心理、社会、文化、精神情感等各方面的需要,严格执行各项护理活动。护理工作包括对医院物理环境和社会环境的调控、患者舒适安全的护理、预防和控制医院感染、执行各项诊疗和护理计划等。

2. 计划者及决策者　护理程序是一种系统而科学地安排护理活动的工作方法。在护理中,护士运用护理专业的知识和技能、敏锐的观察判断能力,收集服务对象健康资料,确定护理诊断,描述健康问题所在,为患者制订系统、全面、整体的护理计划,使护理活动有组织、有系统的满足患者各方面需要。

3. 教育者及咨询者　护士可以在医院、家庭和社区等各种场所执行这一角色。在医院,一方面,护士要向服务对象进行健康知识、疾病预防和康复知识的宣教或提供咨询;另一方面,护士有责任向下一级护士传授实践经验,参与临床带教,对护理实习生进行规范化培训,以培养合格的护理人才。在社区,护士有责任向居民宣传预防疾病、促进健康的知识和方法;在护理学校,护理教师要向护生传授专业知识和技能。

4. 管理者 每位护士都要执行管理及协调的职责。作为护理领导者,要管理医院及科室人力、财务、物质资源的分配及使用,以保证护理工作有序、高效运转;作为普通护士,要对服务对象进行全面的疾病管理和个人物品管理,以保证良好的护理质量。

5. 协调者及沟通者 护士需协调好工作中有关人员(医生、营养师、康复训练师、护理员等)及机构的相互关系,做到有效的组织和沟通;同时与服务对象做好沟通,及时收集资料、传递信息,以便更好为患者提供服务。

6. 代言者与保护人 护士有保护患者权利、利益不受侵害的责任。在服务对象不能分辨或不能表达自身意图时,如老年患者、危重患者、精神病患者或心理疾病患者,护士应为其代言,帮助患者做出正确的选择。当发现有不道德、不合法或违背服务对象意愿的事情时,应坚决维护服务对象的安全和利益。

7. 研究者及著作者 每位护士都应追求新知、勇于创新,将各领域中遇到的护理问题进行科学研究,科研成果在实践中进行应用,以解决复杂临床问题;在专业期刊上发表论文、出版著作,发展现代护理理论,这样护理专业才能不断发展和提高。

三、护士的素质要求

素质(quality)原是心理学专门术语,是指在先天生理的基础上,受环境、教育的影响,通过个体自身的社会实践,形成的比较稳定的心理特征,包括先天、后天两方面。先天素质即通过遗传形成的感觉器官和神经系统等,特别是人脑结构和功能上的一系列特点。后天素质指人通过教育学习、社会实践和自我修养而获得的知识技能、行为习惯、文化涵养及品质特点的综合。

护士素质是结合护理专业特征对护理工作者提出的特殊的素质要求。概括来说,专业护士具备以下三个方面的素质,简称"3H",即头(head):广博而精深的专业知识;手(hand):娴熟的技能;心(heart):全心全意的敬业态度。具体来说,护士素质包括以下四个方面:

(一)思想道德素质

1. 政治态度 有强烈的民族意识,热爱祖国、热爱人民、热爱护理事业,全心全意为人们服务,把促进人类健康、促进护理事业发展作为自己崇高的信念和职责。

2. 思想道德 包括道德意识和道德行为,护理人员应树立正确的专业价值观,敬业乐业,忠于职守,救死扶伤,实行人道主义,尊重服务对象,做到文明礼貌,平等待人。

3. 人格情操 护理人员应自尊、自爱、自强、自律;有强烈的社会责任感;诚实、有慎独精神;廉洁奉公;慎言守密;能正视自身能力、行为等方面的优缺点,不断完善自我。

🔍 知识链接

慎 独 精 神

"慎独"一词出自《礼记·中庸》:"天命之谓性,率性之谓道,修道之谓教。道也者,不可须臾离也;可离,非道也。是故君子戒慎乎其所不睹,恐惧乎其所不闻。莫见乎隐,莫显乎微,故君子慎其独也。"

慎独精神是指人在独处状态下依然能够坚持自己的道德信念,遵守道德规范准则,严格要求自己,保证自己的技术操作以及言谈举止符合医疗道德规范,是一种较高的道德修养境界。

（二）文化素质

护理人才要具备合理的知识结构、一定的文化底蕴,包括自然科学、社会科学及人文科学等多学科知识;能较为熟练地使用计算机及现代化办公技术;具备一定的外语应用能力等。

（三）业务素质

护理人员应掌握医学基础知识及护理专业知识、技能,拥有护理专业核心能力,包括评判性思维能力、创新能力、人际沟通能力、独立解决问题的能力、动手能力、决策能力、运用信息技术资源的能力、自我学习和自我发展的能力等,以解决临床实际问题。

（四）身心素质

健康的身体和良好的心理状态是护理事业成功的前提和保障。护理人员应具备健康的体魄,精力充沛,反应敏捷;同时拥有良好的心理状态,如坚强的意志力、稳定的情绪和自我控制能力、乐观开朗的性格、宽容豁达的胸怀等。每位护理人员都应不断完善和提高自我,以良好的素质为服务对象提供优质的服务。

四、护士的资历要求及分类

护士资历包括教育程度、工作经历及执业证书等。

（一）国外护士的资历要求及分类

目前西方国家大多采用相同或相似的资历要求及分类,以美国为例,按照教育程度及工作阅历不同,护士职位可分为五个级别。

1. 助理护士（nurse aide） 又称为 nursing assistant。接受 3~6 个月的护理技巧培训后,通过护理常识考试,助理护士可获得结业证书,在注册护士指导下可做些有关患者起居和卫生的基础护理工作。

2. 执照护士（licensed practical nurse,LPN） 又称为 licensed vocational nurse（LVN）。要求高中毕业学历,在职业技术学校接受一年至一年半护理教育及临床培训,其证书为非学位证书。执照护士需通过护士局职业操作护士（LPN）执照考试,其职责是在注册护士的指导下做初级护理工作,以及执行注册护士所制订的护理工作计划和品德教育,包括:注射、给药、收集患者大小便及血液样本等技术性工作。

3. 注册护士（registered nurse,RN） 通常称为护理师或护师,包括:两年制职业技术学校毕业获得的学位（associate degree,ASN）、三年制护士学校毕业文凭（diploma,AND）、四年制大学护理学士学位（baccalaureate,BSN）,可获得 2~4 年护理专科文凭或护理学位证书。注册护士需通过护士局注册护士（RN）执照考试。其职责是护理职员履行全部护理工作过程的责任人,护理程序的计划者和执行者,指导操作护士和护士助理执行有关护理工作。注册护士必须对整个护理过程非常熟悉,并有独立判断能力,在不同临床情形下做出正确的决议,与医生、患者及其他员沟通,能应用各种医疗装备和电脑等高科技护理技术。

4. 护士执业者（nurse practitioner,NP）、临床护理专家（clinical nurse specialist）、注册麻醉护理师（refistered nursing anestheist） 通常要求有硕士学位,注册护理师经由 2 年儿科学、老年病学、家庭保健科及妇产科等某一范畴的专业学习。其职责为:可从事相当一部分医生的工作,实行代医生会诊的职责,如收集病史、体格检查、开处方;对患者护理工作提出护士倡议,做出医疗诊断;另外也从事研讨及加入会诊等工作。

5. 护理行政管理（nurse management） 包括护士长（head nurse）,负责主管某一部门的护理管理及护士工作调配;护理督导（nurse supervisor）,负责领导各科病房或各层病区的督导,对该病区护理尺度的评定、品德的评估、护士长的征询及病房的治理;护理部主任（direc-

tor of nursing），是医院护理部门的最高主管阶层，负责医院护理标准的设立，谋划各层次护理人员的工作方针及发展；并负责领导、管理、组织及调剂各医院的护士和护理工作。

（二）国内护士的资历要求及分类

1. 执业护士　执业护士是经执业注册取得护士执业证书，依照法律法规从事护理活动的卫生技术人员。2008 年国务院公布的《护士条例》中第二章规定，申请护士执业注册，应当具备下列条件：

（1）具有完全民事行为能力；

（2）在中等职业学校、高等学校完成国务院教育主管部门和国务院卫生主管部门规定的普通全日制 3 年以上的护理、助产专业课程学习，包括在教学、综合医院完成 8 个月以上护理临床实习，并取得相应学历证书；

（3）通过国务院卫生主管部门组织的护士执业资格考试；

（4）符合国务院卫生主管部门规定的健康标准。

护士执业注册申请，应当自通过护士执业资格考试之日起 3 年内提出；逾期提出申请的，除应当具备前款第 1 项、第 2 项和第 4 项规定条件外，还应当在符合国务院卫生主管部门规定条件的医疗卫生机构接受 3 个月临床护理培训并考核合格。

护士执业注册有效期为 5 年。护士在其执业注册有效期内变更执业地点的，应当向拟执业地省、自治区、直辖市人民政府卫生主管部门报告。收到报告的卫生主管部门应当自收到报告之日起 7 个工作日内为其办理变更手续。护士跨省、自治区、直辖市变更执业地点的，收到报告的卫生主管部门还应当向其原执业地省、自治区、直辖市人民政府卫生主管部门通报。护士执业注册有效期届满需要继续执业的，应当在护士执业注册有效期届满前 30 日向执业地省、自治区、直辖市人民政府卫生主管部门申请延续注册。收到申请的卫生主管部门对具备本条例规定条件的，准予延续，延续执业注册有效期为 5 年；对不具备本条例规定条件的，不予延续，并书面说明理由。

目前我国主要培养通科护士，《卫生技术人员职称及晋升条例（试行）》中规定护士的主要专业技术职称分为高级职称（主任及副主任护师）、中级职称（主管护师）、初级职称（护师及护士）。各级卫生技术人员晋升时，其考核（或考试）的内容和办法，可根据本省、自治区、直辖市实际情况由卫生局自行规定。

2. 专科护士（Specialty Nurse，SN）是指在某一特定专科护理领域完成了专科护士所需的教育课程，具备专科领域的护理技术和知识，并取得相应资格认证的执业注册护士。随着我国国家卫生健康委对专科护士的重视，其种类和数量也有了较快的发展。专科护士主要涉及领域包括手术室护理、伤口造口护理、血液净化护理、糖尿病护理、重症监护、急诊急救护理、肿瘤护理、PICC 护理、母婴护理、骨科护理、心血管护理、儿科护理、营养护理和静脉治疗等。专科护士通过开展护理门诊、组织专科护理查房及会诊、参与病区管理与质控工作、进行教育教学科研等工作，在护理工作中发挥引领作用，提升临床护理质量和教学、科研水平。

第二节　患者的角色

患者角色（sick role），又称为患者身份，一个人被医生和社会确认为患病者，就获得了患者角色，表现出相应的心理活动和行为模式。尽管个体的地位、职业、文化、信仰、生活习惯等各异，所患疾病和病情轻重也不尽相同，但患者角色却是相同的。

一、患者的权利及义务

患者角色作为社会角色中的类型之一,有其特定的权利和义务,其权利、义务是相辅相成的。医务人员一方面要尊重患者的应有权利,另一方面也要适当向患者进行康复义务教育。

（一）患者的权利

患者的权利和义务来源于社会文化中的法律规定、伦理道德和民俗习惯等,一般包括如下几个方面:

1. 责任免除或部分免除权　即可免除其健康状态下所担任的职业、家庭角色责任,免除程度视其疾病的性质、严重程度、患者责任心及患者在其支持系统中能获得的帮助等而定。如宪法中规定的"劳动者有休息的权利",就包括公民自觉身体不适时有休息康复的权利。刑法中规定"精神病患者在没有自知力的情况下犯法,可免除其刑事责任,以及工厂、公司凭医生开出的证明,应准允职工休病假"等,都是社会文化对患者免除常态角色责任的规定。

2. 医疗享有权　即有权享受相应的医疗和护理。患者有得到医务人员为其诊治疾病、维护健康的权利,任何医务人员或医疗机构都不能拒绝或剥夺服务对象正当的就医权利。但"有权享受"并不等于"无条件享受",如无病纠缠,不支付医疗费用等。

3. 知情同意权　即患者有权了解自己的病情、预后、诊断及治疗;有权选择治疗方案和服务措施;有权拒绝医疗处理,以及有权得知因拒绝而引起的后果;有权拒绝非诊断、非治疗活动等。

4. 隐私保密权　即有权要求医务人员和医疗机构对诊疗过程中涉及的个人及家庭隐私予以保密,享有人格被尊重的权利。未经患者的同意,医务人员不得将患者个人的病情资料、身体状况、个人信息向外泄露或公开。

5. 要求解释的权利　即有权对医护活动提出意见并得到答复,以及有权要求医疗提供者解释其医疗费用。

6. 获得赔偿的权利　如果由于医务人员行为不当,对患者人身造成了损害,患者有通过正当程序获得赔偿的权利。

7. 监督的权利　患者有对医务人员服务质量监督的权利,而医务人员也应自觉、自愿地接受患者的监督。

（二）患者的义务

患者在维护自己权利的同时亦应履行一定的社会义务,这是社会的客观要求,患者需履行的义务主要包括:

1. 自觉节约卫生资源的义务　人一旦患病,就减少了社会财富的生产,并且消耗社会的卫生资源。"小病大医""一病多医"都是浪费卫生资源的突出表现。

2. 配合做好传染病防治工作　患者有使自己所患的疾病不传染给他人、不污染环境的义务,如烈性传染病、艾滋病患者应主动接受隔离性诊治,以免他人受感染。

3. 避免向他人或集体转嫁经济和精神负担的义务。

4. 配合医疗机构和医务人员进行一切检查治疗的义务。

5. 遵守医疗机构规章制度的义务、尊重医务人员劳动及人格尊严的义务。

二、患者角色适应时常见的心理反应

个体一旦生病,进入患者角色,将改变个体正常的生活模式,在心理状态及社会适应能

力等方面必然有所反应,概括起来,容易产生如下几种心理反应:

1. **焦虑(anxiety)**　是指人们面对即将来临的可能会给自己造成重大影响的事件所产生的一种紧张情绪,是缺乏明显客观原因的内心不安。焦虑是一种很常见的情绪反应,适度焦虑可以提高人的警觉水平,增强工作和学习动力;但过度焦虑则会妨碍个体准确认识自己及周围环境,难以做出正确的判断,对身心健康造成不良影响。因此,要格外重视过度焦虑和长期处在焦虑状态的患者,帮助他们减轻心理负担,以免妨碍对疾病的治疗和诱发其他疾病。

2. **恐惧(fear)**　是一种企图摆脱已经明确的危险、逃避某种情景而又无能为力的情绪体验,个体会对发生的威胁表现出高度的警觉。常见的生理反应有心跳加速、颤抖、出汗、失眠、恶心、呕吐等,严重者出现激动不安、哭、笑、思维和行为失控,甚至休克。

3. **抑郁(depression)**　是以情绪低落为特征的消极情绪状态,常由现实丧失或预期丧失引起。患者闷闷不乐、忧愁压抑、悲观失望又无可奈何,严重者导致失助感和绝望情绪,表现为:生理上食欲减退、性欲降低、睡眠减少、自主神经功能紊乱;行为上发愁苦闷、少言寡语、对周围事物不感兴趣,甚至自暴自弃、对生活失去信心、产生轻生的念头。

4. **愤怒(anger)**　是个体在追求目标的道路上遇到障碍、受到挫折的情绪反应。愤怒使人认知思考能力下降、容易激惹、情绪激动、自制力下降,甚至行为失控,表现出从轻微的语言攻击、辱骂,到严重的肢体攻击行为。

5. **猜疑(suspicious)**　是人们对客观事物缺乏事实根据的猜测。患者的猜疑大多是一种消极自我暗示,由于缺乏根据,常影响对客观事物的正确判断,如果严重偏执,甚至出现病理性妄想,对患者的治疗十分不利。

6. **敌意(hostility)**　是一种不友好的憎恨情绪,常见于慢性病患者、治疗康复不顺利、感觉受到不公平待遇等患者。常表现为言语讽刺、恶意谩骂或存在抵触情绪而不与别人交往。

7. **孤独感(feeling of loneliness)**　又称社会隔离,患者住院后,离开了家庭和工作单位,在陌生的环境接触陌生的人,缺乏社会信息,刺激需求和爱与归属需求不能得到满足,患者容易产生度日如年、孤独之感。

8. **过度依赖(dependency)**　表现为进入患者角色之后产生的退化或幼稚心理状态。个体一旦生病,自然得到家庭和周围朋友的关心,患者会表现出被动顺从、情感脆弱,一向意志坚定的人变得没有主见,自负好胜的人变得没有信心。适度依赖是大多数人的正常患病心理,但不应迁就患者的过度依赖心理,主张发挥患者在病程转归中的积极主动性。

9. **习惯性心理(habitual psychological)**　是一种心理定式,当周围环境发生变化时,个体需要一定的时间来适应。如患病之初,总幻想自己没有病,可能是医生搞错了,以至在态度和行为上依然坚持健康状态时的习惯;当疾病好转或痊愈,又认为自己没有完全恢复,要求继续住院观察和治疗,这是习惯性心理造成的。

三、患者角色适应时常见的行为改变

个体向患者角色转变时,由于种种因素会出现角色适应不良,从而影响康复进程,综合起来可出现以下几种常见情况:

1. **患者角色行为强化**　多发生在由患者角色向社会常态角色转化时。由于适应了患者角色现状,产生了对疾病的习惯心理,不愿重返原来的生活环境,对承担原来的社会角色恐慌不安;或因为患病而获得某些好处,期望继续享有患者角色所获得的利益;或自我感觉病情严重程度超过实际情况。患者表现为依赖性加强、自信心减弱、怀疑自己的能力、情绪忧郁、多疑、情感幼稚等。如有些患者面对疾病过于紧张,陈述病情时夸大事实,平时可以自

理的事情依赖医护人员和家人,听到可以出院的消息感到过度紧张等。

2. 患者角色行为消退　已适应角色的患者,由于强烈的感情需要,或因环境、家庭等因素,使患者角色行为减退,转而承担原有社会角色。表现为对自身疾病不重视,往往不顾病情而从事超负荷的活动,从而影响疾病的治疗。如一位冠心病患者,住院治疗后病情有所好转,但他的母亲突然遭遇车祸,得知消息后他立刻办理出院手续,承担起照顾母亲的责任,结果因劳累使病情加重,此时由于强烈的情感需要,"儿子"的角色在他心中占据着主导地位,从而放弃了患者角色。

3. 患者角色行为缺如　个体患病后没有进入患者角色,不承认自己有病,这是患者不能接受现实而采用的心理防御机制中的"否认",一般发生在向患者角色转化时,或疾病突然加重、恶化时,如初次诊断为癌症或预后不良的恶性疾病,患者往往会出现这种防御性心理;另外,有些疾病会影响就业、入学或婚姻等,使患者处于某种现实矛盾中而不愿承担患者角色。

患者表现为意识不到自己有病,认为医生诊断有误或否认病情的严重程度,进而采取等待观望态度,甚至有时为表示自己是健康的,反而做超出能力范围或医生禁止的事情。

4. 患者角色行为冲突　即患者角色与其他角色发生心理冲突。同一个体往往承担着多种社会角色,患病后向患者角色转化时,患者一时难以适应其角色。表现为患者意识到自己有病,但不能接受患者这一角色,常常感到焦虑不安、烦恼、悲伤、烦躁、甚至愤怒,这是面对疾病感到挫折的心理表现之一,一般多发生于 A 型性格及在工作生活中习惯占据主导地位的人身上。

知识链接

A 型、B 型、C 型性格

按照言行和情感的表现方式,心理学中将人的性格分为 A 型性格、B 型性格和 C 型性格。A 型性格的人好胜心强、雄心勃勃、不善克制、努力工作又急躁易怒,具有时间紧迫感和竞争敌对性等特点;B 型性格是一种中庸性格,特点为不争不抢,据研究该性格不易患高血压、冠心病等疾病;C 型性格是情绪受压抑的抑郁性格,表现为害怕竞争,逆来顺受,有气往肚子里咽,爱生闷气等。

5. 患者角色行为异常　患者受病痛折磨陷入焦虑、悲观、失望、恐惧等不良心境,或对自身健康过度悲观而无法摆脱消极情绪,导致行为的异常。如对医务人员采取攻击性言行,病态固执、坚持实施行之无效的治疗方案,拒绝就医或病急乱就医,抑郁、厌世,以至产生自杀等行为表现。

四、影响患者角色适应的因素

不同个体对患者角色的适应程度和适应反应会不同,适应与否常由下列因素所决定:

1. 病情　发病急缓、疾病性质、严重程度、症状的可见性、病情进展及预后情况等都会影响患者的角色适应。如所患疾病严重而影响了个体的正常生活,患者会立即就医并服从医务人员诊治,角色适应良好;急性病症状明显,患者也可能会及时就医等。

2. 年龄　有些老人表现患者角色强化,希望通过增强患者角色获得医务人员、家人的关注;而有些老人害怕说自己年老体病,拒绝承认有病,出现角色行为缺如。

笔记栏

3. 性别 女性患者容易表现出患者角色适应不良，可以是角色行为强化、消退或冲突。

4. 个性 个性较强者习惯心理占据主导地位，对疾病反应或平静、或强烈否认，易出现角色行为缺如或者冲突。

5. 文化背景 文化程度低者对疾病知识缺乏了解，对患者角色相对淡漠，容易出现角色行为异常。

6. 社会支持系统 包括亲友对患者的态度、个体的工作经历及职业目标等。亲友的关注和支持将促进患者角色适应；而事业心强、有较高的职业发展目标者，工作繁忙甚至无法顾及健康，容易出现角色行为冲突、消退等。

7. 其他 经济状况、社会地位、个人习惯、求医经历、医务人员的态度、医院的规章制度等也是影响患者角色适应的因素。

第三节 护 患 关 系

护患关系是以患者康复为目的的工作性帮助关系，建立融洽和谐的护患关系，是保证诊治及护理工作顺利进行的前提和基础，以便全面收集资料，为患者制订个性化的护理计划，满足其多方面需要，提高护理工作质量。

一、护患关系的概念及特征

护患关系（nurse-patient relationship）是护理人员与患者间在提供和接受护理服务过程中自然形成的一种帮助与被帮助的人际关系。有时还是两个系统之间的关系，即帮助系统（包括与患者相互作用的护士和其他工作人员）和被帮助系统（包括寻求帮助的患者和家属、重要成员等）之间的关系。其特征包括：

1. 专业性与帮助性 护患关系是以解决患者在患病期间所遇到的生理、心理、社会、精神、文化等方面的问题，满足其需要为目的的一种专业性的人际关系，是帮助者与被帮助者之间的关系。因此，护患关系是一种专业性人际关系，又称为治疗性人际关系。

2. 工作性 护理人员与患者之间是因工作需要而交往，是一种职业行为。不管面对何种身份、性别、年龄、职业的患者，护理人员都应与患者建立及保持良好的护患关系。因此，要求护理人员对所有患者做到一视同仁，真诚地帮助一切有需求的人。另一方面，护患关系双方应避免过度的感情卷入，以免影响双方情绪，导致其他非工作关系，影响护理人员的工作效率及个人生活。

3. 以患者为中心 护患关系的中心是患者的健康及安全，一切护患交往及活动都是以解决患者的护理问题为目的，以患者的健康为宗旨。

4. 多方位关系 护患关系不完全局限于护理人员与患者之间，它涉及医疗护理过程中多方位的人际关系。护理人员与患者家属、医生、其他健康工作者和社会人群等之间的人际关系也是护患关系中重要组成部分。这些关系会从不同的角度，以多方位的互动方式影响彼此的沟通，影响护理效果。

5. 时限性 患者入院，护患关系开始建立；患者康复出院，专业任务完成，护患关系便宣告结束，具有时限性。

二、护患关系的基本模式

根据医患双方在共同建立及发展医患关系过程中所发挥的主导作用、各自所具有的心

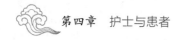

笔记栏

理方位、主动性及感受性,1956 年美国学者萨斯(T. Szasz)和荷伦德(M. Hollender)提出了医患关系的三种基本模式:主动-被动型、指导-合作型、共同参与型。这种医患关系模式同样适用于护患关系模式的分类。

（一）主动-被动型

主动-被动型(The Model of Activity-Passivity)是在生物医学模式指导下及以疾病护理为主导思想的护患关系模式。其特征是"护士为患者做什么",护士在护患关系中占主导地位,护患双方的心理为显著的心理差位关系。护理人员的权威不会被患者所怀疑,患者一般也不会提出任何异议。

这种模式主要适用于某些难以表达主观意志的患者,如危重、昏迷、休克、全麻、有严重创伤、婴幼儿及精神病等患者。一般此类患者部分或完全失去了正常的思维能力,无法参与意见,需要护士发挥积极主动作用,以良好的职业道德、高度的责任心帮助患者战胜疾病。

（二）指导-合作型

指导-合作型(The Model of Guidance-Cooperation)是在生物-心理-社会医学模式指导下及以患者为中心的护患关系模式,其特征是"护士教会患者做什么",护士在护患关系中仍占主导地位,患者处于被动的从属地位,护患双方的心理为微弱的心理差位关系。但护患双方在护理活动中都是主动的,尽管患者的主动是以执行护士的意志为基础,但患者可向护理人员提供有关自己疾病的信息,也可以对治疗和护理提出意见。

这种模式主要适用于急性病患者。此类患者神志清楚,病程较短,对疾病的治疗及护理了解少,需要依靠护士的指导。此模式需要护士有良好的护患沟通及健康教育技巧,帮助患者早日康复。

（三）共同参与型

共同参与型(The Model of Mutual Participation)是在生物-心理-社会医学模式指导下及以人的健康为中心的护患关系模式。其特征为"护士帮助患者做什么",护患双方地位平等,为等位心理关系。在这种模式中护患双方相互尊重,相互学习,相互协商,共同承担护理活动及成果。

这种模式主要适用于慢性病患者及受到良好教育的患者。患者对疾病的治疗及护理有一定了解,需要护士提供更多的信息和指导。此模式需要护士拥有广泛的医学及人文社会科学知识,尊重患者的自主权,给予充分的选择权。

在护理实践中,随着患者状况的变化,护患关系的模式可以从一种模式转向另一种模式。例如,入院时,若患者呈昏迷状态,应按照"主动-被动式"的模式给予护理;随着患者意识恢复和病情好转,应逐渐转为"指导-合作式"的模式;最后,患者进入病情康复期,此时护患关系模式应为"共同参与式"。因此在临床护理实践过程中,应对不同的护理对象,根据其具体情况选用不同的护理模式。

三、护患关系的发展过程

根据患者身心需求和护理工作的需要,一般将护患关系的建立与发展分为观察熟悉期、合作信任期和终止评价期,这三个阶段相互重合,各有重点。

（一）观察熟悉期

又称初始期,是指患者与护士初期的接触阶段。此期的主要任务是与患者建立相互了解及信任的关系,确认患者的需要。患者初入院,护士向患者自我介绍、介绍病区的环境及设施、医院的各种规章制度、与治疗及护理有关的事项及人员等,并初步收集有关患者的身体、心理、社会、精神及文化等方面的健康资料。此阶段护士需注意自己的仪表、言行及态度，为患者留下良好的第一印象，利于护患间信任关系的建立。

（二）合作信任期

又称工作期，是指护患双方在初步建立信任的基础上开始护患合作，是护患关系中最重要的阶段。此期的主要任务是应用护理程序为患者解决各种身心问题，满足患者的健康需要。因此，护士需要尊重患者人格，维护其权利，与患者共同协商制订护理计划，并鼓励患者充分参与自己的康复及护理活动中，配合护士完成护理计划。此阶段，护理人员的知识、能力及态度是保证良好护患关系的基础。

（三）终止评价期

又称结束期，是指护患双方通过密切合作，达到预期的护理目标，患者康复出院或转院，护患关系进入终止阶段。此阶段护士需要进行有关评价，如与患者共同评价护理目标是否达到，患者对自己目前健康状况的接受程度及满意程度等。同时，需要对患者进行健康教育及咨询，根据尚存的问题或可能出现的问题制订相应的出院计划或康复指导，以保证护理工作的连续性。此阶段，护士应了解患者的感受，帮助患者恢复自信，愉快出院，从而圆满结束护患关系。

四、护患关系的影响因素

在医疗护理活动中，护患关系错综复杂，必须认真分析护患之间矛盾或冲突产生的影响因素，有针对性地加以解决，以建立和谐的护患关系。

（一）信任危机

信任感是建立良好护患关系的前提和基础，而良好的服务态度、认真负责的工作精神、扎实的专业知识和娴熟的操作技术是赢得患者信任的重要保证。在工作中，如果护士态度冷漠或技术上出现差错、失误，均会失去患者的信任，严重影响护患关系的建立和发展。

（二）角色模糊或定位不当

护患双方对于自己充当的角色不明确或缺乏正确的理解，导致两者发生冲突。现代护理模式下，护士角色包括照顾者、计划者、决策者、管理者、健康促进者等多个方面，护士对自身角色的权利及义务认识不足，缺乏对服务对象应有的关注及帮助，忽视服务对象的个性，对服务对象不信任，甚至伤害服务对象的自尊心；另一方面，有些服务对象对自身角色定位不当，缺乏一定的医学护理常识，不知如何配合医疗护理活动，甚至提出不合理的要求，对护理服务工作十分挑剔，求全责备，导致护患矛盾冲突发生。

（三）责任冲突或权益差异

责任冲突是指护患双方对对方的期望值过高而导致的冲突，一方面表现为患者健康问题由谁承担责任；另一方面是由谁负责改变患者健康状况，双方意见不一致。例如中风患者在康复期进行肢体功能锻炼，患者认为自己患肢无力，无法活动，难以配合，希望依靠治疗和被动运动锻炼患肢；而护士希望患者能发挥主观能动性，积极主动进行肢体功能锻炼。另外，多数情况下服务对象没有相应的知识及能力，难以维护自己应有的权益，护士在处理双方权益之争时，又较少考虑服务对象的正当利益，由此而引发冲突。

（四）沟通障碍或理解分歧

当护患双方对信息的理解不一致时，就难以进行有效的沟通。如护士使用医学专业术语或语言表述不清、使用方言土语等，造成服务对象对信息的理解偏差或误解。有时服务对象会对护士职业和工作性质缺乏理解和尊重，挫伤护士的工作责任感及积极性，表现不遵医嘱行为或过激行为，也会影响护患关系。

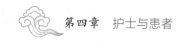

第四节　护患沟通

沟通(communication)是指人与人之间的信息传递和交流的过程,它可借助语言、图片、表情、手势等方法来表达。护理工作中沟通无处不在,在接诊患者、入院介绍、卫生宣教、搜集病史、健康教育等过程中,都需要与患者及家属进行沟通。有效的沟通是护士工作顺利进行的基础,也是建立良好护患关系的前提。

一、人际沟通概述

人际沟通是应用语言符号或非语言符号系统传递信息的过程,即通过信息转换将信息从意义信息转化为不同形态的符号化信息,再从符号化信息转变为意义信息,使接受者能够理解,最终完成信息的传递。

（一）沟通的基本方式

根据划分标准不同,人际沟通可分为不同的类别。

1. 按沟通符号分类　可分为语言沟通和非语言沟通。

（1）语言沟通:通过语言、文字或符号进行的沟通,是最准确、最有效、运用最广泛的一种沟通方式。根据表达形式不同,又可分为书面语言和口头语言。

（2）非语言沟通:又称肢体语言,是借助于非词语符号,如动作、手势、眼神、表情、距离等帮助表达思想、情感、观点等的方式。与有声语言相结合的体态语言能传达更为丰富内涵的内容。美国心理学家艾伯特·梅拉比安(Albert Mehrabian)教授提出了以下沟通模型:沟通=7%语言+38%语气语调+55%身体语言,此模型可以准确反映交谈者自己的感觉或态度。

2. 按沟通渠道分类　可分为正式沟通和非正式沟通。

（1）正式沟通:通过正式的组织程序,按规定的线路和渠道进行的沟通。如会议、汇报、公函等。这类沟通信息传递比较准确,信息具有权威性、约束力,缺点是沟通速度较慢,缺乏互动性。

（2）非正式沟通:指除正式沟通形式之外进行的沟通,一般没有明确的规范和系统,不受正式体制、时间、地点的约束,信息传递较快,内容不受限制,沟通便捷,缺点是信息内容的真实性有待考证。

3. 按沟通方向分类　可分为单向沟通和双向沟通。

（1）单向沟通:是信息由发出者传递至接受者,单向流动,如演讲、看电视、听广播、作报告等。但不易进行反馈,容易造成误解。

（2）双向沟通:指沟通双方互为信息的发出者和接收者,如讨论、聊天、采集信息等,这种方式传递信息较为准确,有利于双方情感的交流。

4. 按沟通流向分类　可分为纵向沟通和横向沟通。

（1）纵向沟通:指上下级之间沟通,包括下行和上行沟通渠道两种。下行沟通渠道即上级对下级传达指令、政策或任务;上行沟通渠道又称反馈,是自下而上的信息交流。

（2）横向沟通:信息在组织内部横向部门和同级人员之间的交流传递,包括平等和斜行沟通渠道两种。平等沟通渠道是组织内同一层次人员进行的沟通;斜行沟通渠道是组织内不在同一指挥链、不同层次的人员进行的沟通。

（二）沟通的层次

美国护理专家鲍威尔(Powell)将沟通分为 5 个层次,随着层次的递进,双方分享感觉的程度、信任感及交流的信息量逐渐增加。

1. 一般性沟通　属于沟通的最低层次，是一般社交应酬性的话题。如"你好""吃饭了吗""今天天气不错"等，这种沟通没有实质性内容，不会涉及个人问题，一般是在特定的社会文化范围内约定俗成的，有利于在短时间内打开局面和建立友好关系。

2. 陈述性沟通　内容一般只涉及客观事实，不参与个人意见、私人感情或私人关系，只需将沟通信息准确地传达给他人。例如，护理查房时，患者向医护人员陈述病情。

3. 分享性沟通　沟通双方可以交流个人看法、意见、判断等。这种沟通是建立在双方一定信任的基础上，例如，患者向他所信任的护士反映他对护理工作的看法、意见等。

4. 情感性沟通　沟通双方彼此分享感受、情感及意愿，一般随着交往时间的延长，相互信任的双方将会达到这一层次。例如，患者病情好转，心情非常愉快，一见到长期相处的责任护士，她会很喜悦地将诊疗的新情况告知护士，同时责任护士也会由衷地祝福患者。

5. 共鸣性沟通　是沟通双方达到了短暂的、高度一致的感觉，不需要任何语言就能完全理解双方的体验及感受，是沟通的最高层次。一般沟通双方不容易达到这一层次。

二、影响人际沟通的常见因素

人际沟通是一个复杂的过程，其影响因素包括个人因素、物理环境和社会环境等。

（一）个人因素

1. 生理因素　性别、年龄、永久性生理缺陷及暂时性生理不适等会影响信息的传递与接收。女性通常注重细节的沟通，而男性更愿意对客观事物进行探讨。与不同年龄的人沟通应采取不同的沟通方式，如儿童、老年人，要用对方能够理解的语言及方式。若沟通对象为听力、视力障碍等感官功能不健全或弱智、痴呆等智力不健全的永久性生理缺陷者，应采用特殊沟通方式。对于有疼痛、呼吸困难、疲劳、饥饿等暂时性生理不适者，会因为没有沟通欲望、注意力不能集中等原因而影响沟通的有效性。

2. 情绪状态　情绪会影响沟通的效果。当沟通对象处于特定的情绪状态时，如兴奋、焦虑、紧张、悲伤、愤怒等，会影响沟通的过程和结果；急躁、猜疑、妒忌等会使不良情绪扩大，直接影响个体的沟通能力。护理人员应具有敏锐的观察力，及时发现患者的情绪变化，随时调整沟通方式，以取得预期沟通效果。

3. 认知差异　每个人所受教育、生活环境、经历兴趣、价值观念不同，认知的范围、深度、广度及认知领域等都有差异，因此会出现理解错误甚至不能理解对方的沟通内容。一般沟通者知识面广、认知水平高，会容易理解他人。护理人员与患者沟通时，要注意考虑对方的知识水平、教育程度等。

4. 个性特征　性格开朗大方、热情直爽、善解人意者，容易与人沟通；而性格内向孤僻、固执冷漠、思想狭隘的人，人际交往中往往难以与人沟通。工作中护理人员会遇到各种性格的患者，应学会因人而异进行沟通，同时不断修正自己的个性，使其更符合护理职业的需要。

5. 语言技巧　"良言一句三冬暖，恶语伤人六月寒"，医护人员的语言可以"治病"，也可以"致病"。工作中语言是重要的沟通工具，人们借助它来表达情意、交流思想、协调关系，语言使用是否得当会影响沟通效果。常见的影响因素有：①语义不明造成歧义，如"请您早晨禁食"，患者理解为"进食"；②语构不当造成费解，如"您的意见我基本上完全同意，就是有一点值得商榷"，在这里，"基本上"和"完全"，"完全同意"和"值得商榷"都是不相容的意思，令人费解；③用语习惯不同引起误会；④使用方言，对方不能理解。

（二）物理环境

1. 舒适程度　环境的温度、光线、气味及装饰等会影响沟通效果。若环境中温度过高或过低、光线过强或昏暗、气味难闻刺鼻、环境脏乱等会影响双方的情绪而不利于沟通。若沟通内容涉及个人隐私,应注意环境的安全性,避免有人经常出入沟通场所,避免无关人员在场,最好选择无人打扰的房间进行。若必须选择大病房,说话声音不可过大,以免让他人听到,患者产生不安全感。

2. 噪声和时间　安静的环境是保证沟通信息有效传递的必备条件。环境中的噪声如治疗车行进中的碰击声、汽车噪声、人员走动声、与沟通无关的谈笑声等,都会直接影响沟通效果,甚至会导致信息传递错误而产生矛盾或纠纷。护士与患者沟通前,应积极创造一个安静的环境,排除噪声干扰,以促进沟通。此外,沟通时间的选择也十分重要,一般晚上 10 点以后打电话会因影响休息而引起他人反感。与患者沟通时,应选择合适的时间,避免手术刚结束、即将睡眠、正在进餐等患者不方便的时间交谈。

（三）社会环境

1. 文化背景　文化包括知识、道德、信仰、法律、习俗及个人能力、习惯等。文化背景不同,对沟通内容的行为表达及理解可能存在较大的差异,而造成沟通障碍。礼节习俗是随历史的发展,约定俗成、世代相传下来的习惯,具有鲜明的地域性和民族特征。不同国家、不同民族的礼节习俗不同,也会给沟通带来困难。因此,护士要积极了解患者情况,在工作中尊重患者的文化习俗。

2. 价值观念　价值观是人们对事物重要性的衡量标准,是评价现实生活中各种事物的根本观点。价值观不同,对待事物的态度及个人行为也不同,对问题的看法将会产生差异。在沟通中,尊重他人的价值观、避免将自己的价值观强加于他人是非常重要的,只有双方互相理解和信任,才能达到良好的沟通。因此,护理人员要做到一视同仁,不可因身份、地位、价值观念而区别对待,引起患者及家属的不满。

三、护理工作中的非语言沟通

护患沟通时,非语言沟通在表达思想、交流情感方面发挥着重要的补充和促进作用,它能使语言表达更加生动形象,使沟通信息更加明确。护理人员要善于应用非言语沟通,并善于观察和理解患者的非语言行为,以获得患者的真实信息,提高沟通效果。

（一）面部表情

面部表情是面部各部位情感体验的反映,是理解对方情绪最有效的途径,许多细微复杂的情感,都能通过面部种种表情来传达。护士应注意观察、善于识别患者表情的变化,以获得真实的信息。微笑是最常用、最容易被对方接受的面部表情。微笑能消除陌生感,拉近彼此的心理距离,增加沟通者的信任和安全感。护患沟通中微笑应真诚、自然,不做作、不刻板,是内心情感的真实流露;微笑还应遵循适度原则,根据不同的交往情景、对象、目的等适度应用,不可在患者疾病发作、身心痛苦之际等不适环境中应用。

（二）目光接触

眼睛是心灵的窗户,是人际交往中重要的沟通方式之一。护士与患者的目光接触,可以产生许多积极的效应,如护士镇定、热情、鼓励、专注的目光,可以使患者得到安全、温暖、自信和尊重,责备、批评的目光则可使对方产生内疚感等。当目光接触时,不同的眼神、注视角度、部位及注视时间长短可反映沟通双方的内心信息。

1. 角度　注视他人的角度有平视、侧视、仰视、斜视、俯视等。仰视常用来表示对某人或某事的敬慕、敬仰和期待。俯视表示自信和权威,或用于长辈对晚辈表示爱护和宽容,用于其他情况可显示傲慢不恭之意。护理人员与患者交流时应平视,目光与对方在同一水平线上,以体现平等和尊重,一般应避免使用俯视。

2. 部位　护患交流时一般应把目光停留在对方的两眼到鼻尖的三角区域,这是属于社交型注视,表示倾听、关注,有平等、轻松之感;注视对方双眼,又称关注型注视,表示自己专心,重视对方,但注视时间不宜过长;注视双眼与额头之间的区域,属于公务型注视,适用于洽谈、磋商、谈判等严肃场合,给人严肃、认真之感;注视位置在对方双眼到胸之间,属于亲密型关注,这是亲人、恋人、家庭成员之间可以使用的注视方式。

3. 时间 一般交谈时,注视对方的时间应占全部相处时间的 30%~60%。以表示友好、重视、感兴趣。超过这一平均值,可认为对沟通者话题很感兴趣,也可表示对对方有敌意;低于平均值,一般表示对沟通内容不感兴趣。注视异性时,每次目光对视时间最好不要超过 10 秒,长时间盯着对方是不礼貌的表现。

（三）仪表

仪表包括一个人的着装及修饰等,它可传达个体的内在文化修养、审美情趣、身份、地位、经济实力等信息,同时也会影响对沟通者的感知、第一印象等。心理学研究表明,一个人仪表端庄、衣着讲究,则个体自尊会上升,更相信自己的能力;相反,衣着不整、仪表邋遢,则自尊会明显下降,对自己的认知和判断也将趋向消极。护士的仪表应符合专业角色要求,符合工作和礼仪的规范,既能为患者带来视觉上的美感,又能带来心理上的安全感,体现出对患者的尊重。

（四）体态

体态是人们在沟通时的姿势动作,它体现了个体沟通时特定的态度及当时情景所包含的意义,包括身体运动、姿势和手势。身体运动及姿势常表达不同的含义,如摆手表示否认或制止,双臂外展表示阻挡,搔首表示困惑,搓手表示紧张等。手势可以用来强调或澄清语言信息,包括握手、招手、手指的动作等。护士应面向患者,保持合适的距离和姿势,身体稍微向患者方向倾斜,表情不要过于丰富,手势不要太多、动作不要过大,以免患者产生畏惧或厌烦心理。

（五）触摸

触摸是通过接触抚摸的动作来表达情感和传递信息的一种方式。常见形式包括抚摸、握手、搀扶、依偎、拥抱或做一些手上游戏等,护士在适当的时机和范围内对患者触摸,可使患者感到支持和关注。临床上触摸护理多用于新生儿、婴幼儿和临终关怀护理中。临床护理中,护士要谨慎而有选择地使用触摸的沟通方式,必须注意密切观察沟通对象的反应,一旦发现效果不佳或有所误解时,应立刻调整或结合语言交流来弥补。当然,护士有时可以事先征求沟通对象的意见再采取恰当的触摸形式。

（六）人际距离

人际距离是交往时双方之间的距离。美国人类学家爱德华·霍尔将人与人之间的距离分为 4 类。

1. 亲密距离 双方相距约 0.5m 以内,适用于家人、恋人之间,如果有陌生人突然进入个体亲密距离,就会引起紧张不安。

2. 个人距离 双方相距 0.5~1.2m,适用于亲朋好友交谈时。

3. 社交距离 双方相距 1.2~3.5m,是在正式社交和公务活动时可采用的距离。

4. 公共距离 双方相距 3.5~7m,这是在公共场所进行沟通时采用的距离。

在护理工作中,护士要重视为患者提供合理的空间距离,要有意识地控制和患者的距离。表示亲切关爱时,尤其是对孤独可怜的患者、儿童、老年人,可适当缩短人际距离,进入个人距离,以促进情感间交流。与一般患者或家属交谈时,多采用社交距离;对患者或家属进行集体宣教时,一般采用公共距离。还有一些操作如口腔护理、肌内注射、静脉输液等必须进入亲密距离时,应该向患者解释清楚,使患者有所准备,避免产生紧张和不安。

（七）辅助语言和类语言

辅助语言包括声音的音调、音量、节奏、停顿、沉默等；类语言是指有声而无固定意义的声音，如呻吟声、叹息声、叫喊声等。在人际沟通中，辅助语言和类语言具有十分重要的作用，它能强化信息的语意，护士可借以判断患者的真实感受。

（八）护患非语言沟通的注意事项

1. 尊重患者　护士应将患者放在平等的位置上，不因疾病歧视患者，尊重患者的人格，尊重患者的个性心理，尊重患者作为社会成员所应有的尊严。

2. 适度得体　护士应着装整洁、庄重、仪表大方、合体，笑容适度自然，使人感到亲切、温暖，以增加患者对护士的信赖和战胜疾病的信心。

3. 因人而异　护士应根据患者的特点，采用不同的非语言沟通方式，保证沟通的有效性。

4. 敏捷稳重　站立时，应端庄稳重，优美大方；抢救急危重症患者时，沉着冷静，动作要轻快稳，采取措施要果断，以尽快减轻患者痛苦。

四、护理工作中的语言沟通

良好、畅顺的护理语言沟通，不仅可以全面、科学地传达、解释、反馈健康信息，而且可以有效调适患者心理情绪，缓解护患矛盾，建立和谐的护患关系，取得疾病治疗的最佳效果。护理人员要掌握护患交谈的有效方法，运用良好的沟通技巧，建立互相信任的护患关系，以全面收集资料，满足患者多方面需要，提高护理质量。

（一）护患语言沟通的原则

1. 尊重性　尊重是确保沟通顺利进行的首要原则。在与患者的沟通过程中，护士应将对患者的尊重、恭敬、友好置于第一位，切记不可伤害患者的尊严，更不能侮辱患者的人格。

2. 科学性　护士在与患者沟通过程中，应确保沟通内容的科学性。作为专业人士，护士首先应保证沟通中所引用的例证、资料均有可靠的科学依据，其次应实事求是，不得任意夸张、歪曲事实。

3. 目标性　护患之间的语言沟通是一种有意识、有目标的沟通活动。护士无论是向患者询问一件事、说明一个事实，还是提出一个要求，均应做到目标明确、有的放矢，以达到沟通的目的。

4. 规范性　无论是与患者进行口头语言沟通还是书面语言沟通，护士应做到发音纯正、吐字清楚，用词朴实、准确，语法规范、精练，同时要有系统性和逻辑性。

5. 真诚性　在语言沟通过程中，护士应以真心诚意的态度，从爱心出发，加强与患者的情感交流，努力做到态度谦和、语言文雅、语音温柔，使患者感到亲切感。

6. 艺术性　艺术性的语言沟通不仅可以拉近医护人员与患者和家属的距离，还可以化解医患、护患之间的矛盾。因此，护士应注意自身语言的修养，注重语言沟通的艺术性。

（二）护患语言沟通的技巧

1. 倾听　在与患者交谈前，护士应做好充分准备，尽量降低外界的干扰，如关闭手机，选择合适的交谈场所等，明确交谈目的，善于寻找患者传递信息的价值和含义；在交谈过程中，应适时适度地给患者发出反馈，如可通过微微点头、轻声应答"嗯""哦""是"等，以表示自己正在倾听；在倾听时，护士不要急于作出判断，应让患者充分诉说，以全面完整地了解情况；耐心倾听，不要随意插话或打断患者的话题，一定要待患者诉说完后再阐述自己的观点；护士应综合信息的全部内容寻找患者谈话的主题，特别是患者的非语言行为，以了解其真实想法。

2. 核实　在交谈过程中,护士可以通过重述、改述、澄清等方法了解及判断自己得到的信息是否准确。一方面,护士可以将患者的话重复一遍,待患者确认后再继续交谈;另一方面,护士可以请求患者将说过的话重述一遍,待护士确认自己没有听错后再继续交谈;同时护士可以根据自己的理解,将患者一些模棱两可、含混不清或不完整的陈述描述清楚,与患者进行澄清核实,从而确保信息的准确性。

3. 提问　在交谈的过程中,应根据交谈的目的具体情况选择开放式提问或封闭式提问。一般来说,了解患者健康问题的阳性资料时运用开放式提问,而在核实或澄清患者的反应时,运用封闭式提问。

（1）开放式提问:又称敞口式提问,即所问问题的回答没有范围限制,患者可根据自己的感受、观点自由回答,护士可从中了解患者的真实想法和感受。常用的句式为:"怎么""什么""哪些"等,其优点是护士可获得更多、更真实的资料;其缺点是需要的时间较长。

（2）封闭式提问:又称限制性提问,这种提问比较具体,是将问题限制在特定的范围内,患者回答问题的选择性很小,可以通过简单的"是""不是""有""无"等即可回答。封闭式提问常用于收集资料、采集病史或获取诊断性信息。其优点是护士可以在短时间内获得需要的信息;其缺点是患者没有机会解释自己的情感、思想或提供额外的信息。

4. 阐释　即阐述并解释。在护患交谈过程中,护士往往运用阐释技巧解答患者的各种疑问;解释某项护理操作的目的及注意事项;针对患者存在的健康问题提出建议和指导。阐释的基本原则包括:

（1）尽可能全面地了解患者的基本情况。

（2）将需要解释的内容以通俗易懂的语言向患者阐述。

（3）使用委婉的语气向患者阐释自己的观点和看法,使患者可以选择接受、部分接受或拒绝。

5. 移情　又称同理(empathy),是从他人的角度感受、理解他人的感情,是分享他人的感情,而不是表达自我感情,也不是同情、怜悯他人。移情能深入到对方的精神世界,从对方内心的参照系去体验他的感受,设身处地为患者着想。生病入院后,患者及家属面临巨大的压力,特别当疾病比较严重时,患者会出现一系列的心理及行为表现,如情绪易激动,对周围的一切很敏感,通过医护人员的表情、言语等猜测自己的病情及预后。因此,护士应理解患者的感受,工作中能给予良好的、支持性行为,帮助其减少不良情绪。

6. 沉默　以和蔼的态度表示沉默是一种交谈技巧。在患者有焦虑、痛苦或者有些问题不愿意答复时,护士若能保持一段时间的沉默,既为自己提供思考、冷静和观察的时间,也给患者提供思考和回忆的时间、诉说和宣泄的机会,患者更能体会到护士对自己的同情和支持。

7. 鼓励和幽默　在与患者的交谈过程中,护士适时对患者进行鼓励,可增强患者战胜疾病的信心。幽默是人际间沟通的润滑剂,幽默运用恰当,能使双方在和谐愉快的气氛中沟通,充分发挥沟通的效能,但运用幽默时,要注意使用的场合和患者的性格。

（三）护患语言沟通的注意事项

沟通技巧应用非常广泛,贯穿日常护理工作的每个部分。日常护理中应注意以下几个方面:

1. 选择恰当的交谈环境和时机　当护士主动与患者进行交谈时,应根据交谈的内容选择适当的交谈环境,如地点、温度、光线、隐秘性、有无噪声等,同时注意根据患者的生理、心理状况选择患者适宜的交谈时机。

2. 尊重患者的人格,维护患者的权利　患者是具有完整的生理、心理、精神、社会需要的综合体。在沟通过程中,注意维持患者的自尊及人格,说话时语气要温和、诚恳,忌用审问、不耐烦的口吻,尽量鼓励患者谈出自己的想法,不要无意识情况下打断患者的谈话或粗暴地训斥对方。

3. 对患者的需要及时做出反应　在一般情况下,护患沟通都传递了当时特定环境中的需要及信息。护士要对患者所反映的信息及时做出反应,尽快处理相关问题,满足患者的需求,同时也可使患者感到关心和重视,促进护患关系不断深入。

4. 随时向患者提供有关健康的信息,进行健康教育　护理工作中,发现患者出现生理、心理及行为的不适反应时,可随时向其提供健康信息及教育。如患者即将面临痛苦的检查或治疗,出现焦虑、不安的情绪,护士应向其讲解检查或治疗的相关情况,及时提供信息及指导。护士应经常与患者沟通,及时了解其心理状况,应用相应的社会心理学原理为患者提供心理护理,帮助他们尽快康复,或尽量做到生活自理,并重新达到心理健康。

5. 对患者所提供的信息保密　为了治疗、护理的需要,患者有时需将个人的隐私告诉医护人员,护士在任何条件下,都要保证对患者的隐私保密,不能向他人泄露或散播患者的秘密。若因特殊原因需要将隐私转告他人时,应向患者解释,取得其同意。

6. 注重非语言信息的传递　护士在与患者语言沟通的过程中,可以同时使用姿态、表情、语调等非语言信息,传达对患者的尊重、关注,增强交谈的效果。

（四）治疗性会谈技术

1. 概念　治疗性会谈(therapeutic communication)是护患双方围绕与患者健康有关的内容进行的有目的性的工作会谈。要求护士对会谈的时间、地点、目的、内容及形式进行认真的组织、安排、计划及实施,并评价会谈的效果。

2. 过程

（1）计划与准备:此阶段需要全面了解患者的有关情况;明确会谈的目标;制定具体的会谈内容,列出提纲以使会谈能紧扣主题;准备好会谈环境;提前通知患者会谈时间,使其做好准备。

（2）开始会谈:此阶段护士需要有礼貌地称呼患者,使患者有平等、被尊重的感觉;主动介绍自己,告诉患者自己的姓名及职责,使患者产生信任感;向患者介绍会谈的目的,会谈大概所需时间;创造一个无拘束的会谈气氛;帮助患者采取适当的体位。

常用的开场方式包括:①自我介绍式,是最简单、最基本的开场方式;②问候式,在正式会谈前送上一句贴心的问候;③关心式,如"今天天气转凉了,记得加件衣服,别着凉了";④夸奖式,如"这束花真漂亮啊,看您的女儿对您真好"。争取初次交谈能为患者留下好的印象,以获得信任。

（3）正式会谈:在相互熟悉之后护士需要根据会谈的目标及内容,应用会谈技巧,提出各种问题;向患者提供帮助;观察患者的各种非语言行为表现;可以应用沉默、核实等沟通技巧以加强会谈效果。

（4）结束会谈:会谈结束时需要提前让患者有心理准备,如护士提醒说:"我们今天只有5分钟的谈话时间了"等;尽量不要再提出新问题;简要总结会谈的主要内容;对患者表示感谢,并安排患者休息;必要时预约下次会谈。

3. 会谈时的注意事项

（1）对患者有同情心、责任感,关心患者。

（2）尊重患者的人格,对患者称呼得当,语言措辞得体。

笔记栏

（3）体谅患者。

（4）会谈时注意紧扣主题,尽量少用专业词汇。

（5）注意患者的非语言表现。

（6）注意对会谈内容保密。

（7）仔细做好会谈记录。

知识拓展

标准化沟通模式

近年来,不同的沟通模式或流程化的沟通方式应用于临床,提高护患沟通效率,以提高护理服务质量。如:Studer Group 创立的以问候—介绍—过程—解释—致谢为主的（acknowledge,introduction,duration,explain,and thank,AIDET）沟通模式、加州大学洛杉矶分校（UCLA）医学中心构建的接触（connect）—介绍（introduce）—沟通（communicate）—询问（ask）—回答（respond）—离开（exit）的 Cicare 的流程化沟通模式等,这些标准化的沟通模式将以患者为中心的护理理念推向以人为中心的护理理念,且在为患者提供标准沟通程序内容的同时,强调语言沟通与非语言沟通的重要性。

案例分析

案例:患者,女,68 岁,饮食不规律,喜欢吃甜食。因体检时血糖偏高而住院治疗。入院诊断:糖尿病、高血压。入院后,患者不相信诊断,烦躁愤怒,斥责家人甚至责怪医护人员。随后几天,患者精神不振,不敢吃饭。责任护士耐心开导,对其进行心理护理及饮食等知识的讲解,对患者不理解的护理问题耐心解答。两周后,患者逐渐接受患病事实并配合治疗和护理,血糖也逐渐控制在正常范围之内。

问题:患者初入院时出现了哪些角色适应问题? 责任护士在这个案例中的角色有哪些?

分析:

1. 患者的角色适应问题:患者不能接受患病的现实,出现否认的心理防御机制,烦躁愤怒、精神萎靡等,有角色行为缺如和角色行为异常表现。

2. 护士角色

（1）责任护士两周内将患者的血糖控制在合理范围,给予相应的护理措施,体现了临床护理实践者及健康促进者的角色;

（2）有计划地安排患者及家属学习糖尿病饮食等相关知识,体现了计划者及决策者的角色;

（3）对于患者不理解的知识进行宣教、提供咨询,体现了教育者及咨询者的角色。

另外,护理过程中责任护士需要管理患者的病情、病历资料以及辅助管理病房,与其他医务人员进行病情及医护的信息交流等,故具有管理者、协调者和沟通者的角色。

扫一扫,
测一测

（井晓磊　吴彩琴）

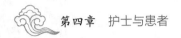
 笔记栏

复习思考题

1. 护理工作中护士的素质要求有哪些?

2. 患者角色适应上有哪些常见的心理反应?

3. 患者,男,65岁,以"冠心病"收治入院。夜班护士于凌晨1:20巡视病房时,发现患者面色发绀、呼吸急促、脉搏细数、大汗淋漓、手足厥冷。迅速给予氧气吸入、抬高床头、让患者坐起等措施,同时通知医生。抢救中看到患者非常恐惧,护士轻拍其手臂,指导其深呼吸,不要紧张等。这一案例体现了护士的哪些角色?护士与该患者沟通时应注意哪些技巧?

PPT 课件

第五章

护理学相关理论

◆◆◆ 学习目标 ◆◆◆

识记：

1. 能列举系统的分类、需要的层次、常见的压力反应。

2. 能正确陈述系统理论、需要理论的基本内容。

3. 能正确陈述成长与发展理论的基本内容。

4. 能正确陈述压力与适应理论的基本内容。

理解：

1. 能正确描述并解释系统、需要、成长、发展、成熟、压力、压力源、压力反应、适应的概念。

2. 能正确说明影响成长与发展的因素。

3. 能归纳成长与发展的规律。

4. 能正确描述弗洛伊德、艾瑞克森、皮亚杰、科尔伯格成长与发展理论各个发展阶段的特点。

应用：

1. 能应用系统理论、需要理论、成长与发展理论为不同阶段的服务对象提供适宜的护理。

2. 能对患者的压力进行全面评估,针对患者的压力源提出应对策略。能对护士的工作压力源进行分析,提出护士工作压力的应对策略。

理论是对事物本质进行有目的、系统性和抽象性地概括,是由一组相互关联的概念、定义、概念间关系、假设和观点等组成。理论的主要作用是提供一个方式来描述、解释、预测或控制客观事物和现象,并用于指导实践。

20 世纪 50 年代,护理教育不断完善,护理向专业化方向发展进程加快,多位护理先驱在建立护理学独特理论体系的过程中,广泛借鉴其他相关学科理论,从不同的侧面孵化及培育了现代护理理论。其中对现代护理理论的发展具有重要影响的社会科学及其他学科理论包括一般系统论、人类基本需要层次论、成长与发展理论、压力与适应理论等。

第一节　系　统　理　论

系统作为一种思想,古代就已有萌芽,如我国古代劳动人民通过对日月星辰、天时地利的观察,总结出了天地中万物生存、更新之理,其中就蕴藏着系统的观点和方法。但系统作为一种科学术语、一种理论,则源于美籍奥地利理论生物学家贝塔朗菲(Van Bertalanffy)。1925年,贝塔朗菲提出了应把有机体视为一个整体或系统来考虑。1937年,他首次提出了"一般系统论"的概念。1968年,他发表了《一般系统论——基础、发展与应用》,全面总结了40年来研究一般系统论的成果,为系统科学提供了纲领性的理论指导。20世纪60年代以后,系统论得到了广泛的发展,其理论与方法已渗透到有关自然和社会的许多科学领域以及生产、技术领域,日益发挥重大而深远的影响。

一、概述

(一)系统的概念

系统(system)是指由若干相互联系、相互作用的要素所组成的具有一定结构和功能的有机整体。系统是多个要素的集合,同时每一个要素都有自己独特的结构和功能,但这些要素集合起来构成一个整体系统后,它又具有各孤立要素所不具备的整体功能。系统广泛存在于自然界、人类社会及人类思维中。

(二)系统的分类

自然界与人类社会中存在着形形色色的千差万别的系统,从不同的角度可以对系统进行分类,常用的系统分类方法有:

1. 按人类对系统是否施加影响分类　系统可分为自然系统和人为系统。自然系统是自然形成、客观存在的系统,如人体系统、生态系统。人为系统是为某个特定目标而建立的系统,如护理质量管理系统、计算机软件系统。现实生活中,大多数系统为自然系统和人为系统的综合,称复合系统,如医疗系统、教育系统等。

2. 按系统与环境的关系分类　系统可分为开放系统和闭合系统。开放系统是指与周围环境不断进行着物质、能量和信息交换的系统,如生命系统。开放系统和环境的交换是通过输入、输出和反馈来完成的(图5-1)。物质、能量和信息由环境流入系统的过程称输入,而由系统进入环境的过程称输出。系统的输出反过来又进入系统并影响系统的功能称系统的反馈。开放系统正是通过输入、输出和反馈保持与环境的协调、平衡并维持自身稳定。闭合系统是指不与周围环境进行物质、能量和信息交换的系统。绝对的闭合系统是不存在的,只有相对的、暂时的闭合系统。

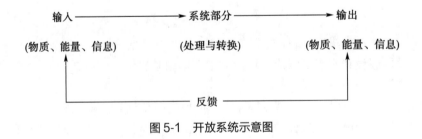

图5-1　开放系统示意图

3. 按系统运动的状态分类　系统可分为动态系统和静态系统。动态系统是指系统的状态会随时间的变化而变化,如生态系统。而静态系统则不随时间的变化而改变,是具有相对稳定性的系统,如建筑群。但建筑群也会随时间的推移而发生老化,绝对的静态系统是不存在的。

4. 按组成系统的要素性质分类　系统可分为物质系统和概念系统。物质系统是指以物质实体构成的系统,如机械系统。概念系统则是由非物质实体构成的系统,如科学理论系统。物质系统和概念系统相互联系,物质系统是概念系统的基础,概念系统为物质系统提供指导服务,大多数情况下,两者是以整合的形式出现的。

（三）系统的基本属性

系统尽管形式多样、类型各异,但具有相同的基本属性。包括整体性、相关性、动态性、目的性和层次性。

1. 整体性　系统的整体性主要表现为系统的整体功能大于系统各要素功能之和。系统的整体功能建立在系统要素功能基础之上,但并不是各要素功能的简单相加,当各要素以一定方式组合起来构成一个整体后,就产生了孤立要素所不具备的特定功能。要增强系统的整体功效,就要提高每个要素的素质,充分发挥每个要素的作用;同时协调和优化系统中各要素的结合以及要素与整体、环境间的相互作用。

2. 相关性　系统各要素之间是相互联系、相互制约的,其中任何一个要素发生了功能或作用的变化,都要引起其他各要素乃至于整体功能或作用的相应变化。

3. 动态性　指系统随时间的变化而变化,系统的运动、发展与变化过程是动态性的具体反映。系统为了生存与发展,总在不断调整自己的内部结构,并不断与环境进行物质、能量和信息的交换。

4. 目标性　每个系统都有明确的目标,系统的目标通过系统的活动来实现。系统需要通过与环境相互作用或各层次系统之间的相互作用以达到目标。

5. 层次性　系统是按复杂程度依次排列组织的。较简单、较低层次的系统称为子系统,较复杂、较高层次的系统称为超系统。对于某一系统而言,它既是由许多子系统组成的,同时,它自身又是上一层系统的子系统。例如人是由器官组成的,因此人是器官的超系统;同时人又是家庭的组成部分,所以人又是家庭的子系统。一个系统是属于子系统还是超系统是相对而言的(图5-2)。

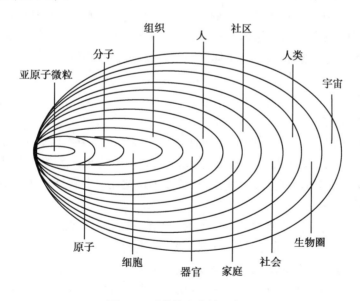

图 5-2　系统的层次性示意图

二、系统理论在护理中的应用

一般系统论的观点对护理领域产生了重要的影响,包括:

1. 培育了整体护理思想　护理的服务对象是人,整体护理的思想是把人看作整体的、开放的系统。人是由生理、心理、社会、精神、文化组成的统一整体。组成人体的各方面相互依存、相互作用。当机体某一器官、组织发生病变时,应把机体看作一个整体,除提供疾病护理外,还应提供包含生理、心理、社会、文化等各方面的整体护理。

人又是一个开放系统,每时每刻都与周围环境进行着物质、能量和信息的交换。人体系统活动的基本目标是保持机体的平衡,即机体内部各子系统之间以及机体与外界环境间的平衡。护理的功能就是协助个体调整内环境去适应外环境的不断变化,以获得和维持身心的平衡。

2. 为护理程序发展提供依据　护理程序是临床护理的科学工作方法,包含评估、诊断、计划、实施和评价五个步骤。护理程序可以看作一个开放系统。输入的信息是护理人员经过评估后的患者基本健康状况、护理人员的知识水平与技能、医疗设施条件等;经诊断、计划和实施后,输出的信息主要为护理后患者的健康状况;经评价后进行信息反馈,若患者尚未达到预定健康目标,则需要重新评估,修改计划及实施,直到患者达到预定健康目标。

3. 为护理理论或模式提供理论框架　系统理论为许多护理理论家所借鉴,作为发展护理理论或模式的基本框架,如罗伊的适应模式、纽曼的系统模式等。

4. 为护理管理者提供理论支持　医院护理系统可被视为医院整体系统的一个子系统,护理子系统的功能将有助于医院整体功能的实现,而医院作为整体系统又会影响护理子系统的运转。

第二节　需要理论

人类为了生存和发展,必须满足基本的需要,如食物、休息、睡眠、情爱、交往等。如果这些需要得不到满足,就会影响人的健康或疾病恢复。人的基本需要受社会文化、价值观、情绪、身心发展状况等多种因素的影响。护理人员只有充分认识人类基本需要的内容及特点,才能帮助人们满足其基本需要,维持机体平衡状态,增进人类健康。

一、概述

(一)需要的概念

需要(need)又称需求,是个体、群体、结构对其生存、发展条件所表现出来的依赖状态,是个体和社会的客观需求在人脑中的反映,是人的心理活动与行为的基本动力。需要与人的活动密切相关,人的活动都直接或间接、自觉或不自觉地为了满足某种需要。

(二)需要的特征

1. 对象性　人的任何需要都是指向某种对象的,这种对象既可以是物质性的,如对食物、住所等的需要;也可以是精神性的,如对友谊、尊重的需要等。

2. 动力性　需要是人活动的基本动力。人的各种活动都是在需要的推动下进行的。需要一旦出现,就会成为支配行为的力量,推动人从事各种活动,以满足需要。需要越强烈、越迫切,其产生的动力越大。

3. 无限性　需要并不会因暂时的满足而终止,当一些需要得到满足后,又会产生新的需要。正是在不断产生需要与满足需要的活动过程中,个体获得了自身的成长与发展,并推动了社会的发展。

4. 独特性　人与人之间有相同的需要,也有自己独特的需要。每种需要的重要性因人而异,这种需要的独特性是个体的遗传和环境等因素所决定的。

5. 发展性　需要是个体生存发展的必要条件,个体在不同的发展时期有不同的优势需要,如婴儿时期以生理需要为主,到了青少年时期有了交友、学习等需要,到了老年尊重的需要则尤为突出。

6. 社会历史制约性 人有各种各样的需要,但需要的产生和满足受到人所处的环境和社会经济发展水平的制约。因此,个体要根据主、客观条件,有意识地调整自己的需要,合理地提出和满足自己的需要。

（三）需要的分类

人的需要是多种多样的,可以从不同的角度对其进行分类。

1. 生理需要和社会需要 根据需要的起源,可以把需要分为生理需要和社会需要。生理需要又称生物需要,是维持个体生存和种族延续所需求的事物的反映。包括对饮食、休息、运动、排泄、性欲等的需要都属于生理需要。社会需要是维持社会生活所需求的事物的反映,是与人的社会生活相联系的需要。包括对交往、劳动、学习、娱乐、爱等的需要都是社会需要。社会需要是后天习得的,又称获得性需要。这种需要通常是从社会要求转化而来的,当个人认识到社会要求的必要性时,社会要求就转化为个人的社会需要。

2. 物质需要和精神需要 根据需要的对象,可以把需要分为物质需要和精神需要。物质需要是指个体对物质的需求,如对衣食住行的需要,对工作和劳动条件的需要等。精神需要是指个体对精神文化方面的需求,如探索、赞许、成就等的需要。

（四）影响需要满足的因素

人的基本需要满足的程度与健康状况密切相关,当人的基本需要不能得到满足时,就会直接或间接影响其生理功能,甚至造成疾病。所以,了解阻碍人的基本需要满足的因素非常必要。

1. 内在因素

（1）生理因素:疾病、疲劳、疼痛、损伤、活动受限等可导致人的若干需要不能满足。

（2）情绪因素:人处于焦虑、恐惧、愤怒、兴奋或抑郁等状态时会影响基本需要的满足。

（3）个人因素:个人的信仰、价值观、生活习惯和生活经历的不同使其在寻求需要满足时各有不同。同时,认知障碍和知识缺乏也会影响人们正确地认识和识别自我需要,以及选择满足需要的途径和手段。

2. 外在因素

（1）环境因素:环境陌生、光线和温度不适宜、通风不良、噪声等都会影响需要的满足。

（2）社会因素:社会的不安定、社会舆论及个体缺乏有效的沟通技巧、社交能力差、人际关系紧张等会影响需要的满足。

（3）文化因素:不同地区的风俗习惯、信仰、价值观、教育状况等也会影响需要的满足。

二、有关需要的理论

人的需要具有共性,多位心理学家、哲学家都从不同的角度对需要进行了研究,并将其上升为理论。其中以马斯洛的人类基本需要层次论最为著名,此外还有卡利什的人类基本需要理论、韩德森的患者需要模式。

（一）马斯洛的人类基本需要层次论

1. 理论内容 美国心理学家马斯洛（Abraham Maslow,1908—1970）对人类需要的结构和规律进行了系统和独到的研究,在1954年出版的《动机与个性》一书中,他将人的基本需要按其重要性和发生的先后次序排列成五个层次,并用"金字塔"形状来加以描述,形成了人类基本需要层次论（hierarchy of basic human needs theory）（图5-3）。

（1）生理需要（physiological needs）:是人类生存最原始、最基本的需要,包括人对空气、

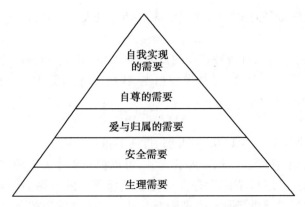

图 5-3 马斯洛的人类基本需要层次论示意图

水、食物、排泄、休息、睡眠、避免疼痛等的需要。如果生理需要得不到满足,人就无法生存。只有生理需要基本满足之后,个体才会采取行动来满足更高层次的需要。如个体极度饥饿时,行动的唯一动力就是获取食物,饱腹之后才会考虑其他方面需要的满足。

(2)安全需要(safety needs):安全需要包括生理安全与心理安全,生理安全是指个体处于一种生理上的安全状态,防止身体上的伤害,如行动不便者以拐杖扶行。心理安全是指个体有一种心理上的安全感,避免恐惧、害怕、焦虑等,如良好的人际关系、生活稳定有保障等都可以满足心理安全需要。

(3)爱与归属的需要(love and belongingness needs):又称社交需要。当前两种需要满足之后,个体就会产生对感情、友谊和归属的需要。包括个体需要去爱别人和被别人爱,希望被他人和集体接纳,以建立良好的人际关系。马斯洛认为,人是社会的动物,人渴望被别人关怀、爱护,渴望自己有所归属,是团体中的一员。

(4)尊重的需要(esteem nccds):尊重包含双重含义,即拥有自尊,视自己为一个有价值的人;被他人尊敬,得到他人的认同与重视。作为一个社会人,个体希望自己的工作被社会承认,渴望获得成就感和自信心,视自己为有价值的人。若尊重的需要未得到满足,就会使人感到自卑、无能。

(5)自我实现的需要(self-actualization needs):个体最大限度地发挥自己的潜能,实现自己的理想和抱负,是最高层次的需要。只有当较低层次的需要基本满足之后,才会出现此需要,并逐渐增强。满足自我实现的需要可使人感到最大的快乐。

马斯洛在 1970 年修订的《动机与人格》一书中,在尊重的需要和自我实现的需要之间增加了求知的需要(needs to know)和审美的需要(aesthetic needs)。求知的需要,指对认知和理解的需要;审美的需要,指对真、善、美追求的需要。目前,对这两个需要是否属于人类基本需要尚无足够的证据证实。

2. 需要层次论的一般规律

(1)需要是人类普遍存在的。

(2)需要的满足过程是逐级上升的。当较低层次需要满足后,就向高层次需要发展。

(3)各层次需要相互依赖、彼此重叠。同一时期内,几个层次的需要可同时存在,其中有一种需要相对占据优势,个体的优势需要是不断变化的(图 5-4)。

(4)需要被满足的时间要求不同。有些需要需立即和持续予以满足,如氧气;有些需要可以暂缓满足,如对食物、睡眠的需要,但这些暂缓满足的需要最终仍旧需要得到满足。

(5)各层次需要与个体的成长发育、社会经济、文化教育程度等有关。

(6)越高层次的需要满足的方式差异越大。如人类对空气、水分等低层次的需要,满足

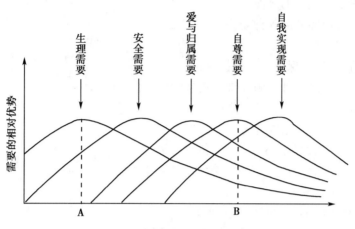

图 5-4　需要层次出现示意图

方式都相同;而高层次的需要如尊重和自我实现的需要,满足的方式则因人而异。

（7）人类需要被满足的程度与健康成正比。需要被满足有利于维持和促进健康,其他因素相同的情况下,健康状况越好,需要被满足的程度越高。

（二）卡利什的人类基本需要层次论

美国护理学家卡利什(Richard Kalish)在马斯洛提出人类基本需要层次论数年后,将该理论加以修改和补充,在生理的需要和安全的需要之间增加了一个层次,即刺激的需要(needs of stimuli),包括性、活动、探索、操纵和好奇(图 5-5)。性和活动的需求虽然属于生理的需要,但其必须在氧气、水分、食物、排泄、温度、休息、避免疼痛等生理需要得到满足之后,才会寻求此需要,因此将其列在生理需要之后。此外,人们为了满足好奇心,常在探索或操纵各项事物时忽略了自身的安全性。因此,好奇、探索和操纵等需要的满足应优先于安全的需要。

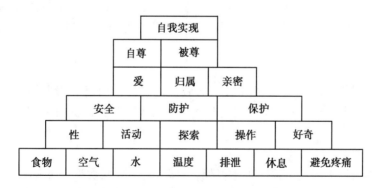

图 5-5　卡利什的人类基本需要层次论示意图

（三）韩德森的患者需要模式

美国护理学家维吉尼亚·韩德森(Virginia Henderson,1897—1996)认为,护理的独特功能是协助个体从事有益于健康、促进康复或安详地死亡等活动,并帮助其尽可能地获得独立。护理人员的基本任务是协助患者满足其基本需要。韩德森于 1966 年提出了 14 项患者的需要,旨在帮助患者满足日常生活中的需要,具体如下:

1. 正常的呼吸;
2. 适当的饮食;

3. 维持各种正常途径的排泄；

4. 运动及维持所需要的各种姿势；

5. 充足的休息与睡眠；

6. 恰当的穿着打扮,保持良好的仪表；

7. 通过调节环境及添加衣服而维持正常的体温；

8. 保持身体的整洁及皮肤的完整性；

9. 避免环境中的各种危险并避免伤害他人；

10. 与别人沟通表达其感情、需要及各种情绪；

11. 按照自己的信仰进行适当的宗教活动,并遵从自己的价值观；

12. 从事使自己有成就感的工作；

13. 参加各种不同形式的娱乐消遣活动；

14. 学习、发展并满足有益于正常身心发展的好奇心。

三、需要理论在护理中的应用

需要理论在护理领域中得到了广泛的应用,体现在以下几个方面：

（一）对护理实践的意义

1. 系统地收集资料,识别服务对象未满足的需要　护理人员可以以需要层次论为理论框架,系统地收集和整理资料,避免资料的遗漏,从中识别出护理服务对象尚未满足的需要,制定和实施相应的护理措施协助护理服务对象满足需要。

2. 更好地理解护理服务对象的言行,预测其尚未表达的需要　如护理服务对象对各种检查治疗提出疑问,这是安全的需要；想家、想孩子,这是爱与归属的需要；担心因病而影响工作和学习,这是自我实现方面的需要。对可能出现的问题采取预防性措施,以防止问题的发生。

3. 识别护理问题的轻重缓急,确定护理计划的优先次序　护理人员可以按照基本需要的层次,识别护理问题的轻、重、缓、急,以便在制订护理计划时妥善地排列先后次序。例如某患者存在自主呼吸受损、体液不足、知识缺乏等护理问题,根据需要层次理论,应按照先后次序进行护理。

（二）对护理理论的意义

需要层次论对护理理论的发展有很大的启示,为护理学提供了理论框架。如韩德森、奥瑞姆、罗伊等护理专家均以需要层次论作为理论基础,创立和发展了相应的护理理论或模式。

（三）对护理教育的意义

一些护理院校以需要层次论为理论框架,按照人的需要层次设置课程和编写教材,还有教育者提倡针对不同需要层次的护生群体采取分层次教学的策略,以激发学生的学习热情,提高教学效果。

（四）对护理管理的意义

管理者依据需要层次论,对护理人员的需要进行评估,采取各种管理措施,满足其不同层次的需要,从而调动其工作积极性,提高护理质量。

（五）对护理研究的意义

许多研究者以需要层次论为理论依据开展护理研究,如对护理服务对象、临床护理人员、护理管理者、护理教育者、护生等人群的需求特点进行深入调查,进行动机机制、激励机制等方面的探索。

第三节 成长与发展理论

护理服务对象包括各年龄阶段的人,成长与发展贯穿于人的生命全过程,人在每一个成长发展阶段有不同的特点和相应的需求。因此,护理人员学习有关成长与发展的理论,有助于明确各年龄阶段护理服务对象的行为特征、基本需求以及成长与发展的特点,为不同生命阶段护理服务对象提供针对性的和适宜的护理。

一、概述

成长与发展是人在整个生命周期中必然经历的一个动态变化过程。护理人员了解成长与发展的相关概念、基本内容、基本规律和影响因素,有助于准确评估护理服务对象成长与发展状况,从而提供个性化的护理服务。

（一）成长与发展的概念

1. 成长（growth） 又称生长,是指由于细胞增殖而产生的生理方面的改变,是个体在生理方面的量性增长。测量指标包括身高、体重、年龄、头围、胸围、骨密度、牙齿结构的变化等。

2. 发展（development） 又称发育,是指个体随年龄增长及与环境间的互动而产生的身心变化过程,它是生命中有顺序的、可预测的变化,是人的一生中持续进行的,它不仅包括生理方面的变化,还包括认知、心理和社会方面的适应及改变。

3. 成熟（maturation） 是指遗传基因所决定的个体内部生长因素与外部环境相互作用,获得生理与心理、功能与能力的比较完备的状态。个体心理社会成熟的主要标志之一是个体能够不断进行调整,使个体不断适应变化的客观环境,从中获得相应的知识和能力,达到完善的状态。

成长、发展及成熟三者之间相互影响、相互依存、相互关联。成熟是成长与发展的综合结果,成长是发展的物质基础,而发展的状态在某种程度上又反映在成长的量的变化上。

（二）成长与发展的内容

对个体成长与发展的评估可以从以下六个方面进行:

1. 生理方面 指体格的生长和改变、机体各组织器官的发育和功能完善,如体重增加、肌力增长、动作协调、器官功能完善等。

2. 认知方面 指获得和使用知识、技能有关的发展。具体来说,就是感知、知觉、记忆、想象、思维、推理和对知识的运用能力的增强。

3. 社会方面 指交往过程中与他人、群体及社会互动能力的发展。

4. 情感方面 指人对客观事物主观的态度体验,如喜、怒、哀、乐等。

5. 精神方面 指个体在成长发展过程中对生命意义、生存价值的认识。

6. 道德方面 指个体的道德认识、道德情感、道德意志、道德行为等方面的发展。

（三）影响成长与发展的因素

遗传和环境因素是影响成长与发展的两个基本因素,遗传决定生长发育的潜力,但又受到环境因素的作用和调节。

1. 遗传因素 成长与发展受父母双方遗传因素的影响,表现在身高、体形、肤色及面部特征等生理方面,同时也表现在性格、气质和智力等心理社会方面。

2. 环境因素

（1）家庭环境:家庭是个体出生后接触最多、关系最密切的环境。居住环境、卫生习惯、保健措施、生活方式、家庭教育及家庭氛围等都会对儿童的体质及心理社会发展产生影响。

（2）社会文化：不同文化背景下的教养方式、生活习惯、宗教信仰等对人的成长发展有一定程度的影响。

3. 个人因素

（1）健康状况：个体的健康状况不仅会影响到体格发育，而且会不同程度影响心理及智力发育，尤其是在发展的关键期。疾病、药物、创伤等因素均会影响儿童的成长与发展。

（2）营养状况：充足合理的营养是生长发育的物质基础，是保证健康成长发展的重要因素。营养不良会导致体格发育的迟滞，影响智力及心理社会能力的发展；营养过剩又会导致肥胖甚至疾病。

（3）内稳定：是指不论外界环境如何改变，机体都保持内部稳定状态的能力。个体依靠内稳定机制在遇到障碍时帮助其获得新的平衡，维持生理和心理稳定，保证个体的生存和自我价值实现。

（4）动机：是直接推动个体进行活动的内部动因或动力。个体的活动不管是简单的还是复杂的，都要受到动机的调节和支配。动机在推动个体学习、掌握各种技能、促进个体发展方面起着重要作用。

（5）学习：是指接受知识和获得技能的过程，对个体的智力、道德、行为、个性和能力的发展产生影响。

（6）社会化：是个体在特定的社会文化环境中，学习和掌握知识、技能、语言、规范、价值观等社会行为方式和人格特征，适应社会并积极作用于社会的过程，是人和社会相互作用的结果。通过社会化，个体学习社会中的标准、规范，价值和所期望的行为，个体的社会化是一种持续终身的经验。

（7）自我意识：也称自我，是个体对自己的各种身心状态的认识、体验和愿望，具有目的性和能动性等特点，对人格的形成、发展起着调节、监控和矫正的作用。

（8）自我控制：是指个体自主调节行为，并使其与个人价值和社会期望相匹配的能力，可以引发或制止特定的行为，如抑制冲动行为、抵制诱惑、延迟满足、制定和完成行为计划、采取适应社会情境的行为方式。

4. 教育和实践因素 教育主要影响人的智力、道德、行为、个性、能力方面的发展及社会化过程。个体实践活动包括生理活动、心理活动、社会活动。个体通过接受教育及各种实践活动，认识和改造客观世界，并在这个过程中使自身获得成长发展。

（四）成长与发展的基本规律

1. 预测性 人的成长与发展会遵循一定的规律，以一定的顺序、可预测的方式进行，这种顺序不可逾越、不可逆转，每个人几乎都要经过相同的发展过程及生命阶段。

2. 顺序性 人体各器官功能的生长发育遵循预期的特定顺序，主要表现为以下三个特征：

（1）头尾生长：指身体和动作技能的发展沿着从上（头）至下（脚）的方向进行，如个体最先获得控制头部的能力，然后是上肢的动作，最后才学会控制下肢的运动。

（2）远近生长：指身体和动作技能的发展沿着从身体中心向身体远端的方向进行。如肩和臂的动作最先成熟，肘、腕、手、手指的动作发展最晚。

（3）分化生长：指身体和动作技能的发展沿着从一般到特殊、从简单到复杂的顺序进行。如幼儿最初的动作常为全身性的、不精确的，逐渐发展成为局部的、精确的动作。

3. 连续性 成长和发展在人的整个生命阶段中不断进行，是一个连续的过程，但是并非等速进行。

4. 阶段性　每个个体都要经过相同的成长发展阶段,每一个阶段都有一定的发展任务,每个人在完成一个阶段的任务后,才能进入到下一个阶段。例如,婴儿出生后 6 个月生长最快,出现第一个生长高峰,之后生长速度逐渐减慢,到青春期又迅速加快,出现第二个生长高峰。

5. 不平衡性　在人的体格生长方面,各器官系统的发育快慢不同,具有非直线、非等速的特征。如生殖系统发育先慢后快,至青春期迅速发育;淋巴系统在儿童期迅速发育,于青春期达到顶峰;语言发展以 3~5 岁最快。

6. 个体差异性　每个个体的发展受各种因素的影响,发展的速度、水平会出现差异,表现为同一年龄阶段的个体可以有不同的发展水平和个性特征。

7. 关键期　成长与发展的过程在某些时期是某方面能力发展的最佳时期,如婴幼儿期是形成人的基本人格因素,如生活态度、健康行为、素质气质等的关键时期,如果错过了此阶段的发展关键期,则会影响日后这些方面能力的发展。

二、有关成长与发展的理论

生物、心理、社会学家从不同的角度对人的成长与发展进行了深入研究,并提出了许多理论。这些理论各有其侧重点,下面主要介绍弗洛伊德的性心理发展理论、艾瑞克森的心理社会发展理论、皮亚杰的认知发展理论和科尔伯格的道德发展理论。

（一）弗洛伊德的性心理发展理论

弗洛伊德(Sigmund Freud,1856—1939)是奥地利著名的精神病学家,被誉为"现代心理学之父",他通过精神分析法观察人的行为,创建了性心理发展理论(theory of psychosexual development),是精神分析学派的创始人。

弗洛伊德认为,人类是倾向于自卫、享乐和求生存的,其原动力为原欲,又称本能冲动。原欲始自性冲动,是一种性的力量,是促使人达到目标的动力,也是性心理发展的基础。人的一切活动为满足性本能,但条件及环境不允许人的欲望任意得到满足,因此,人的本能压抑后会以潜意识的方式来表现,从而形成了性压抑后的精神疾患或变态心理。中年期甚至老年期后出现的许多严重的心理问题,都可能源于儿童期的人格发展障碍。其理论包括意识层次、人格结构和人格发展三个部分。

1. 意识层次　弗洛伊德在他的精神分析理论中,将人的心理活动分为意识、潜意识和前意识三个层次。

（1）意识(consciousness):指个体直接感知的心理活动部分,如感知觉、情绪、意志和思维等,是心理活动中保持个体与外部现实联系和相互作用的部分。

（2）潜意识(unconsciousness):指个体无法直接感知的心理活动部分,是不被外部现实和道德理智所接受的各种本能冲动、需求和欲望。潜意识虽然不被意识所知觉,但能使个体的心理活动具有潜在的指向性,是整个心理活动中的原动力。

（3）前意识(preconsciousness):介于意识和潜意识之间,包括目前未被注意到或不在意识之中,但通过集中注意、经过他人提醒,或者努力回忆又能进入到意识区域的心理活动,即能够召回到意识中的那部分经验和记忆。

2. 人格结构　弗洛伊德认为,人格由本我、自我、超我三部分组成。

（1）本我(id):是人格中最原始的部分,受快乐原则支配,目的在于争取最大的快乐和最小的痛苦。

（2）自我(ego):是人格中理智而符合现实的部分,自我受现实原则支配,用社会所允许的行动满足本我的需求,在本我的冲动欲望和外部现实世界对人的制约之间起调节作用,使人的行为适应社会和环境。

（3）超我（superego）：是人格中最具理性的部分，受完美原则支配，是按照社会规范、伦理道德及习俗对个体进行监督和管制，使其行为符合社会规范和要求，追求人格完美。

3. **人格发展** 弗洛伊德将人格发展分为5个阶段：

（1）口腔期（oral stage，0~1岁）：此期原欲集中在口腔，婴儿关注与口有关的活动。婴儿的吮吸和进食欲望若能得到满足，可带来舒适和安全感。若过于满足或未得到满足则会造成人格的固结现象，从而出现日后的自恋、过于乐观或悲观、吮手指、咬指甲、吸烟、酗酒等不良行为。

（2）肛门期（anal stage，1~3岁）：此期原欲集中在肛门区。健康的发展建立在控制排便所带来的愉快经历上，从而养成讲卫生、能控制自己和遵守秩序的习惯，固结则会造成缺乏自我意识或自以为是等。

（3）性蕾期（phallic stage，3~6岁）：此期原欲集中在生殖器。儿童的兴趣转向生殖器，并觉察到性别差异，出现恋母（父）情结。此期健康的发展在于与同性别的父亲或母亲建立性别认同感，促使儿童形成正确的性别行为和道德观念。此期固结则会造成性别认同困难或难以建立正确的道德观念。

（4）潜伏期（latent stage，6~12岁）：此期儿童早期的性欲冲动被压抑到潜意识中，而将精力集中在智力和身体活动中去。此期愉快感来自外在的环境，喜欢和同性别的伙伴一起玩游戏或活动。如果顺利发展，可获得丰富的人际交往经验，促进自我发展，固结则会形成强迫性人格。

（5）生殖期（genital stage，12岁以后）：由于激素水平的改变和第二性征的出现，青春期少年的注意力转向年龄接近的异性伴侣，原欲又重新回到生殖器，性心理的发展趋向成熟，逐渐培养独立性和自我决策的能力。如果发展不顺利可导致性功能障碍、难以建立融洽的两性关系或可能形成病态人格。

（二）艾瑞克森的心理社会发展理论

艾瑞克森（Erik Erikson，1902—1994）是美籍丹麦裔心理分析学家，他根据自己的人生经历及多年从事心理治疗的经验，在弗洛伊德性心理发展理论的基础上，提出了解释整个生命历程的心理社会发展理论（theory of psychosocial development）。

艾瑞克森强调文化与社会对人发展的影响，他认为生命的历程就是不断达到心理社会平衡的过程。他把人的一生分为8个心理社会发展阶段，每个阶段都有一个主要的心理社会危机和中心任务。危机由正常发展而产生，属于正常现象，是人生每一时期特定的问题和任务。个体成功地解决每一发展阶段的危机，就可以健康地步入下一阶段；反之，将导致不健康的结果而影响以后的发展。

1. **婴儿期（infancy）** 出生~1.5岁，此期发展的危机是信任对不信任。信任感是发展健全人格最重要的因素。此期的婴儿发展任务是与照顾者（通常是父母）建立起信任感，学习爱和被爱。婴儿来到一个陌生的环境，必须依靠他人来满足自己的需要，如果各种需要得到满足，婴儿的感受是愉快的和良好的，则对父母的信任感就得以建立；如果婴儿经常感受的是痛苦、危险和无人爱抚，便会形成对他人的不信任感，表现为与人交往时焦虑不安、畏缩、疏远、对周围环境中的一切具有极强的不安全感，影响人生发展。

对婴儿期的信任感发展有重要影响的人是母亲或母亲代理人。母婴之间具有一种身体移情作用，即婴儿能敏感地感受到母亲的情绪状态。这种母婴之间的早期互动会影响婴儿信任感的产生，并影响婴儿基本人格的形成和完善。婴儿期顺利发展的结果是建立信任感，表现为信赖他人、乐观、有安全感、愿意与他人交往以及对环境和将来有信心；如果发展障碍,则会出现对他人的不信任感、焦虑不安和退缩的人格特征。

2. 幼儿期(early childhood) 1.5~3岁,此期发展的危机是自主对羞愧或怀疑。此期的幼儿已学会了进食、控制大小便等基本自理活动,由于行走和语言的出现,幼儿扩大了对周围环境的探索,明确独立与依赖之间的区别,出现自主性需求,并开始觉察到自己的行为会影响周围环境与环境中的人;同时由于缺乏社会规范,幼儿任性达到高峰,喜欢以"不"或"我自己来"表现自主性。

对幼儿期的自主性发展有重要影响的人是父母。此期父母应在安全的情况下,对孩子合理的自主行为给予支持和鼓励,培养幼儿自由活动的自主性,避免过分干预。若父母过分限制,甚至嘲笑、否定和斥责,将会使幼儿怀疑自己的能力而产生羞怯和疑虑感。幼儿期顺利发展的结果是产生自信和自主性,形成有意志的品质;如果发展障碍,则会出现缺乏自信、怀疑自己的能力、过度自我限制或顺从、任性及反抗的人格特征。

3. 学龄前期(late childhood) 3~6岁,此期发展的危机是主动对内疚。此期的儿童随着活动和语言能力的发展,对周围环境的好奇心增强,探索的范围扩大,喜欢问问题,爱表现自己,游戏是其生活的中心,喜欢发明或尝试新活动,能设定目标并努力去实现。

对学龄前期的主动性发展有重要影响的人是家庭成员。如果父母对他们的好奇心和探究活动给予积极的鼓励和正确引导,倾听他们的感受,将有助于他们主动性的发展,对以后创造性行为的发展有积极的作用;反之,如果常对儿童的行为干涉、指责,禁止儿童一些离奇的想法或游戏,或刻意设计教育活动,要求儿童完成力所不能及的任务,会将儿童置于失败的压力之下,产生内疚感。学龄前期顺利发展的结果是能主动进取,有创造力,形成有目标的品质。如果发展障碍,则会表现为缺乏自信、悲观、退缩、害怕做错以及无自我价值感等人格特征。

4. 学龄期(school age) 6~12岁,此期发展的危机是勤奋对自卑。此期的儿童进入学习阶段,迫切地要求学习文化知识和各种技能,学会遵守规则,从完成任务中获得乐趣,儿童责任心逐渐增强,愿意展现自我。

对学龄期的发展有重要影响的人是父母、老师、同学等。如果这个时期儿童能出色地完成任务并受到家长、老师和同学的赞扬和鼓励,则可发展并强化其成就感;反之,若儿童遭遇忽视或指责,则会伤害他们的自信心,产生自卑感。学龄期顺利发展的结果是学会与他人竞争、合作、守规则,形成有能力的品质;如果发展障碍,则会出现自卑、缺乏自信等人格特征。

5. 青春期(adolescence) 12~18岁,此期发展的危机是自我认同对角色紊乱。自我认同是人格上自我一致的感觉。自我认同感是一个复杂的内部状态,包括了个体感、唯一感、完整感以及过去与未来的连续性。青春期的主要发展任务是建立自我认同感。此期的青少年关注自我、探究自我,经常思考我是谁,在社会上占什么地位,适合怎样的社会职业等问题。此外还关注别人对自己的看法,注重自身形象的保持,并与自我概念相比较。他们必须要适应所承担的社会角色,同时又想扮演自己喜欢的新潮形象,他们为追求个人价值观与社会观念的统一而困惑。

对青春期的发展有重要影响的人是同龄伙伴及崇拜的偶像。此期顺利发展的结果是能接受自我,有明确的生活目标,使个体明确自我概念和自我发展方向,并为设定的目标努力,形成忠诚的品质;如果发展障碍,未能形成自我认同,就会导致角色混乱,缺乏生活与发展目标,可能出现堕落或反社会行为。

6. 青年期(young adulthood) 18~40岁,此期发展的危机是亲密对孤独。青年期主要是发展与他人的亲密关系,承担对他人的责任和义务,建立友谊、爱情和婚姻关系,从而建立亲密感。

对青年期的发展有重要影响的人是朋友和同龄的异性。此期需要选择伴侣和朋友,建立相互信任、相互理解以及分享内心感受的友谊或爱情关系。青年期顺利发展的结果是有美满的感情生活,有亲密的人际关系,具有良好的协作精神,形成爱的品质;如果此期发展障碍会产生自我专注和孤僻的人格特征。

7. 中年期(adulthood) 40~65岁,此期发展的危机是创造对停滞。中年期的主要任务是培养下一代,获得成就感。个体关注的重点扩展为整个家庭、工作、社会以及养育下一代,为社会创造物质和精神财富。中年人积累的知识和社会经验逐渐增多,不再被一些表面现象所迷惑,能够深刻认识问题。

对中年期的发展有重要影响的人是配偶和同事。中年期顺利发展的结果是热爱家庭,用心培养下一代,创造性地努力工作,形成关心他人的品质;如果发展障碍,则可能出现发展停滞,表现为过多关心自己、不关心他人、自我放纵和缺乏责任感。

8. 老年期(old age) 65岁以上,此期发展的危机是自我完善对失望。老年期的发展任务是建立完善感。机体功能下降,容易出现失落、悲观、抑郁等情绪。老年人除了要面对生理和周围环境的变化外,还要与内心的消极情绪作斗争,需不断调整心态去面对生活。

老年期顺利发展的结果是调整生活和心态,进一步发挥潜能,以弥补缺憾,进而产生一种满足感和完善感,表现为乐观、满足和坦然地安度晚年,形成有智慧的品质;如果发展障碍,就会产生失落、挫折等消极心理,感到痛苦和失望。

思政元素

钱学森的青年时代

钱学森是享誉海内外的杰出科学家、当代中国知识分子的光辉典范、中国航天事业的奠基人、人民科学家。青年时期的钱学森,在思想上积极追求进步,信仰辩证唯物主义;在人生志向上立志报国,踏上航空航天之路;在学术上勇攀高峰,奠定科学研究之基;在学识素养上科艺并举,终成全面发展之才。青年钱学森的成长道路和精神风范,对当代青年知识分子有着强大的感召力和启示意义。

青年是一个人成长的关键期,正处在人生观、价值观、世界观初步确立与形成的特殊时期,就像是一张白纸,可写出最新最美的文字,可画出最新最美的图画。这就如同穿衣服扣扣子一样,如果第一粒扣子扣错了,其余的扣子都会扣错。走好青年阶段的道路,系好人生第一粒扣子,对人的一生成长极其重要。处在这一时期的青年们应修身养德、恒心立志、从容自信、坚定自励、学会担当、珍惜时光、夯实基础、形成能力。

(三)皮亚杰的认知发展理论

皮亚杰(Jean Piaget,1896—1980)是瑞士杰出的心理学家,他通过对儿童长期的观察和研究,系统地提出了从婴儿期到青春期的认知发展规律,创立了著名的认知发展理论(theory of cognitive development)。

认知发展就广义而言,包括个体的智力、感知觉、记忆、思维、推理和语言使用等能力的发展,狭义上指个体在成长过程中的智力发展。皮亚杰认为儿童在周围环境中主动寻求刺激、主动发现的过程中,不断重新构建他们的知识,发展其智力。这种主动发现的过程是通过适应(adaptation)来完成的,包括同化(assimilation)和顺应(acclimation)两个基本的认知过程。当儿童面临一个新情境或困难情境时,企图用自己原有的认知结构来解决所遇到的新问题,这种认知历程称为同化。如果儿童原有的认知结构不能对新事物产生认知作用,就必须改变或扩大原有的认知结构,以适应新的情境,这种心理历程称为顺应。认知结构的扩大与改变,就是个体智能发展的过程。皮亚杰认为儿童的认知发展是有序的、连续的过程,具有严格的阶段性,因此认知发展理论又被称为阶段理论。各个阶段之间相互关联、相互影响,每个阶段都是对前一个阶段的完善,并为后一个阶段打下基础。各个阶段的发展与年龄有一定关系,但由于受到其他因素的影响,每个人的发展又有一定的差异。现将四个阶段简述如下:

1. 感觉运动期(sensorimotor period)　0~2岁,此期是思维的萌芽期,婴幼儿主要依靠感觉和动作,认识自己和周围事物,此期幼儿主要是形成自主协调运动,区分自我与周围环境,开始形成客体永恒的概念。

2. 前运思期(preoperational period)　2~7岁,此期出现象征及表象思维,儿童凭借语言、文字、图像等符号进行思维活动。喜欢模仿和玩耍象征性游戏。此期儿童的思维缺乏系统性和逻辑性,以自我为中心,认为所有的物体都是有生命和感觉的,观察事物只能集中于问题的一个方面且不能持久和分类。

3. 具体运思期(concrete operational period)　7~11岁,此期出现初步的逻辑思维能力,儿童已能够摆脱以自我为中心的思维方式,可以同时考虑问题的多个方面,学会从别人的观点看问题,修正自己的观点,理解事物的转化,具有时空概念。

4. 形式运思期(formal operational period)　11岁以上,此期出现抽象的思维能力。儿童可以理解自由、正义、博爱等抽象概念,不再依赖具体形象进行思维,能够进行抽象思维和假设推理。

（四）科尔伯格的道德发展理论

科尔伯格(Lawrence Kohlberg,1927—1987)是美国教育心理学家,继皮亚杰之后对儿童道德发展问题进行了大量的、卓有成效的研究,提出了系统的道德发展理论(theory of moral development)。

道德发展是指个体在社会化过程中随年龄的增长而逐渐学到的是非判断标准,以及按照该标准去表现的道德行为。道德判断的标准是面对道德问题的社会情景时,个人从人、己、利、害及社会规范等多方面考虑,做出价值判断的过程。道德发展与认知发展有密切关系,认知发展是道德发展的基础,道德发展不能超越认知发展水平也不可能从认知发展中自发产生。道德发展的本质动机在于寻求社会接受和自我实现,是在社会激发下原有认知发展的结果。道德发展是受现实文化作用发展起来的,有赖于个体对社会文化活动的参与程度,并与儿童认同和承担道德角色的质量有关。科尔伯格认为,由道德困境而激发的道德冲突从而达到一定的道德行为选择是发展道德判断水平的重要条件,儿童不参与社会活动,不参与道德行为,就不可能进行道德判断,也就不能促进其道德发展。道德判断的水平取决于儿童的道德认知,从而决定他的道德行为,只有成熟的道德判断才能产生成熟的道德行为,道德判断是决定道德行为的最根本的因素。道德判断的发展具有稳定性,不会倒退和丧失,但其他因素是可以改变的,道德行为也很容易因时因地而变化,但道德判断的水平却是不变的,因为它是以认知为基础的。儿童道德判断水平发展是有阶段的,这种阶段表明了道德判断特定的结构水平,这种结构水平就是做出道德判断和做出怎样的道德判断的认知框架。道德发展包括以下三个阶段:

1. 前习俗道德期(pre-conventional stage)　2~9岁,此期又称道德他律期。道德判断标准是基于行为的后果,即“赏”或“罚”,为得到奖励或避免惩罚而遵守规则。处在这一时期的儿童,其道德观念的特点是纯外在的,他们为了免受惩罚或获得奖励而顺从权威人物规定的行为准则,根据行为的直接后果和自身的利害关系判断好坏是非。

(1) 惩罚与顺从取向(punishment and obedience orientation):2~6 岁,在这一阶段儿童根据行为的后果来判断行为是好是坏及严重程度,他们服从权威或规则只是为了避免惩罚,认为受赞扬的行为就是好的,受惩罚的行为就是坏的。他们还没有真正的道德概念。

(2) 相对功利取向(instrumental relativist orientation):6~9 岁,这一阶段的儿童道德价值来自对自己需要的满足,他们不再把规则看作绝对的、固定不变的,评定行为的好坏主要看是否符合自己的利益。

2. 习俗道德期(conventional stage):9~12 岁,此期又称道德循规期。道德观念开始形成,对道德的判断标准基于对社会规范和他人期望的内化之上。处在这一时期的儿童,能够着眼于社会的希望与要求,并以社会成员的角度思考道德问题,已经开始意识到个体的行为必须符合社会的准则,能够了解社会规范,并遵守和执行社会规范。

(1) 好孩子取向(good-boy,nice-girl orientation):9~10 岁,处在该阶段的儿童,个体的道德价值以人际关系的和谐为导向,顺从传统的要求,符合众人的意见,谋求众人的赞赏和认可。总是考虑到他人和社会对"好孩子"的要求,并总是尽量按这种要求去思考,他们认为好的行为是使人喜欢或被人赞赏的行为。

(2) 法律和规则取向(law and order orientation):10~12 岁,处于该阶段的儿童其道德价值以服从权威为导向,他们服从社会规范,遵守公共秩序,尊重法律的权威,以法制观念判断是非,知法懂法,认为准则和法律是维护社会秩序的,应当遵循权威和有关规范去行动。

3. 后习俗道德期(post-conventional stage) 12 岁以上,又称道德自律期。能将社会道德规范内化,形成个人的道德标准和价值观,以指导其行为。在面对道德两难情境时,凭自己的良心及个人的价值观进行是非的判断,不受权威或社会规范限制。

(1) 社会法制观念取向(social contract legalistic orientation):处于这一阶段的儿童认为法律和规范是众人商定的,是一种社会契约。他们看重法律的效力,认为法律可以帮助人们维持公正。但同时认为契约和法律的规定并不是绝对的,可以应大多数人的要求而改变。在强调按契约和法律的规定享受权利的同时,认识到个人应尽义务和责任的重要性。

(2) 普遍的道德原则取向(universal ethical principle):这是进行道德判断的最高阶段,表现为能以公正、平等、尊严这些最一般的原则为标准进行思考。在根据自己选择的原则进行某些活动时,认为只要动机是好的,行为就是正确的,在这个阶段上,他们认为人类普遍的道义高于一切。

三、成长与发展理论在护理中的应用

(一) 弗洛伊德的性心理发展理论在护理中的应用

弗洛伊德的性心理发展理论提出儿童早期经验对人格发展起着决定性影响。该理论有助于护理人员评估患者潜在的心理需要,理解儿童在健康人格形成过程中的心理需求,根据不同年龄阶段的特点满足其需求。如在口腔期通过恰当的喂养和爱抚,给婴幼儿以舒适感和安全感;在肛门期对幼儿进行恰当的大小便训练,并注意适当地表扬和鼓励,给予愉快的体验,培养其自我控制能力;在性蕾期鼓励儿童对性别的认同,帮助解决恋父(母)情结的矛盾冲突;在潜伏期鼓励儿童认真学习、锻炼身体,为住院儿童提供各种活动的机会;在生殖期鼓励其发展独立和自我决策的能力,正确引导青少年与异性交往。

(二) 艾瑞克森的心理社会发展理论在护理中的应用

艾瑞克森的心理社会发展理论有助于护理人员了解个体生命全过程的心理社会发展规律,识别不同阶段所面临的发展危机及其发展的结果,更好地理解不同年龄阶段的人格和行

为特点,从而采取不同的护理方式,帮助护理服务对象顺利解决各发展阶段的发展危机,促进人格的健康发展,预防人格发展障碍。

在婴儿期应及时满足其各种需要,提供必要的安全感和爱抚,如经常抱起和抚摸婴儿,或与其轻柔交谈,以促进信任感的建立;在幼儿期鼓励幼儿进行力所能及的自理活动,如吃饭、穿衣及大小便等。对幼儿合理的自主行为给予支持,并对其能力表示肯定与赞扬;对于学龄前期的儿童,应对儿童有益的主动行为给予鼓励和引导,注重倾听儿童的感受,耐心与其交流,解答儿童提出的问题;对于学龄期儿童,帮助其尽快适应医院环境,在病情许可的情况下继续完成学习任务。在护理过程中,鼓励儿童协助整理用物,配合护理人员,如静脉输液后,可教会儿童正确按压穿刺部位,让其从完成任务中获得乐趣和成就感;在青春期帮助青少年保持良好的自身形象,尊重其隐私,适当安排青少年与同年龄组的病友一起交流和娱乐。鼓励其参与讨论自己关心的问题,提供机会让其谈论自己的感受,并在其做某项决定时给予支持和赞赏;在青年期帮助其保持与亲人和朋友的联系,避免因住院而产生孤独感;对于中年期的患者,护理人员需给予患者关心和支持,协助其尽快适应患者角色,并对其个人获得的成就给予适当肯定与赞扬;对于老年期患者,在其回忆往事时,护理人员应耐心倾听,并对其个人既往取得的成就给予肯定,鼓励其参加适当的活动,与他人多交往。关注老年人的情绪变化,及时识别抑郁、悲观情绪,采取针对性的防护措施,避免意外情况发生。

（三）皮亚杰的认知发展理论在护理中的应用

皮亚杰的认知发展理论可以帮助护理人员了解不同的发展阶段儿童的思维和行为方式,采取儿童能够接受的语言、方法及沟通方式,使儿童乐意配合各项护理操作的实施。如对感觉运动期婴幼儿,可通过提供玩具、给予爱抚等方式进行沟通;对于前运思期的儿童可以通过游戏、图片,制定规则等方式促进合作;对于具体运思期的儿童,可以解释治疗护理的目的、过程,询问他们的感受;对于形式运思期的青少年,可以详细地讲解治疗护理的过程,接纳和不接纳的后果,鼓励青少年自己做出合理的选择。尊重其隐私,对其一些天真的想法不能嘲笑和否定。

（四）科尔伯格的道德发展理论在护理中的应用

科尔伯格的道德发展理论有助于护理人员了解儿童道德观念的发展规律,对儿童及家长进行理论指导,帮助儿童形成良好的道德观念,使其遵守既定的社会规范,在适当的场合表现适当的行为,促进儿童的道德发展。在前习俗道德期,护理人员可适当利用权威,通过适当的精神和物质奖励,对儿童提出的合理要求给予承诺等方式,让儿童遵守医院的规章制度,配合治疗和护理;在习俗道德期,护理人员可以向儿童说明必要的规章制度,对其好的行为给予鼓励和赞赏,促进其道德观念的形成和发展,帮助儿童按照规章制度指导个人行为;在后习俗道德期,儿童已经形成了个人的道德判断标准和价值观念,护理人员应给予儿童充分的信任,让其自己进行选择。

第四节　压力与适应理论

人的一生会经历各种各样的压力,压力是一种跨越人格、文化、时间的全人类经验。压力会使人产生生理、心理、认知、行为等多方面的综合反应。面对突如其来的意外事件或长期处于压力状态,可导致人体内环境失衡或内外环境之间的关系被破坏,从而引起疾病的发生。因此护理人员应运用有关压力与适应的理论,观察和预测护理服务对象的压力,并运用各种措施帮助其避免和减轻压力,提高身心适应能力,从而协助护理服务对象维持身心平衡。

一、概述

(一)压力

压力(stress),又称应激或紧张,来源于拉丁文"stringere",即紧紧捆扎或用力提取的意思。压力的概念在不同的时期和不同的学科有不同的理解。20世纪"压力理论之父"席尔认为压力是机体在受到各种内外环境因素刺激时所做出的紧张性、非特异性反应。

(二)压力源

压力源(stressor)又称为应激源,是指任何能使个体产生压力反应的内外环境中的刺激。常见的压力源包括:

1. 躯体性压力源 指直接对个体产生刺激作用的各种刺激物,包括各种理化因素、生物因素及生理病理因素等。物理性因素如过度的冷热刺激、过强或过暗的光线、医疗环境的噪声等;化学性因素如药物、水源污染、空气污染等;生物性因素如细菌、病毒、寄生虫等各种微生物;生理性因素如月经期、妊娠期、更年期的改变,或基本需要如饥饿等没有得到满足;病理性因素如各种疾病的改变(缺氧、脱水、电解质紊乱等)、外伤和手术等。

2. 心理性压力源 主要指来自大脑中的紧张信息而产生的压力,如参加考试或比赛、学习成绩不理想、工作难以胜任等造成不祥的预感、心理挫折及心理冲突等。

3. 社会性压力源 指因各种社会现象及人际关系而产生的刺激,包括各种地区性、团体性及个人的社会现象或人际关系,如战争、地震、水灾、火灾、工厂倒闭、下岗、失恋和人际关系纠葛等。

4. 文化性压力源 指文化环境的改变而产生的刺激。如个体从一个熟悉的文化环境到一个陌生的文化环境后,由于语言、风俗习惯、信仰、社会价值观等方面的改变而引起的文化休克。

压力源是否对个体形成压力取决于个体本身的感受、现存的或潜在的支持系统、当时所处的情景、压力源的特性及可预测性以及所采用的应对方式等因素。

(三)压力反应

压力反应(stress response)是指压力源作用于机体时,机体所出现的一系列非特异性反应。在压力状态下,每个人的压力反应表现不一,大体上可以分为以下两类:

1. 生理反应 如心率加快、血压升高、呼吸加快、血糖升高、肌张力增加、括约肌失去控制等。

2. 心理反应 包括认知反应、情绪反应和行为反应。

(1)认知反应:轻度压力可使人的注意力集中、学习能力和解决问题的能力增强,但是持续的、强烈的压力可以降低个体的判断与决策能力。

(2)情绪反应:如焦虑、抑郁、依赖、自卑、恐惧、愤怒、悲伤、绝望等。

(3)行为反应:具体表现为重复某些动作,如吸烟、来回踱步、语速增加或迟钝、难以用语言表达、频繁出错、行为紊乱或退化等。

(四)适应

适应(adaptation)是指生物体以各种方式调整自己,以维持内、外环境平衡的过程。适应是生物体得以生存和发展的最基本特性,是区分生物体与非生物体的重要标志。适应是一个动态的过程,个体在遇到任何压力源时,都会试图去适应它。若适应成功,身心平衡得以维持和恢复;若适应不成功,就会导致疾病,并需要进一步适应患病状态,所以适应是应对行为的最终目标。

二、有关压力与适应的理论

席尔、拉扎勒斯与霍姆斯等人对压力都进行了广泛研究,并建立了重要的压力与适应理论。席尔的压力与适应理论从基本的生理学观点说明压力,强调了人体神经内分泌系统与压力反应的关系;拉扎勒斯把研究重点放在了对压力的认知与评估上;霍姆斯的研究专注于生活变化对健康与疾病的影响。

(一)席尔的压力与适应理论

汉斯·席尔(Hans Selye,1907—1982)是加拿大著名的生理心理学家,他于 20 世纪 40~50 年代对压力进行了广泛的研究,并于 1950 年出版了第一本专著《压力》(又译为《应激》),其压力与适应理论对压力研究产生了重要影响,因此被称为"压力理论之父"。

席尔认为压力是身体对任何需求做出的非特异性反应。所谓的非特异性反应,也就是机体无选择性地对任何作用于他的特殊因素所进行的适应。席尔认为压力的生理反应包括全身适应综合征(general adaptation syndrome,GAS)和局部适应综合征(local adaptation syndrome,LAS)。全身适应综合征是当机体处于压力源刺激时出现的非特异性、全身性反应,如全身不适、疲乏、疼痛、失眠、胃肠功能紊乱等,是机体面临长期不断的压力而产生的一些共同的症状和体征,是通过下丘脑-垂体-肾上腺轴产生的(图 5-6)。局部适应综合征是指压力源作用于人体时,机体在出现全身反应的同时所出现的某一器官或区域内的反应,如局部的炎症、溃疡、功能障碍等。

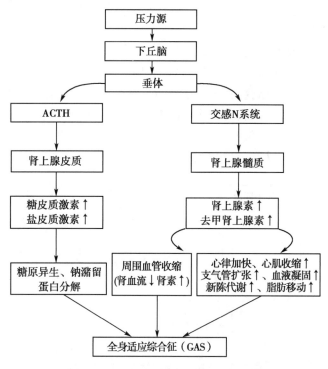

图 5-6　压力反应的神经内分泌途径

席尔认为全身适应综合征和局部适应综合征的反应过程按照一定的阶段进行,分为三个阶段(图 5-7):

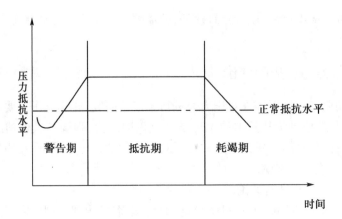

图 5-7　适应综合征的三个阶段

1. 警告期（alarm stage）　人体察觉到威胁,激活交感神经系统而引起的警戒反应。在生理方面主要通过内分泌作用使身体有足够的能量去抵御压力,如心率加快、血压上升、血糖升高、瞳孔扩大等,持续的时间从几分钟到数小时。在心理方面主要通过人的心智活动而增加认知的警戒性。如果防御有效,则机体会恢复正常活动;若压力源持续存在,在产生警戒反应之后,机体就转入第二反应阶段。

2. 抵抗期（resistance stage）　此期以副交感神经兴奋及人体对压力源的适应为特征,机体的防御力处于抗衡状态。若机体成功抵御了压力,内环境恢复稳定;若是压力持续存在,人体的抵抗能力无法克服,进入耗竭期。

3. 耗竭期（exhaustion stage）　压力源强烈或长期存在,或出现了新的压力源,使体内适应性资源被耗尽,个体已没有能量来抵御压力源,机体易出现各种身心疾病或严重功能障碍,最后全身衰竭而危及生命。

（二）拉扎勒斯的压力与应对模式

拉扎勒斯（Richard Lazarus,1922—2002）是美国著名心理学家,从 20 世纪 60 年代开始对压力进行心理认知方面的研究,提出了压力与应对模式。拉扎勒斯认为,压力是人与环境相互作用的产物,当压力源超过自身的应对能力和应对资源时就会产生压力,因此压力是由于内外需求与机体应对资源的失衡而产生的。当压力源作用于机体后,是否产生压力,主要取决于两个心理学过程,即认知评价和应对（图 5-8）。

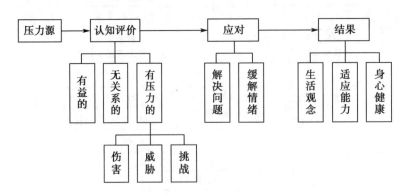

图 5-8　拉扎勒斯的压力与应对模式图

1. 认知评价（cognitive appraisal）　是指个体觉察到情境对自身是否有影响的认知过程。认知评价包括三种方式:初级评价、次级评价及重新评价（图 5-9）。

（1）初级评价（primary appraisal）:是指个体确认压力事件与自己是否有利害关系及与

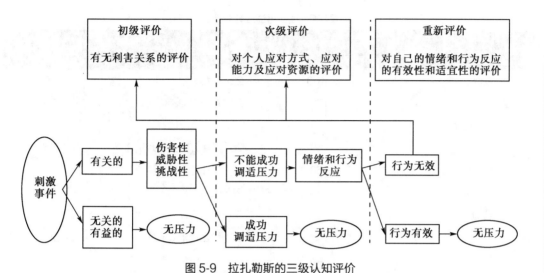

图 5-9 拉扎勒斯的三级认知评价

这种关系的程度。初级评价后所要回答的问题是："我是否遇到了麻烦?",初级评价的结果有三种:无关的、有益的、有压力的。当一个事件被评价为有压力时,分为三种情况:伤害性、威胁性或挑战性。伤害性评价的事件是对个体的身心健康或财产造成损害的事件,如亲人死亡、离婚、失业、患病等;威胁性评价的事件是某一事件所要求的能力超过自身的能力,对情感造成消极的影响,如一个销售员面对高额的销售任务,若未完成则开除的状况。挑战性评价的事件是使个体充满兴奋和期待,同时也包含焦虑和不安的事件,如备战考研。

(2) 次级评价(secondary appraisal):是对个体应对方式、应对能力及应对资源的评价。若初级评价认为刺激物对自身造成了压力就开始次级评价。评价后所要回答的问题是"在这种情况下我应该做什么?"。次级评价后产生相应的情绪反应如焦虑、恐惧等,若相信自己能成功地应对压力,压力就会减轻。

(3) 重新评价(reappraisal):是指个体对自己的情绪和行为反应的有效性和适宜性的评价,其实质是一种反馈行为。如果重新评价结果表明行为无效或不适宜,人们就会调整自己对刺激事件的次级评价及初级评价,并相应地调整自己的情绪和行为反应。

2. 应对(coping) 是个体为满足机体的内外部需求所做的持续性的认知和行为方面的努力。应对方式包括采取积极行动、顺其自然、回避、寻求信息及帮助、应用心理防御机制等,应对的功能为解决问题或缓解情绪。

（三）霍姆斯和拉赫的生活变化与疾病关系理论

1967 年,美国精神病学家霍姆斯(Thomas Holmes)与拉赫(Richard Rahe)开始对压力进行定量研究,研究生活变化事件与疾病的关系。他们发现,机体在适应生活中的各种变化时需要生理和心理两方面的共同参与,而且需要消耗较多的能量以维持稳定状态。若个体在短期内经历较多的生活事件或剧烈的生活变化,就会因过度消耗而容易出现疾病。霍姆斯和拉赫通过对各种人群进行问卷调查,并经过反复的提炼、总结和验证,建立了社会再适应评分量表(Social Readjustment Rating Scale,SRRS)(表 5-1),将人类的主要生活改变归纳为43 项生活事件,并用生活变化单位(life change unit,LCU)的大小来表示每一生活事件对人们的影响程度。生活变化积分越高,近期内发生疾病的可能性越大。当个体遇到很多生活事件的时候,生活事件对个体的作用就会累加,所遭遇到的心理应激也相应增加,心理应激的增加则会影响到个体的生理反应和心理平衡。

笔记栏

表5-1 社会再适应评分量表

生活事件	生活改变单位（LCU）	生活事件	生活改变单位（LCU）
1. 丧偶	100	23. 子女离家	29
2. 离婚	73	24. 姻亲间的不愉快	29
3. 夫妻分居	65	25. 个人杰出的成就	28
4. 入狱	63	26. 配偶开始或停止工作	26
5. 亲人死亡	63	27. 学业的开始或结束	26
6. 受伤或疾病	53	28. 生活水平的改变	25
7. 结婚	50	29. 个人习惯上的变化	24
8. 被解雇	47	30. 和上司相处不好	23
9. 复婚	45	31. 工作时数或条件改变	20
10. 退休	45	32. 搬家	20
11. 家人健康状况改变	44	33. 转学	19
12. 怀孕	40	34. 娱乐方式的转变	19
13. 性生活障碍	39	35. 宗教活动的改变	19
14. 增加家庭新成员	39	36. 社交活动的改变	18
15. 调换工作岗位	39	37. 借贷一万元以下	17
16. 经济状况的改变	38	38. 睡眠习惯的改变	16
17. 好友死亡	37	39. 家庭团聚次数的改变	15
18. 工作性质改变	36	40. 饮食习惯的改变	15
19. 夫妻争吵次数改变	35	41. 休假	13
20. 借贷一万元以上	31	42. 庆祝节日	12
21. 丧失抵押品的赎取权	30	43. 轻微犯法事件	11
22. 工作职务变化	29		

霍姆斯和拉赫根据数千名样本的测量分析发现：受测者分值总和在50～199，其抵御应激的能力较强；分值总和在200～299，其抵御应激的能力中等；分值总和在300以上，其抵御应激的能力很弱，甚至到了危险的地步。另外还发现，分值在300分以上的人中，有一大半在测量后一年内患病。

三、对压力的适应

（一）适应的阶段

人类的适应可分为四个层次，分别是生理适应、心理适应、社会文化适应和技术适应，这四个层次相互联系、相互影响。

1. 生理适应 是指压力源作用于机体时，机体产生的生理功能的调整。

（1）代偿性适应：指当外界对机体的需求增加或改变时，机体将做出代偿性的生理变化。如一个长期从事脑力工作的人在进行跑步锻炼时，初期会感到心跳加快、呼吸加快、肌肉酸痛等不适，但坚持锻炼一段时间后，人体的肌肉、心、肺等逐渐适应运动的需要，就不再感到压力的存在。

（2）感觉性适应：人体对某种固定情况的连续刺激而引起的感觉强度的减弱。刺激物的强度达到一定强度后便产生感觉,随着刺激物的强度增大到一定程度,感觉系统又停止正常工作,故有"久居兰室不闻其香,久居鲍肆不闻其臭"之说。任何在强度上超过某种限度的刺激作用都将引起疼痛,并破坏感觉系统的正常活动。

2. 心理适应　是指个体经受心理压力时,通过调整自己的态度、认识与情绪来缓解压力。通常可采取一些心理防御机制来应对压力源,采取自我保护的心理策略来缓解焦虑、紧张和痛苦感。心理防御机制是指个体面临挫折或冲突的紧张情境时,在其内部心理活动中具有的自觉或不自觉地摆脱烦恼,减轻内心不安,以恢复心理平衡与稳定的一种适应性倾向。常见的心理防御机制有:

(1) 否认:指对自己无法接受的事实予以否定。如某一患者被告知患了癌症,第一反应可能是怀疑诊断错误。否认机制可缓解突如其来的压力对自身的伤害。

(2) 合理化:指从许多理由中,选择合乎自己需要的理由特别加以强调,而忽略其他理由,以维护自尊或避免内疚。如酸葡萄心理和甜柠檬心理。

(3) 转移:指将情感或行为从一个对象转移到另一个较能接受的代替对象身上。如下属不敢对上司发脾气,而迁怒于家人。

(4) 补偿:指个人因身心某方面缺陷不能达到目标时,有意识或无意识地用正常或优势的方面弥补缺陷的方面。如一名双下肢残疾的人,不仅上了大学,而且成绩优异,考上研究生。

(5) 退化:指一个人的行为回到以前的发展状态。如儿童生病住院后会依赖性增强,已经学会的自理活动需要别人的帮助,就属于退化现象。

(6) 反向:指对一些不敢正视的动机或行为加以否认,而用相反的方法来表现。如患者害怕手术,但他却装出坦然的样子,并自我开导说:"没有什么了不起。"

3. 社会文化适应　包括社会适应和文化适应。社会适应是指调整个人的行为,使之与社会不同的群体如家庭、专业团体、社会集团等的信念、习俗及规范等相适应。如新入院的患者,必须熟悉并遵守医院的作息时间、陪护制度。文化适应是指调整个人的行为使之与不同的文化观念、风俗习惯等相适应。如护理不同国籍、民族的患者时,应尊重其本国文化和民族习俗。

4. 技术适应　技术适应是指人们在使用文化遗产的基础上创造新的科学工艺和技术,以改变周围环境,控制自然环境中的压力源,如利用空调改变室内温度。但现代科学技术的发展也制造了一些新的压力源,如水、空气和噪声污染等。因此,技术适应也包括人类对现代化的先进科学技术所造成的新的压力源的适应。

(二) 适应的特性

所有的适应层次,无论是生理的、心理的、社会的、文化的或技术的,都有共同的特性:

1. 所有的适应过程都是为了维持个体的最佳身心状态,当个体遇到压力源的刺激时,会动员全身心的力量去适应。

2. 适应是一种主动的和动态的过程,是一种自我调节机制,当遇到火、水等致命的威胁时,人们会采取逃避或主动应战的方法去应对,以保护自身免受伤害。

3. 适应是有一定限度的,适应不能超过一个人的身体、社会心理及精神的稳定范围。一般来说,生理适应的范围较窄,如体温、血糖浓度等的正常范围都较局限,而心理适应范围相对较广,可使用的应对方法较多。

4. 适应与时间有关,时间充分时,有利于调动更多的资源对抗压力源,可以更好地适应。如急性失血时,容易发生休克,而慢性失血时,机体可以有一个适应过程,一般不发生休克。心理方面也是如此,如亲人突然死亡,家属难以接受;对于长期患病者,家属已有思想准备,则在亲人死亡时比较容易接受现实。

5. 适应能力存在个体差异,这与遗传、性格及个人的经历有关,比较灵活和有经验的人,能及时对压力做出反应,也会应用多种防御机制,容易适应环境而生存。

6. 适应性反应本身有时也具有压力性,如炎症反应所产生的红、肿、热、痛等生理变化,所产生的不舒适感对个体也是压力。应用抗生素能起到一定的治疗作用,但它同时会产生一定的副作用,使之又成为压力源,这都要求个体进一步适应。

📖 知识拓展

心 理 弹 性

"心理弹性"(Resilience)的概念是受到物理学中弹性力学的启发而提出的。该理论认为,材料或物体有一种随外力作用而发生变形并随外力去除变形消失的特性,此现象即为弹性。这种可恢复的变形被称为"弹性变形"。弹性因此被视为材料或物体内在素质的基本要素,如某些弹性纤维就具有弹力(变形能力)大、屈光好、韧度高以及抗酸碱侵蚀性强等特点。后来,弹性一词被生物学借用,以表明有机体的某些特质,如机体张力、肌肉弹性、心血管功能等,生理弹性也被看作生理素质的重要权数。

作为社会化的生物体的人,其心理活动也存在着某种弹性变化,这就是心理弹性。它是以个体的先天素质为发生条件,并伴随个体后天社会实践活动所形成的一种独特的心理特征。因此,可将心理弹性界定为主体对外界变化了的环境的心理及行为上的反应状态。该状态是一种动态形式,有其伸缩空间,它随着环境变化而变化,并在变化中达到对环境的动态调控和适应。

四、压力与适应理论在护理中的应用

患者因为疾病面临更多的压力源,适应不良时会加重病情。护理人员应将压力与适应的理论应用于护理实践,提高患者的适应能力,缓解或消除压力对患者自身造成的危害,以恢复和维持身心平衡。

(一)患者常见的压力源及护理

1. 患者常见的压力源

(1)环境陌生:患者对医院环境的不熟悉,对作息制度不适应,对医院饮食不习惯,对医护人员不了解等。

(2)疾病威胁:患者感到严重疾病对生命造成的威胁,担心手术可能致残或影响身体的功能等。

(3)与外界隔离:患者因为住院与亲人、同事及工作环境隔离,与病友、医护之间缺乏沟通等。

(4)缺少信息:患者对所患疾病的诊断、治疗及护理不清楚,对医护人员所说的医学术语不能理解,担心得不到满意的答复等。

(5)丧失自尊:患者因疾病丧失自理能力,由他人帮助进食、如厕、穿衣、行走或必须卧床休息,不能按自己的意愿行事等。

(6)不被重视:医护人员忽视了患者的需求,未能及时地协助患者满足基本需要等。

2. 协助患者应对压力

(1)协助患者适应医院环境:护理人员应为患者创造一个整洁、安静、舒适、安全的病房环境。对于新入院患者应主动热情地接待,介绍医院的环境、规章制度、主治医生等,促进同室病友彼此认识,使患者消除由于陌生和孤独带来的心理压力。

（2）满足患者的需要:患者因疾病造成自理能力下降,无法满足自身的需要。护理人员应尊重患者、仔细观察、了解患者各方面的需要,采取适当的护理措施满足患者的需要,协助患者保持清洁的外表,改善患者的自我形象,适当尊重患者原来的生活习惯,从而降低患者心理压力,消除不良情绪,使其更好地接受治疗及护理。

（3）提供有关疾病的信息:护理人员应及时向患者提供有关疾病的诊断、治疗、护理、预后等方面的信息,减少患者由于信息缺乏而产生的焦虑和恐惧,增加患者的自控能力和心理安全感,使患者发挥自己的主观能动性,更好地配合治疗及护理。

（4）协助患者适应其角色:护理人员要接纳、尊重、关心和爱护患者,使其尽快适应患者角色。护理人员应主动了解不同病情、来自不同生活背景患者的生理、心理感受,并给予恰当的解释和安慰,鼓励患者主动参与治疗和护理计划。对于恢复期患者,要避免患者角色强化,激发患者对生活和工作的兴趣,树立信心,早日重返社会。

（5）协助患者建立良好的人际关系:护理人员应鼓励患者与医护人员、同室病友融洽相处,并调动患者的社会支持系统,允许家属、亲朋好友探视,并动员其支持、鼓励患者,使患者感受到亲友的关怀与爱护,促进其心理平衡。

（6）进行心理疏导及心理保健训练:护理人员应鼓励患者通过语言、书信、活动等方式表达自己内心的真实想法与感受,对患者进行自我心理保健训练,让患者学会运用言语暗示法、活动转移法、倾诉法、发泄法等缓解消极情绪。

（7）指导患者运用放松技巧:常用的放松技巧有深呼吸训练、固定视物深呼吸训练、听音乐或其他美妙的声音、渐进性肌肉放松训练、引导想象放松训练和言语想象放松训练。放松训练可以降低个体交感神经系统亢奋,减慢心率、降低血压、减少耗氧、降低肌肉的紧张度。

课堂互动

结合压力与适应理论的相关内容,请分析自身面对的压力源,谈谈如何应对自己的这些压力?

（二）护理人员的工作压力与应对

护理人员在为患者提供专业照顾的同时,自身也会遇到各种压力源,它既能影响护士的身心健康及护理工作质量,同时也会影响患者的康复和身心健康。因此,在护理工作中,护理人员应灵活运用压力与适应理论,在做好患者压力管理的同时,也要做好自身的压力管理,以缓解或消除自己的工作压力及患者的压力,避免工作疲惫,不断提高护理服务质量。

1. 护理工作中常见的压力源

（1）超负荷的工作状态:由于人们对医疗卫生服务的需求日益增长,实施"以患者为中心"的护理模式要求为护理服务对象提供生理、心理、社会和文化的全面照顾,对护理工作提出了更高的要求,需要护理人员付出更多的脑力与体力劳动,同时护理人员的编制普遍不足,频繁倒班导致生物钟紊乱等因素,使护理人员的工作长期处于超负荷状态。

（2）高风险的职业性质:护理工作直接面对护理服务对象,如果护理人员在工作中出现差错事故,如打错针、发错药等,将直接威胁到护理服务对象的身心健康甚至生命,护理人员也因此承担相应的法律责任。同时医院工作环境的复杂性、医疗条件的局限性,病情的多变性、病种的多样性,以及随时可能受到细菌、病毒等有害微生物的侵害,使护理工作责任重,风险高。

(3) 复杂的人际关系:在医院复杂的环境中,护理人员要处理与医生、患者、其他医务人员的关系,其中最重要的是护患关系。护理人员面对的是不同社会文化背景、身心需求各异、遭受病痛的患者,使护患沟通的复杂性及难度增加,若沟通不当就可能导致患者及家属的误解甚至护患冲突。

2. 护理工作压力的应对 要有效应对护理人员的工作压力,应从医院管理部门的支持和个人应对双方面考虑,只有这样才能有效地减轻护理人员的工作压力,预防和缓解护理人员的工作疲溃感。

(1) 争取各级管理部门的支持:医院领导应充分意识到护理人员的工作压力对护理工作的不利影响,采取相应措施减轻护理人员工作压力。如增加护理人员编制、科学配备人力资源;加强新护士岗前培训及心理知识培训;改善工作环境和护理人员的福利待遇;提供更多继续深造的机会等。

(2) 提高自身的应对能力:护理人员应树立客观的职业观,明确自身价值,用积极的方式认识压力,应认识到压力是无法避免的,只有提高身心承受能力,采取有效的应对方式,才能减轻压力反应。如采取放松技巧,进行有规律的运动;加强心理学理论、护理新理论和新技能的学习;增强沟通能力,改善护患、医护关系;增强社会支持系统等。

案例分析

案例:患者,女性,50岁,因心前区疼痛入院治疗,入院后经过各项检查后诊断为急性心肌梗死。经治疗清醒后,恐惧感强烈,随时担心自己的病情复发。该患者丈夫已去世,育有一子,长期在外地工作。此次发病后由邻居送入院,该患者经济状况不佳,脾气暴躁易怒,与儿子关系不佳,入院后无人探视和照顾。

问题:

(1) 该患者有哪些需要?

(2) 其中应该优先满足的需要是什么?

分析:

(1) 通过对案例的分析可知,患者因"急性心肌梗死"收治入院,考虑到疾病因素,存在基本生理需要没有得到满足的情况,如对氧气的需求等;其次,患者清醒后恐惧感强烈,随时担心病情复发,存在安全需要没有得到满足的情况;考虑到患者的个人情况,还存在爱与归属的需要和尊重的需要没有得到满足的情况。

(2) 根据马斯洛的基本需要层次论,多种需要同时存在时,应优先满足生理需要。

扫一扫,
测一测

（邓婷婷 刘晓慧）

复习思考题

1. 患者,女性,40岁,因烧伤致颜面受损和右手掌残缺,入院手术清醒后不能接受残障和颜面受损,拒绝接受治疗,脾气暴躁,有强烈的轻生倾向。经一段时间治疗护理后病情有所好转,转为担心出院后不能正常工作和生活,会遭到他人歧视。请根据马斯洛的人类基本需要层次论回答下列问题：

（1）患者刚刚手术清醒时最应该优先满足什么需要？

（2）患者经治疗后病情好转，担心出院后不能正常工作和会遭到他人歧视，此时患者的需要是什么？

（3）作为一名护士，如何在护理工作中运用需要层次论识别患者的需要？

2. 患儿，2岁，因支气管肺炎入院，根据艾瑞克森的心理社会发展理论，该患儿处于哪个发展阶段？其发展危机是什么？有何特点？主要影响者是谁？顺利发展的结果如何？发展障碍的结果如何？护理时应该注意什么？

3. 患者，女性，50岁，农民。在当地医院初步诊断为"右乳腺癌"。患者的第一反应是"这不可能，肯定是乡下的医生水平有限，搞错了"。遂在省城工作才半年的女儿的安排下，来到省城医院诊治，诊断为"右乳腺癌"，立即入院。入院后该患者食欲很差，沉默寡言，护士与其交流得知是因为患者认为自己得了不治之症，对生活失去信心；患者还向医生强调自己是自费的，尽量用最便宜的药；曾与邻床患者因琐事发生争执；收到手术通知单后，坐立不安，无法入睡。请问：

（1）该患者的压力源有哪些？

（2）患者在当地初步诊断为"右乳腺癌"时的反应属于何种心理防御机制？

（3）作为护士，如何帮助该患者应对压力？

◇◇◇ 第六章 ◇◇◇

评判性思维与临床护理决策

> **学习目标：**
>
> 识记：
> 1. 能正确陈述评判性思维的组成要素。
> 2. 能正确陈述临床护理决策的步骤与影响因素。
> 理解：
> 1. 能正确陈述护理评判性思维、临床护理决策和循证护理的概念。
> 2. 能正确说明护理评判性思维不同层次的特点。
> 3. 能正确描述评判性思维的专业标准。
> 4. 能正确举例说明评判性思维在护理中的应用。
> 应用：
> 1. 能结合案例分析提升评判性思维能力的条件和方法。
> 2. 能结合案例分析临床护理决策能力的发展策略。

随着卫生保健政策的变革、科学技术的突飞猛进和人们对健康需求的不断增加,护理人员经常需要面对不断变化的医疗环境和各种纷繁复杂的临床现象,需要具体分析患者的具体情况,做出合理科学的临床护理决策。评判性思维是护理人员面临复杂抉择时进行正确反思、做出适宜临床护理决策的科学思维方法。有意识地培养和提升评判性思维、临床护理决策和循证护理能力,能够更好地促进护理决策的科学性,保证护理干预措施的有效性和安全性,促进护理专业的发展。

第一节 评判性思维

评判性思维是对所学知识的性质、价值及真实性、精确性所进行的个人分析、评价、推理、解释及判断,并在此基础上进行合理的决策。具备评判性思维能力的护士能在护理教学、科研、临床实践中自觉运用合理反思和审慎判断,保证高质量、以证据为基础、以患者为中心的护理。

一、评判性思维概述

（一）评判性思维的由来与发展

评判性思维,也叫批判性思维,是一种科学思维形式,是 20 世纪 30 年代德国法兰克福学派创立的一种批判理论和思维方式。该理论在 20 世纪 70 年代作为一种教育思维方式和教育价值观开始运用于教学。20 世纪 80 年代初评判性思维理论被引入了护理领域，并很快成为护理学科的理论基础和哲学基础。近年来，评判性思维能力作为护理人员临床综合能力的重要组成部分，已成为当代护理教育注重培养学生的核心能力之一，也是当代国际护理教育和护理研究关注的热点。1992 年，美国护理联盟（the National League for Nursing，NLN）把评判性思维列入评审护理学院的必需标准。1997 年，美国高等护理教育学会（American Association of College of Nursing，AACN）明确要求"护理课程设置要注重评判性思维和独立决策能力的发展"。1998 年，AACN 在《护理专业实践本科教育标准》（The Essentials of Baccalaureate Education for Professional Nursing Practice）中将评判性思维能力作为护理本科生毕业必须具备的核心能力之一。2014 年我国教育部高等学校护理学专业教学指导委员会在《护理学专业类教学质量国家标准》中明确规定："我国护理学本科生应具有初步运用评判性思维和临床决策的能力，以保证安全有效的专业实践。"

（二）评判性思维的概念

评判性思维（critical thinking）是指个体在复杂情景中，在反思的基础上灵活应用已有的知识和经验进行分析、推理并做出合理的判断，在面临各种复杂问题及各种选择的时候，对问题的解决方法进行选择，能够正确进行取舍的高级思维方法及形式。护理评判性思维（critical thinking in nursing）是对护理现象或问题所进行的有目的、有意义的自我调控性的判断、反思、推理及决策过程，其核心目的是作出合理的决策，有效解决护理问题。

（三）评判性思维的组成

评判性思维由智力因素、认知技能和情感态度三部分组成。

1. 智力因素　智力因素是指在评判性思维过程中所涉及的专业知识，包括医学基础、人文知识及护理学知识。智力因素是构成护理评判性思维的基础。护理人员必须具备相应的专业知识基础，才能准确地判断服务对象的健康需要，做出合理的临床推理及决策。

2. 认知技能因素　认知技能是指能够帮助个体在评判性思维过程中综合运用知识和经验，做出符合情境的判断。认知技能是评判性思维的核心，由六方面的核心认知技能及其相对应的亚技能组成，核心认知技能包括解释、分析、评估、推论、说明和自我调控。

（1）解释：是对推理的结论进行陈述以证明其正确性，包含分类、解析意义及阐明意义等亚技能。

（2）分析：是鉴别陈述，辨识各种不同问题、概念或其他表达形式之间的推论性关系，包含检查不同观点、确认争论的存在及分析争论等亚技能。

（3）评估：是对相关信息的可信程度进行评定，对推论性关系之间的逻辑强度加以评判，包含评估主张及评估争议等亚技能。

（4）推论：是根据相关信息推测可能发生的情况以得出合理的结论，包含循证、推测可能性及做出结论等亚技能。

（5）说明：指理解和表达数据、事件、规则、程序、判断、信仰或标准的意义及重要性，包含陈述结论、证实步骤、叙述争议等亚技能。

（6）自我调控：指有意识地监控自我的认知行为，进行及时的自我调整，包含自我检查、自我矫正等亚技能。

3. 情感态度因素　情感态度是指在护理评判性思维过程中护士应具备的人格特征，包括进行评判性思维的心理准备状态、意愿和倾向。护理人员要想成为评判性思维者就必须去实践或体现某些特定的情感态度。

（1）自信负责：自信是指个人相信自己能够完成某项任务或达到某一目标，包括正确认识自己运用知识和经验的能力，相信个人能够分析判断及正确解决服务对象的问题。负责是指护理人员有责任为服务对象提供符合护理专业实践标准的护理服务,对护理问题进行合理决策,并承担由此产生的护理责任。在护理措施无效时,也能本着负责的态度承认某项措施的无效性。

(2)诚实公正:指运用评判性思维质疑和验证他人知识、观点时,也要用同样严格的检验标准来质疑、验证自己的知识、观点,客观正确评估自身观点与他人观点的不一致性,而不是根据个人或群体的偏见做出判断。在对问题进行讨论时,护理人员应听取不同方面的意见,注意思考不同的观点,在拒绝或接受新观点前要努力全面理解新观点。当与服务对象的观点有冲突时,护理人员应重新审视自己的观点,确定如何才能达到双方都有益的结果。

(3)好奇执着:好奇可以激发护理人员对服务对象的情况进行进一步的询问和调查,以获得护理决策所需要的信息。护理人员在进行评判性思维时应具有好奇心,愿意进行调查研究,对服务对象的情况进行深入了解。由于护理实践中问题的复杂性,护理人员常需进行执着的思索和研究。这种执着的态度倾向使其能够坚持努力,即使在情况不明确、结果未知或遇到挫折时,护理人员也会尽可能地剖析问题,尝试不同的护理方法,查询更多的资料,直到成功解决问题。

(4)谦虚谨慎:评判性思维者认识到护理实践中会不断产生新的证据,愿意承认自身知识和技能的局限性,希望收集更多信息,根据新知识、新信息谨慎思考自己的结论。

(5)独立思考、有创造性:评判性思维要求护理人员能独立思考,在存在不同意见时,应该在全面考虑服务对象情况、阅读相关文献、与同事讨论并分享观点的基础上做出判断。创造性对护理人员合理决策也具有重要作用。特定服务对象的问题常需要独特的解决方法,护理人员使用创造性的方法考虑服务对象的具体情况,能有效调动服务对象生活环境中的各种因素,促进服务对象健康相关问题的解决。

(四)评判性思维的特点

评判性思维是一种科学的逻辑思维过程,是主动质疑的思维习惯,它具有以下特点:

1. 主动性 评判性思维是主动思考的过程,即主动地对外界的信息和刺激、他人的观点或权威的说法积极的思考、质疑,主动地运用已有的知识和技能做出分析判断。

2. 独立性 评判性思维不是"人云亦云",而是"不唯书不畏上",经过独立的思考,自主的分析,在广泛收集和甄别证据的基础上,做出判断和决策。

3. 反思性 评判性思维是思维的反思判断过程,是对思维的再思维。在思维过程中,始终注意反思自己或他人的思维过程是否合理,相关证据是否客观,方案是否科学,分析是否全面。

4. 审慎性 评判性思维是周密而谨慎的思考过程。思维者能够审慎地、广泛地收集资料,分析并寻求问题发生的原因,经过理性思考,有根据地做出判断。

5. 开放性 评判性思维要求具有高度的开放性,愿意听取和采纳不同观点,也能够把自己的观点与他人沟通。在这种开放性的信息交流过程中,正确、合理、明智的观点就会产生。

6. 全面性 评判性思维要求进行多角度、多视角和连续性的审视和反思,避免被表象迷惑,从而把握事物的本质。

7. 创新性 评判性思维是对常规、传统、权威的打破和超越。护理人员要敢于质疑和批判现有的不合理,使思维进一步明晰化,推动护理新理论、新知识、新技术和新材料的变革与发展。

8. 求真性 评判性思维具有追求真理的精神,一方面坚持已被证明为科学合理的信念、价值和行为;另一方面坚持自己追寻的目标。

（五）评判性思维的标准

评判性思维的标准是指确定决策正确与否的标准，包括智力标准和专业标准。

1. 智力标准　智力标准是指评判性思维应该具有的智力特点。通用的智力标准共14项，即清晰、准确、详尽、正确、相关、可靠、一致、合理、深入、概括、完整、有意义、适当和公正。

2. 专业标准　专业标准包括伦理标准、评价标准及专业责任标准。护理学科中的评判性思维还应与医学、护理学相关的自然科学知识相符。

（1）伦理标准：是指特定专业与其所服务的民众之间的一种社会契约，指导特定专业领域内全体成员的一般服务行为，是任何一门专业不可缺少的核心价值标志。伦理标准在护理实践中，通常反映在护理人员所展示的关怀、人道及责任等方面，以职业道德和伦理标准作为行为指南。在进行评判性思维时，护士需要运用自主、公正、诚实、仁慈、保密和负责的伦理原则去指导临床护理决策。

（2）评价标准：是指以相关临床机构和专业组织发展所设定的护理标准为基准。护士在日常工作中经常用到的标准可分为三类：第一类标准是对有关临床现象的正确识别标准。如护士在评价腹痛时，要考虑腹痛的发作及持续时间、部位、性质、程度、促进因素、缓解因素以及其他症状等；第二类标准是对药物治疗过程中相关现象的正确识别标准。如护士在评价某一药物治疗的效果时，要运用症状改善程度、体征有无改变及有无副作用等；第三类标准是对服务对象健康教育效果进行有效识别的标准。如服务对象是否能够正确复述、实施和有效运用所学知识和技能等。

（3）专业责任标准：是指由专业主管机构或专业化组织制订、批准、发布，在全国各专业范围内统一实行的标准。护理专业责任标准主要来源于四个方面：国家的相关指导方针、护理实践中明确规定要求达到的标准、专业学会制定的实践指南以及专业组织的实践标准。

（六）护理评判性思维的层次

1994年美国学者片冈八寻村（Merle Kataoka-Yahiro）和赛勒（Coleen Saylor）提出评判性思维的发展由低到高包括三个层次：基础层次、复杂层次和尽职层次。

1. 基础层次　处于基础层次的护理人员相信专家对每个问题都有正确答案，且坚信所有问题只有一个答案。对患者进行护理操作时，会参照该操作的规范程序手册，严格遵循操作步骤，不能调整步骤以满足患者的独特需要。此时护士缺乏足够的护理评判性思维经验，如果护理人员能力不强或态度固执时，会限制评判性思维能力向更高层次发展。如果护理人员愿意接受持有不同观点专家的指导，会促进评判性思维能力向更高层次发展。

2. 复杂层次　处于复杂层次的护理人员开始走出权威，对问题会依据具体的情况而定，独立地分析和检验选择方案，思维能力得到一定的提高，主动性增高，相信每种方法各有利弊并能有效权衡。在面临复杂情况时愿意脱离标准规程和政策束缚思考，会用不同的方法创造性地解决同一问题。

3. 尽职层次　处于尽职层次的护理人员在专业信念的指导下，以维护服务对象利益为基础，进行专业决策，根据方案的可行性选择护理行为方式，以专业要求的原则来执行方案。在某些情境下，护理人员甚至会按照专业经验和知识选择延迟行动或不采取行动。

二、评判性思维在护理中的应用

评判性思维作为护理学科的理论基础，广泛应用于护理教育、临床护理、护理管理及护理科研等领域。

（一）评判性思维在护理专业中的应用

1. 在护理教育中的应用　现代护理教育除了传授给学生护理学的基本知识、基本理论以外,更重要的是培养学生学会获取知识、运用知识、分析问题以及解决问题的能力,为其适应复杂临床环境、解决临床问题提供智力支持。培养评判性思维的教学方法与单纯传授知识的教学方法具有明显的区别(表6-1)。

表6-1 单纯传授知识的教学方法与培养评判性思维的教学方法的区别

	单纯传授知识的教学方法	培养评判性思维的教学方法
教师的角色	知识的传递者与解说者	学生不断成长的促进者和帮助者、课堂组织者、引导者
学生的角色	知识的接受者、继承者、积累者	知识的探寻者、验证者、评价者
师生关系	学生绝对相信教师的权威	平等、协作、教学相长
教学目的	教会学生对知识的理解和记忆,教会思考什么	培养学生的评判意识和能力,教会如何思考
教学方法	较单一、以讲授为主	讨论法、任务驱动法、自主学习法
教学结果	思维单一、刻板,缺乏个性,对新事物反应迟钝,创新能力差	思维灵活,具有自主学习能力,创新能力强
教学特点	教师讲授的知识点的数量;教学方法精益求精;学生从教学和课本上接受了多少知识	学生提出了多少个为什么;学生是否在学习过程中有大量的参与和自由表达的机会;学生质疑和评判了多少

2. 在临床护理中的应用 患者疾病的复杂性与快速变化对临床护理工作提出了挑战,作为一名临床护理人员,除具备丰富的专业知识,熟练的操作技能外,还要具备评判性思维能力。在临床护理实践中运用评判性思维能够帮助护理人员识别纷繁复杂的护理问题,寻找患者现存的或潜在的护理问题,在反思和循证基础上做出有效的临床护理决策,制订出有效的护理干预措施,为服务对象提供安全、高质量的护理服务。

3. 在护理管理中的应用 护理管理活动广泛地存在于护理实践活动中,随着护理工作领域的日益扩大,以及社会对护理服务需求的不断增加,护理管理涉及对象、范围日益广泛,管理者凭经验进行管理已不能适应现代护理管理发展要求,必须以科学理论为指导实施管理。正确决策是有效管理的重要保障。护理管理中应用评判性思维,有利于管理者对传统的管理思想、方法进行质疑;对各种复杂现象、事物和人群进行有效分析、判断,做出恰当决策,提高护理质量,以适应多元化医疗服务及国际竞争的需求。

4. 在护理研究中的应用 护理科研本身就是对护理现象探索和研究的过程,需要对各种观点、方法、现象、常规等进行思考和质疑,并在此基础上进行调查或实验,以新的、充分的证据得出新观点、新方法和新模式。成功的护理科研要求科研者能够有效运用护理评判性思维,进行质疑、假设、推理、求证。

(二)评判性思维的培养和发展

评判性思维是知识、技能和态度的结合,它并非与生俱有,需要经过教学和训练获得。护理人员评判性思维的培养需要从学生阶段开始,并在临床护理实践过程中不断地提高。

1. 培养评判性思维的策略

(1)创造支持评判性思维的环境:护理评判性思维需要一个自由、开放与民主的氛围,护理人员可以自由表达观点和疑问。在护理实践中,应积极创造支持评判性思维的环境,激励护士大胆发表不同的意见和观点,避免盲目服从群体意愿。

(2)提高教师的评判性思维教学能力:只有教师具备较强的评判性思维能力,并有意识地引进、移植到教学活动中,潜移默化地影响学习者,使其能用质疑的态度、评判性思维的认知技能进行学习和实践,才能使评判性思维能力得以提高。

（3）积累特定领域的知识和信息：护理人员必须掌握专业相关知识与技能，如医学基础知识、基础护理学和专科疾病护理知识及心理学、社会学、行为医学等人文社科知识，还要掌握逻辑学知识等，拓宽思维范围，以便更好地在临床实践中运用评判性思维。

（4）结合临床实践进行长期培养：评判性思维能力的培养，是一个复杂的认知行为改变的系统工程，需要长期培养。在临床复杂的护理环境中，护理人员应运用评判性思维方法对遇到的问题进行思考，提出质疑，再调查和综合分析，逐渐将评判性思维内化为自己的思维习惯，自如地运用于临床护理工作中。

（5）注重情感态度的培养：培养评判性思维，不仅要培养评判性思维认知技巧，而且要加强情感态度的培养，如好奇、谦虚、探索、公正的人格品质。

2. 培养评判性思维的方法　评判性思维的培养不可能一蹴而就，需要持之以恒、循序渐进的训练。因此护理教育者应尝试运用不同的学习策略和方法，如苏格拉底询问法、概念图法、以问题为基础的学习法（problem-based learning，PBL）、以质疑为基础的学习法（inquiry-based learning，IBL）、框架性的临床准备法（structured clinical preparation）、合作学习法、角色扮演法、访问交谈法（访谈法）等，并开设综合护理案例思维课程，在临床见习和实习实践过程中注重运用实践反思法，以针对性提高护生的评判性思维能力。常用的方法有以下几种：

（1）实践反思法：实践反思法是一种学习者在护理临床实践之后，对自己的实践过程进行反思，并加以记录的方法，适用于在临床见习或实习期间培养学生的评判性思维能力。

实践反思法的反思内容包括：①服务对象的健康问题及依据；②临床情况与课堂教学和自身预期的差别；③在临床实践中学习者所观察到的行为和态度的合理性；④与服务对象沟通的方法、技巧和效果；⑤运用所学知识解决的临床问题；⑥情感和态度发生的变化；⑦在实践中产生的新观点或疑问。

实践反思法的具体方法包括：①写反思日记：护理学生在护理实践后书写日记，将自己印象最深的护理活动、特殊情况、处理方法、体会和感受记录下来。通过自我反思性写作对自己的思维过程进行质疑；同时又可使临床带教老师在记录中观察到学生思维中存在的问题，进行有针对性的指导；②讨论：定期组织科室或实习生讨论会，由护理人员讲述在实践中的收获与体会，重点讨论遇到、发现的问题、产生的困惑和自己的看法等；③评阅：带教者在评阅护理学生的反思日记时，可关注参与者分析、推理、判断以及得出结论的思维过程、思维能力的成长状况，并及时反馈给本人。亦可选出有普遍性的经验与体会共同分享，使个人的收获转化为大家共同的财富，提高临床见习或实习的效果。

（2）苏格拉底询问法：苏格拉底询问法，又称苏格拉底问答法，由希腊哲学家苏格拉底提出，是指教师提出一系列问题让学习者思考作答，逐渐将学习者导向预定的结论。学习者通过对问题进行思考，做出自己的选择，可以提高个体的评判性思维能力。教师在进行询问时的问题可分为以下几类：①澄清类问题；②探讨假设类问题；③探究原因和证据类问题；④不同角度、侧面看事情类问题；⑤探究含义和后果类问题。在护理教育中运用苏格拉底询问法，可以分别针对问题、假设、观点、证据、原因及结果进行询问，对学习者进行训练，以培养评判性思维能力。

（3）概念图法：Barbara 等运用奥苏贝尔的"同化理论"作为概念框架进行研究，于 2000 年提出以概念图（concept maps）作为培养评判性思维能力的工具。概念图是一种等级式的略图，在其顶部是含义较广、较抽象的概念，其下位为较具体的概念，上、下位概念间通过联结词进行有意义的联结。学习者要在具体情境下对所涉及的概念进行分解、区别和整合，对各种信息和概念进行有目的的取舍，确认优先性，协调各种概念间的关系，并在各种概念间建立有意义的联结,这就要求学习者对所应用的情境和知识进行实质性理解而非机械性记忆。因此,该图有助于学习者评判性思维的训练。

具体步骤:①选择建立概念图的主题、读物或患者;②确认较为抽象的概念,将它们放在图的顶端;③寻找较为具体的概念,及其与抽象概念间存在的联系;④用联结词将抽象概念和具体概念联系起来;⑤寻找各种联系的交叉点,分析联系方向,解释建立联系的原因;⑥讨论、分享、思考,纠正错误的联结,修正概念图(图6-1)。

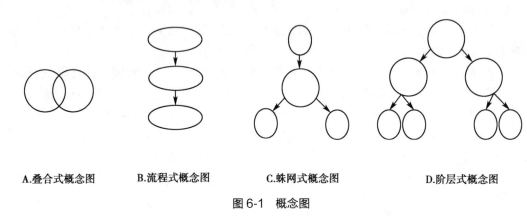

A.叠合式概念图　　　B.流程式概念图　　　C.蛛网式概念图　　　D.阶层式概念图

图6-1　概念图

(4) 以质疑为基础的学习法:美国夏威夷大学护理学院在 PBL 法基础上发展了 IBL 法。在 IBL 中,教师根据学生的具体情况和教学目标选择合适的病例供学生进行讨论。教师的作用主要是引导学生始终围绕病例学习,鼓励和启发学生对病例进行评判性思考并提出相关问题和干预措施。学生发现需要进一步了解的信息或问题时就自己查找资料,然后再共同进行讨论,不断完善干预措施,最终形成完整的护理计划。IBL 能将系统的理论知识和推理模式相联系,进行跨学科讨论,使学生从一个更宽广的思维角度考虑患者的问题。在整个形成问题、解决问题的过程中学生的评判性思维能力得到发展。

课堂互动

请结合现有知识基础和个性特征谈一下如何培养自己的评判性思维以适应未来的护理工作?

(三) 评判性思维的评价

正确评价护理评判性思维能力可以帮助护理人员了解自身评判性思维能力的水平,采取针对性措施促进评判性思维能力的发展。护士要经常反思自己是否具备评判性思维的态度和技能,也可以通过下评价评判性思维能力测量工具进行量化评估。

1. 中文版评判性思维能力测量表(Chinese Version of Critical Thinking Disposition Inventory,CTDI-CV)　　此量表(见附录四)是加利福尼亚评判性思维倾向问卷(Califormia critical thinking disposition inventory,CCTDI)的中文版。CCTDI 主要用于测量评判性思维人格倾向,将人格倾向分为寻找真相、开放思维、分析能力、系统化能力、评判性思维的自信心、求知欲和认知成熟度 7 个维度,采用 6 分制 Likert 量表格式,共有 75 条目,总分为 450 分,<280 分者被认为评判性思维情感倾向较弱,>350 分者被认为评判性思维情感倾向较强。2004 年彭美慈等将 CCTDI 翻译为中文版,制定出中国本土化的评判性思维能力测量表,保留了原量表的 7 个维度,条目缩减为 70 个。测评者根据自己的真实体验和实际行为表现进行自评。

2. 加利福尼亚评判性思维技能测验(California critical thinking skills test,CCTST) CCTST 是由 Facione PA 等人以美国哲学协会 1990 年提出的评判性思维理论为基础,在 1990—1992 年编制。设有分析、评价、推理、归纳和演绎 5 个子量表,共 34 条目。CCTST 是一种多项选择测验,其条目大部分是中性的,主要是大学生和成人熟悉的话题。目前,已在美国 50 多所大学使用过,是美国护理学校使用较多的测量工具之一。CCTST 简体中文版经修订和测试亦具有良好的信度和效度。

3. Watson-Glaser 评判性思维测试量表(Watson-Glaser critical thinking appraisal,WGC-TA)　由 Watson G 和 Glaser ED 编制,适用于大学生和成年人,广泛用于教育学和心理学的研究领域。该量表包含 5 个推理、假设、演绎、解释、论述共 5 个维度,每个维度 16 条目,每条目 1 分,共 80 分。WGCTA 在护理领域主要用于比较护理学生在特定护理教育课程前后评判性思维能力的变化、不同教育水平的护理学生评判性思维能力的差异。

第二节　临床护理决策

临床护理决策是护理临床实践的重要组成部分,护理人员对临床实践问题的正确决策是促进服务对象康复的重要保证。在临床实践中,评判性思维是决策的思维基础,而决策是评判性思维的最终目的之一。掌握临床护理决策的方法和步骤,培养临床护理决策能力,有助于护理人员在明确服务对象问题、了解服务对象情况、获得解决相关问题的证据之后,进行有效决策。

一、临床护理决策的概念与分类

(一)临床护理决策的概念

决策(decision making)是对不确定的问题,通过一些定量分析方法,从众多备选方案中选出最优方案的过程。决策既是行为过程,又是思维过程。临床护理决策(clinical nursing decision)是指在临床护理实践过程中由护理人员作出关于服务对象护理服务的专业决策的复杂过程。这种专业决策可以针对护理对象个体,也可以针对护理对象群体。临床护理决策的根本目的在于,护理人员在任何时候做出的临床决策都能促进或保持服务对象的健康,满足服务对象的需要。因而,在临床护理决策过程中,要求护理人员进行周密的推理,以便根据服务对象的情况选择最佳方案。

(二)临床护理决策的类型

临床护理工作环境复杂多变,同时护理服务对象健康状况也是不断变化,由于护理专业的特殊性,临床护理决策通常可以分为以下三种类型。

1. 确定型临床护理决策　是指在事件的结局已经完全确定的情况下护理人员所做出的决策。护理人员只需分析对比各种方案的最终得失,进而作出选择。

2. 风险型临床护理决策　是指在事件发生的结局尚不能肯定,但其发生的概率可以估计或预测的情况下做出的临床护理决策。风险型临床护理决策有 3 个基本条件:①存在两种以上的结局;②自然状态下事件发生的概率可以估计;③不同方案在各种自然状态下的收益和损失可以计算。

3. 不确定型临床护理决策　是指在事件发生的结局不能肯定,且在不同自然状态下相关事件的概率不能确定的情况下护理人员所做出的决策。

（三）临床护理决策的模式

临床护理决策的模式随着医学模式的转变而转变。根据护理人员与服务对象在临床护理决策中的角色定位,可将临床护理决策分为三种模式。

1. 服务对象决策模式　是指由护理人员提供各种方案的优点和风险等相关信息,患者根据自己的理解和经验独立做出选择。

2. 护士决策模式　是指以护理人员为主导,护士独立或与其他医务人员一起考虑方案的利益与风险而替患者做出选择,同时对告知患者的信息量也由护理人员决定。在此模式中,患者不参与选择,但前提是护理人员应清楚哪种方案对患者最合适。

3. 共同决策模式　是指由护理人员提供信息,患者根据自己的情况,由护患双方讨论,并结合实际情况做出最优的选择。在此模式中,护理人员与患者都是决策者,双方保持协作关系。

在社会进步的同时,服务对象更加关心与自身利益密切相关的各种决策,愿意了解和参与决策过程。因此,一般情况下,提倡共同决策模式。

二、临床护理决策的步骤

护理人员在临床护理决策过程中,为了达到最佳决策的目的,应正确分析服务对象的具体情况,预测护理临床问题的发展趋势,充分搜集相关信息,缜密进行逻辑推理,以做出正确的决策。

1. 明确问题　明确问题是合理决策、正确解决问题的前提。在进行临床护理决策时,护理人员应密切观察患者病情,与患者有效沟通、广泛地运用相关资源获取信息,明确服务对象所面临的问题。护理人员在确定服务对象问题时,可以使用归纳推理法或演绎推理法等基本的逻辑思维方法。例如,当护理人员观察到服务对象面色苍白、血管充盈性差、脉搏细数、血压降低到 80/50mmHg 之下时,即可推断出服务对象出现了休克。

2. 陈述目标　问题一旦确定后,就应设定决策工作所要达到的目标。护理人员不仅要明确目标,而且要充分考虑达到目标的具体评价标准,并对决策目标的重要性进行排序,建立优先等级,首先注重最重要的目标以获得主要的结果。

3. 选择方案　护理人员进行临床护理决策,选择最佳方案前,应充分搜集信息及相关证据,寻找各种可能的解决方案并对这些方案进行评估。

（1）寻找备选方案:护理人员根据决策目标,运用评判性思维寻求所有可能的方案作为备选方案。在护理临床实践过程中,这些备选方案可来自护理干预或服务对象护理策略等。

（2）评估备选方案:护理人员对各种备选方案根据客观原则进行评估分析,注意调动服务对象的积极性,与服务对象充分合作,权衡备选方案,共同选择、检验、评价各种方案。此外,还应对每一备选方案可能产生的积极或消极作用进行预测。

（3）做出选择:对各种备选方案评估后,采用一定的方法选择最佳方案。如可采用列表法,将备选方案进行排列做出选择。

4. 实施方案　在实施方案阶段,护理人员需要根据解决问题的最佳方案制订相应的详细计划来执行该决策。在此过程中,护理人员应注意制订相应的计划预防、减小或克服在实际方案过程中可能出现的问题。

5. 评价和反馈　在方案实施过程中或实施后,护理人员对所运用的策略进行评价,对调动积极和消极的结果进行检验,确定其效果及达到预期目标的程度。

三、临床护理决策的影响因素

临床护理实践的复杂性和特殊性会增加临床护理决策的困难程度。临床护理决策的影响因素主要来自三个方面：个体因素、环境因素和情境因素。

（一）个体因素

护理人员在临床护理决策中，需要运用感知和评价来进行决策。护理人员的价值观、知识、经验及个性特征决定了护理人员在临床护理决策中感知和思维方式不同，因而可能对服务对象的问题做出不同的决策。

1. 价值观　决策过程是基于价值观的判断。在护理决策过程中，备选方案的产生及最终方案的选定都受个人价值观的影响。护理人员应清楚地认识到个人价值观的影响。在临床实践中，护理人员应注意避免根据自己的喜好和风险倾向进行临床决策。

2. 知识及经验　护理人员在临床护理决策中，对护理问题的评判性思维和临床决策能力受自身知识深度和广度的影响。护理人员必须具备基础科学、人文科学和护理学的知识以便做出合理的临床决策。此外，临床护理决策还受护理人员所接受的教育和先前的决策经验的影响。个体决策经验丰富有助于提出备选方案。护理人员的经验可以帮助其进行有效的临床护理决策，当既往经验与当前情况存在差异，而护理人员却仍然按照自己以往的经验处理问题时，就会阻碍临床护理的正确决策。

3. 个性特征　护理人员的个性特征如自信、独立、公正等都会影响临床护理决策过程。自信独立的护理人员通常能够运用正确的方法做出正确决策，但过于自信独立的护理人员容易忽视在临床护理决策过程中与他人的合作，因而可对临床护理决策产生不利影响。

（二）环境因素

护理人员在临床护理决策过程中会受到周围环境的影响，如物理环境因素包括病房设置、气候等；社会环境因素包括机构政策、护理专业规范、人际关系、可利用资源等。建立和维护良好的护理人际关系有益于临床护理决策。

（三）情境因素

1. 与护理人员本人有关的情境因素　护理人员在决策过程中自身所处的状态，对相关信息的把握程度会影响临床护理决策。一定程度的应激及由此而产生的心理反应能促进个体积极准备，做出恰当的临床护理决策。但是过多的焦虑、应激等会降低个人的思维能力并阻碍决策过程。如护理人员在身体疲惫，注意力难以集中的情况下进行决策，将影响决策的正确性。护理人员应对所处情境中的信息进行深入了解，在临床护理决策中，不受他人影响而自主决策。

2. 与决策本身有关的因素　临床护理决策过程涉及服务对象的症状、体征和行为反应，护理干预及决策周围的物理和环境特征等因素。各种资料和信息之间可能还存在相互干扰，这些因素的数量、因素本身具有的不确定性、因素的变化或因素之间的冲突都决定了决策本身的复杂程度。临床护理决策的复杂程度越高，决策的难度越大。

3. 决策时间的限制　护理工作的性质决定了护士必须快速地进行决策。决策时间的限制促使护士在规定的期限内完成任务。但是时间限制太紧，容易使护士在匆忙之中做出不满意的决策。

四、临床护理决策能力的发展策略

在复杂的临床环境中，对服务对象做出合理的临床护理决策是护理人员重要职责之一。在此过程中，除了应用护理程序等基础的护理框架外，还需培养护理人员评判性思维能力、注重提升循证护理应用能力以及掌握临床护理决策的各种相关技巧和方法。

（一）发展循证护理能力

循证护理（evidence-based nursing，EBN） 又称为实证护理或以证据为基础的护理，是指护理人员审慎、明确和明智地运用当前所获得的最佳的研究证据，与其临床经验、患者的价值、意愿相结合，在某一特定领域作出符合患者需求的临床护理决策过程。循证护理是循证医学在护理专业中的应用，其核心思想是运用现有的最佳证据在护理实践中为服务对象实施最佳护理，是临床护理决策中常用的方法之一。循证护理的广泛应用促使以经验为基础的传统护理向以科学为基础的有证可循的现代护理发展，大大提高了临床护理决策的科学性、可行性及有效性。

循证护理的实践包括明确循证问题、查找证据、评价证据、应用证据和评价证据的应用效果五个步骤。

1. 明确循证问题　循证问题的提出是循证的开始，也是循证实践至关重要的一步。护理人员需要在临床实践中发现并筛选出恰当的、需要研究来解决的问题，并将其特定化、结构化。构建问题时可采用 PICO 的格式，即干预对象/患者、干预措施、对照措施和结局/护理效应。确定要解决的问题有助于明确需要寻找的证据。

2. 查找证据　在明确第一步提出的循证问题后，接下来就需要确定可能覆盖所研究临床问题的数据库，通过网上资源或图书馆等途径查阅文献，选择恰当的检索词，制定检索策略，系统检索文献，以寻找可以回答上述问题的最佳证据。

3. 评价证据　对检索到的文献资料进行质量评价，是循证护理的一个重要环节。在此阶段，护理人员依据科学、规范的评价标准，从文献的内部真实性、临床重要性和适用性等方面进行评价，筛选出研究设计科学严谨、结果推广可行的与某一临床情境密切相关的资料证据。

4. 应用证据　将获得的最佳证据与护理人员自身的临床知识和经验、患者需求与意愿相结合，并根据临床情境，作出最佳临床决策，并应用于临床实践。此过程是护理人员改进工作、提高个人实践水平和研究能力的重要阶段。

5. 评价证据的应用效果　在综合运用证据于护理实践后，必须严密观察服务对象的病情变化以及证据应用的效果，或选择合适的方法或体系对结果进行评价。评价时，要选择客观、合适的方法，以确保将评价结果反馈到护理过程中，并根据反馈及时调整护理措施，总结经验，进一步验证、完善临床证据。

（二）促进临床护理决策能力的其他策略

1. 遵守政策和法规　与诊疗护理工作相关的政策和法规能够为护理人员在法律规定的范围内进行临床护理决策提供依据。护理人员应学习这些政策和法规，特别应注意与服务对象健康问题相关的一些标准，如相关的协议、政策；操作步骤、临床路径，并以此来规范自己的行为，做出更好的临床护理决策。

2. 熟练运用护理程序　在临床护理决策中，提高护理人员运用护理程序的能力和技巧，如在护理评估的过程中，注意形成系统的评估方法，提高评估效率。在对相关问题不了解时，不要盲目行动，应注意积累相关知识，了解服务对象的症状、体征、常见原因和处理方式。

3. 掌握护理常用技术　护理人员只有熟练掌握各项护理操作技能，才能在临床护理决策过程中，既做到协助判断、发现问题，又能有助于寻找备选方案，正确实施护理决策。

4. 注意运用其他资源　在日常的学习和工作中，护理人员应注意学习他人的智慧，多向教师、专家、同学和其他护理人员学习，有意识地训练和提高自己的临床护理决策能力。

知识拓展

牛津医学中心的证据分级与推荐强度

证据具有等级性,高质量的证据指来自设计严密,采取了防止偏倚的措施,确保研究的真实性和科学性的研究结果。目前全球包括我国在内的绝大多数循证实践中心均采纳英国牛津大学循证医学中心(Oxford Center for Evidence Based Medicine)制定的证据分级和推荐强度标准。

2001 年英国牛津医学中心根据证据的来源和研究设计的严谨程度将证据分为 Ⅰ~Ⅴ五级(老五级):Ⅰ级,质量可靠的多个随机对照试验(RCT)的系统评价和 Meta 分析;Ⅱ级,样本含量足够大的设计合理的单个随机对照试验结果;Ⅲ级,前瞻性队列研究或病例回顾或观察;Ⅳ级,无对照的系统回顾或观察;Ⅴ级,专家意见或个例报告。该标准根据证据的性质将证据分为 A~D 4 个推荐级别。

证据的水平由其可靠性决定,而证据的水平又决定了证据的推荐级别。证据的可靠性根据研究设计、方案实施的严谨性、统计方法的应用来衡量。

(高婧 袁群)

扫一扫,测一测

复习思考题

1. 护士小陈,参加工作 1 年,她认为自己已经掌握了护理学相关知识与技能,只要严格按照护理常规操作,就能为服务对象进行有效的护理决策。

(1) 该护士处于护理评判性思维的哪一层次?

(2) 结合该护士的情况,请分析护理评判性思维的构成要素有哪些?

(3) 该护士如何才能提高护理评判性思维的能力?

2. 盛某,女,86 岁,体重80kg。以"突发意识障碍 1 小时入院",患者大小便失禁,不能经口进食,给予鼻饲、留置导尿。请运用临床护理决策程序,提出为患者解决现存的护理问题的具体方案。

笔记栏

PPT 课件

◇◇◇ **第七章** ◇◇◇

护 理 程 序

> **学习目标**
>
> 识记：
>
> 1. 能准确说出护理程序的基本步骤及主要护理工作。
> 2. 能正确列出护理评估资料的来源及主要内容。
> 3. 能准确描述护理诊断的排序原则、制定预期目标及护理措施的要求。
> 4. 能正确说出护理诊断的陈述结构与方式。
> 5. 能正确说出常用的临床护理记录方式。
>
> 理解：
>
> 1. 能用自己的语言解释下列概念：护理程序、护理评估、护理诊断、合作性问题。
> 2. 能够概述护理程序的理论基础。
> 3. 能举例说明护理诊断的类型及组成部分。
> 4. 能正确鉴别护理诊断与合作性问题、医疗诊断。
>
> 应用：
>
> 1. 能正确区分主观资料与客观资料。
> 2. 能运用护理程序开展护理评估，准确收集患者的健康资料。
> 3. 能运用相关标准判断护理诊断、护理目标、护理措施的正误。
> 4. 能运用护理程序对患者健康状况进行评估、诊断，制定计划，实施护理活动。

护理程序是随着医学模式的演进和现代护理学的发展，在多学科理论基础上构建而成的一种科学的工作方法。护理程序的应用，体现了护理工作的科学性、专业性和独立性，是护理学科方法论意识形成的标志。护理程序是临床护理、护理科研及护理教育的基础，并将护理实践、科研和教学有机地结合起来，为护理学向科学化、系统化的方向发展奠定了一定的科学基础。

第一节 概 述

护理程序是在整体护理思想指导下的一种先进的护理工作方法，是在护理工作中不断地将思考与行动相结合的过程。在护理实践中，护理人员运用护理程序收集护理对象的健康信息，分析并确认护理对象的健康问题，制订向护理对象提供帮助的具体措施，实施护理措施，并通过护理对象的态度或行为等改变来评价措施的有效性，评价结果为进一步护理提供依据。

104

一、护理程序的概念和特点

（一）概念

护理程序（nursing process）是指导护理人员以增进和恢复护理对象的健康为目标，所进行的一系列有目的、有计划的护理活动，是一种科学的识别、确认和解决护理对象现存的或潜在的健康问题的工作方法，是一个综合的、动态的、具有决策和反馈功能的思维与实践的过程。"综合的"是指对护理对象的健康问题要从多层面进行认识，处理问题要运用多学科知识；"动态的"是指护理措施应随着护理对象健康问题的不断变化而进行调整；"决策"是指针对护理对象的护理问题决定采取哪些护理措施；"反馈"是指采取措施以后的结果，既可以评价之前的决策，同时也可作为下一步决策的依据。

（二）护理程序的基本步骤

护理程序由评估、诊断、计划、实施和评价5个步骤组成（图7-1）。

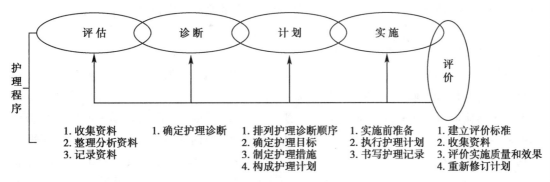

图 7-1 护理程序基本步骤

1. 护理评估　是护理程序的第一步，是采取各种方法和途径收集与护理对象健康有关的资料，并对资料进行分析和整理。

2. 护理诊断　是对评估获得的资料对照诊断标准进行分析和判断，以确认护理对象存在的问题。

3. 护理计划　是为解决护理对象的健康问题而制订的护理工作计划，包括护理诊断排序、确定预期目标、制订护理措施并将其成文。

4. 护理实施　是落实护理计划的具体护理活动，是护理人员按照护理计划，适时地为护理对象提供具体措施的过程。

5. 护理评价　护理实施后，根据护理对象身心的变化结果，与预期目标进行比较，确定目标达到的程度，以指导下一步护理实践。

护理程序的五个步骤相互联系、相互依赖、相互影响，是一个循环往复的过程。例如针对一个护理对象，当其入院后，护理人员应该对其生理、心理、社会、文化等方面的状况和功能进行评估，即全面收集资料；根据资料判断护理对象存在哪些护理问题，即做出护理诊断；围绕护理诊断制订护理计划；之后实施计划中制定的护理措施；并对执行后的效果及护理对象的反应进行评价。护理程序的任何一个步骤出现问题，都将影响其他步骤。

（三）护理程序的特点

1. 科学性　护理程序不仅体现了现代护理学的理论观点，而且运用了系统论、控制论、需要论等其他学科的相关理论作为其理论基础。

2. 系统性　护理程序将护理活动中各个要素以有机的方式组合在一起，使每个要素都在系统中发挥最好的功能状态,并协调一致共同实现护理活动的目标。每项护理任务都是预先安排的系列活动中的一部分,每个护理活动都受到先前护理活动结果的影响,并影响到其后的护理活动。

3. 动态性 护理程序是动态变化的系统。护理程序必须及时地对护理对象的健康状况做出反应,表现为动态的、循环的过程。护理程序的5个步骤常常相互作用、相互交叠,在某些护理情境中,这5个步骤几乎同时开展。

4. 人际互动性 护理人员在应用护理程序的过程中,需要护理对象、护理对象家属和相关医务人员的不断参与和协作,以全面满足护理对象的健康需要。

5. 目标指向性 护理程序中确定了护理目标并选取了与之相适应的护理行动方法,每一位护士都能清楚地知道护理计划,从而使护理对象获得连续性的护理照护,实现其护理目标。

6. 普遍适用性 护理程序是一种护理工作的方法,可以在任何护理情境下使用,不仅可应用于个体护理,还可以应用于群体护理,如社区中的家庭健康护理、社区健康护理等。

二、护理程序的发展历史

1955年美国护理学家莉迪亚·海尔(Lydia Hall)首先提出护理程序的概念,认为护理程序是一种观察、测量、收集资料及分析结果的科学工作方法。继海尔之后,美国护理学家多萝西·约翰逊(Dorothy Johnson)、艾达·奥兰多(Ida Orlando)、欧内斯廷·威登贝克(Ernestine Wiedenbach)等尝试将护理程序描述为三个步骤,但内容各异。约翰逊认为护理程序包括评估、决定及行动;奥兰多认为护理程序包括患者的行为、护士的反应及护理行动有效计划;威登贝克则提出识别、行动及评价三个步骤,首次将评价纳入护理程序中。1967年尤拉(Yura H)和渥斯(Walsh)完成了第一本权威性的《护理程序》教科书,确定护理程序有4个步骤:评估、计划、实施和评价。1973年,克里斯汀·盖比(Kristine Gebbie)在护理程序中加入了护理诊断,将护理程序发展为5个步骤。1977年美国护士协会(American Nurse Association,ANA)发表声明,使护理程序走向合法化。1982年,北美护理诊断协会(North American Nursing Diagnoses Association,NANDA)成立,推动了护理诊断及其分类的精准化、统一化及全球推广与应用。1984年,美国医疗机构认证联合委员会要求医疗机构必须以护理程序的方式记录护理全过程。

三、护理程序的理论基础

护理程序是在吸收多学科理论成果的基础上构建而成,如系统论、信息论、控制论等。这些理论一方面相互联系、相互支持,共同为护理程序提供理论上的支持与解释;另一方面又分别在护理程序实践过程的不同阶段、不同方面发挥独特的指导作用。

(一)系统论

系统论(system theory)是护理学的基本理论基础,对护理实践具有重要的指导作用,它构成了护理程序的基本结构框架,同时促进了整体护理思想的发展,并解释了护理程序的功能和运行过程。

护理程序系统是一个输入、输出和反馈的过程。输入的是护理对象原先的健康状况,通过系统的全面评估和科学决策,制定并实施最佳护理方案,输出的是经护理后护理对象的健康状况,然后评价护理对象目前的健康状况,并将评价结果反馈回系统,以确定护理程序系统终止或继续。

（二）信息论

信息论(information theory)是研究信息的特点、性质和度量的方法,是研究信息的获取、传输、贮存、处理和交换的一般规律的科学。而护理程序是一种科学的解决问题的方法,同样是一个获取、传输、贮存、处理和交换信息的过程,如护患之间可通过传递信息进行交流。因此,信息论在护理程序中具有非常重要的意义。

（三）控制论

控制论(cybernetics)主要研究系统行为的操纵控制和反馈调节,即研究系统在何种条件下处于稳定状态,采取什么措施可使系统稳定,以及如何使系统从一种稳定状态向另一种所期望的稳定状态过渡。

黑箱是控制论中的一个重要概念,指那些既不能打开箱盖,又不能从外部观察内部状态的系统。所谓黑箱方法是不打开黑箱,亦不考察系统的内部结构,而只通过对系统外部的考察,分析系统的输入、输出及其动态过程,通过研究对象的功能、行为,去推断系统的内部结构和机制。将这种方法引用到护理程序中,则护理对象相当于不打开的"黑箱"系统,通过观察其外部功能、行为是否达到预期目标,进行信息反馈,控制调节系统的再输入,直到系统输出的功能、行为达到预期目标。

（四）评判性思维

评判性思维应用于护理程序的全过程。评估阶段的评判性思维技能,如进行可靠性观察,区分有关和无关、重要和非重要资料,核实、组织资料,根据某一理论框架将资料分类。诊断阶段的评判性思维技能,如分析资料的类型和关系,确认护理对象的资料与正常的差距,做出推断。在计划、实施和评价各阶段同样要应用评判性思维技能。

护理程序还引用了其他理论,如需要理论、压力理论、沟通理论等。

四、护理程序对护理实践的指导意义

护理程序是护理学专业化的重要标志,真正体现了护理工作的科学性、专业性和独立性,促进了整体护理的实践发展。护理程序的运用明确了护理工作的范畴和护士角色特征,规范了护士的专业行为,提高了临床护理质量。护理程序在护理实践中的贯彻执行是建立中国临床护理实践标准的基础,同时促进了我国护理与国际护理接轨,使中国护理向国际化迈进。护理程序的应用也推进了护理科研的进步、护理教育的改革、护理管理的标准化的进程。

第二节 护 理 评 估

护理评估(nursing assessment)是运用评判性思维,有组织地、系统地、连续地收集资料,并对资料进行分析及判断的过程。护理评估是整个护理程序的基础,包括收集、整理、分析和记录资料等方面的工作,其根本目的是找出要解决的护理问题。护理评估是一个动态的、循环的过程,是确立护理诊断和提供有效护理措施的基础,也是评价护理效果的参考,贯穿于从入院到出院的全过程。

护理评估主要有四种:初始评估、问题评估、紧急评估以及后期评估(表7-1),它们各有不同的目的,并在不同的时间段运用。评估阶段的工作质量受护理人员的观念、知识、思维及技巧的影响。

表7-1 护理评估的类型

类型	执行时间	目的
初始评估	护理对象进入卫生保健机构后24小时内	明确问题、建立资料库，为后续的护理干预效果的比较提供基线资料
问题评估	在护理照护的全过程中持续进行	确定初始评估所发现的特定问题的现状和发展趋势
紧急评估	护理对象处于任何严重的生理或心理危机时	确定是否有危及生命的问题
后期评估	初始评估后几个月	将护理对象的现状与先前获得的基线资料进行比较

一、收集资料

收集资料是护理人员系统地、连续地收集护理对象健康状态信息的过程，可根据医院设计的患者入院护理评估表（见附录五）进行。资料包括护理对象生理、心理、社会等方面的整体资料，对所收集到的各种资料应进行详细客观的记录。

（一）收集资料的目的

1. 为做出正确的护理诊断提供依据。

2. 为制订护理计划提供依据。

3. 为评价护理效果提供依据。

4. 为护理科研积累资料。

（二）资料的来源

1. 护理对象本人　护理对象本人是资料的主要来源。护理对象只要意识清醒，沟通无障碍，健康状况允许，就应该成为资料的主要来源。通常护理对象可以提供最精确的主观资料，但某些因素可能会影响资料的精确性，如护患沟通时的环境因素或不良情绪状态可能会导致护理对象隐瞒事实。

2. 与护理对象有关的人员　如亲属、同事、朋友等是资料的重要来源。对于婴幼儿、严重疾病、意识障碍、无判断力或昏迷的护理对象，家庭成员或重要关系人可作为主要的信息来源。在严重疾病或紧急状况下，家庭成员可能是护理对象信息的唯一来源。

3. 其他保健人员　包括医生、护士、营养师等健康保健人员。由于评估是一个持续的过程，其他健康保健人员可以提供有关护理对象与健康保健环境接触的方式、对诊断性实验结果的反应等信息。

4. 护理对象的健康记录　包括：①医疗记录：如病史、体检、实验室记录、病程记录和会诊记录等，可以提供护理对象现在和既往的健康状况以及治疗的信息；②其他记录：如营养师、理疗师等其他保健人员所记录的信息，还包括一些护理对象的背景资料。在对护理对象进行评估之前，阅读这些资料，可以避免提问已有答案的问题。

5. 文献资料　回顾与某种疾病相关的护理、医疗以及药学文献可以使资料库更为完善，并给后续的治疗护理建立标准。此外，不同民族、不同文化背景中与护理对象健康生活有关的习俗和宗教信仰方面的资料，能为护士提供可参考的信息。

（三）资料的分类

1. 根据资料的来源，可以把资料分为主观资料和客观资料两大类。

（1）主观资料：指护理对象对自己健康问题的体验和认识，包括护理对象的知觉、情感、价值、信念、态度、对个人健康状态和生活状态的感知。如"我今天感觉头晕、恶心"。主观资料的来源可以是护理对象本人，也可以是护理对象家属或对护理对象健康有重要影响的人。

（2）客观资料：指护士通过观察、体格检查或借助仪器检查等方法获得的有关护理对象健康状态的资料，如患者面色苍白、肺部有啰音、体温 38.5℃ 等。客观资料获取是否全面和准确主要取决于护士是否具有敏锐的观察能力及丰富的临床经验。

2. 根据资料的时间，可以把资料分为既往资料和现时资料。

（1）既往资料：指与护理对象过去健康状况相关的资料，包括既往史、治疗史、过敏史等。

（2）现时资料：指与护理对象现在发生的疾病有关的资料，如生命体征、临床表现和心理社会状态等。

护理人员在收集和分析资料时必须将主观资料和客观资料、既往资料和现时资料结合起来进行分析。

（四）资料内容

1. 一般资料　包括护理对象的姓名、年龄、性别、职业、婚姻状况、文化程度和宗教信仰等。

2. 现在健康情况　包括现病史、主要病情、日常生活状况及自理程度，护理体检情况、实验室检查结果等。

3. 既往健康情况　包括既往史、婚育史、过敏史、家族史、用药史等。

4. 心理方面　包括情绪状态、自我感知、自我概念、角色关系、应激水平与应对能力、个体倾向性、性格特征和价值观等。

5. 社会方面　包括主要社会关系及密切程度、社会组织关系与支持程度、工作学习情况、经济状况与医疗条件等。

（五）收集资料的方法

1. 观察　是护理人员运用自己的感官、知觉获得资料的方法。护理人员接触护理对象就意味着观察的开始，除了观察护理对象的症状、体征以及精神状态外，还须注意观察护理对象的心理反应及所处的环境状况，以便发现一些不明显的、潜在的护理问题。

2. 交谈　护理程序中的交谈是为了特定目的而进行的计划性沟通，是通过与护理对象及其家属交谈，了解护理对象的健康状况，获得护理对象的健康资料。在交谈中，护理人员应注意运用沟通技巧，关心体贴护理对象，与护理对象建立起相互信任的关系。

3. 护理体格检查　护理体格检查是护理人员系统运用视、触、叩、听等技术对护理对象的生命体征和各系统功能状况进行检查而收集资料的方法。护理人员进行护理体格检查的目的是收集与确定护理诊断、制订护理计划等有关护理对象身体状况方面的资料，因此护理体检应有别于医生所做的体格检查。

4. 查阅　包括查阅病历、各种医疗、护理记录以及有关书籍、资料等。

除以上收集资料的方法外，也可以用心理测量及评定量表对护理对象进行心理社会评估。

二、整理资料

整理资料是将所收集到的资料进行分类、核实、筛选的过程。

（一）整理资料的分类

将资料进行整理分类的方法较多，目前常用的有以下几种：

1. 按马斯洛（Maslow）的需要层次论分类

（1）生理需要：包括生命体征、饮食、活动等。如体温 38℃，心率 100 次/min，呼吸 28 次/min，腹痛、腹泻等。

（2）安全需要：对环境的陌生，对手术的恐惧等。如对医院环境不熟悉，夜间睡眠需要开灯，手术前精神紧张，走路易摔倒等。

（3）爱与归属的需要：如想念亲人，希望有亲友来探望，害怕孤独等。

（4）自尊的需要：因疾病导致自卑感等。如护理对象叙述："我现在什么事都干不了了"。

（5）自我实现的需要：如担心住院会影响到工作、学习，疾病会导致无法实现自己的理想等。

2. 按戈登（Gordon）的功能性健康型态分类 功能性健康型态理论框架是美国护理学者戈登于1982年提出的一种护理诊断分类方法，可用于资料的分类，易于掌握和应用。此理论将人的健康状况分成11项型态，在护理评估过程中分别评估11项型态的功能是否有效或正向，如果评估结果是无效或负向则考虑有护理问题的可能，继续进入护理诊断的步骤。11项功能性健康型态包括：

（1）健康感知—健康管理型态：如护理对象对健康知识的知晓、健康行为等。

（2）营养—代谢型态：如饮食、营养状况等。

（3）排泄型态：如排便、排尿、排汗情况等。

（4）活动—运动型态：如日常活动能力、活动量和活动方式等。

（5）睡眠—休息型态：如每日睡眠、休息情况。

（6）认知—感知型态：如个人的舒适感、对疾病的认识、感知能力等。

（7）自我感受—自我概念型态：如个人对自己的能力、同一性、价值取向和情绪状态的认知。

（8）角色—关系型态：如家庭关系、邻里关系、同事、同学之间的关系的状态。

（9）应对—应激耐受型态：对一些变故如生病、丧亲等的反应和适应状态。

（10）性—生殖型态：如对性的态度、月经、生育方面的情况。

（11）价值—信念型态：如护理对象的价值观、宗教信仰、个人的理想等。

3. 按NANDA护理诊断分类法Ⅱ分类 将护理诊断分为13个领域，于是可以将评估资料作为诊断依据，根据相应的护理诊断进行分类。NANDA分类法Ⅱ将护理诊断分为以下13个领域：

（1）健康促进：对健康和功能状态的认识和利用信息获得健康的生活方式/最佳的健康状况的能力。

（2）营养：维持摄入并应用营养素和液体以满足生理需要和健康的能力。

（3）排泄/交换：排除体内废物的能力。

（4）活动/休息：进行必要的/需要的生活活动（工作和休闲）以及获得充分的睡眠/休息的能力。

（5）感知/认知：对来自内部和外部的信息感觉、整合和反应的能力。

（6）自我感知：对自我的认识和整合、调整自我的能力。

（7）角色关系：建立和维持人际关系的方式和能力。

（8）性：满足性别角色需求/特点的能力。

（9）应对/应激耐受性：处理环境变化和生活事件的方式和能力。

（10）生活准则：面对社会、生活中发生的事件的个人观点、行为方式和所遵循的原则。

（11）安全/防护：避免危险，寻求安全的、促进生长的环境的能力。

（12）舒适：控制内部/外部环境以使身心、社会安适的能力。

（13）生长/发育：机体和器官的生长和功能系统的发展完善。

（二）复查核实

保证收集的资料没有错误,对一些不清楚或有疑点的资料需重新调查、确认,补充新资料。

（三）筛选

将所收集的全部资料加以选择,剔除对护理对象健康无意义或无关的部分,以利于集中注意于要解决的问题。

三、分析资料

对所获得的资料进行分类整理,有条理地、有层次地对资料进行分析,分析的主要目的是发现健康问题,为提出护理诊断做准备。

（一）检查有无遗漏

将资料进行整理分类后,要仔细检查有无遗漏,及时补充,保证资料的完整性和准确性。

（二）找出异常

分析资料的目的是发现服务对象的健康问题。将收集到的资料与正常值或与患者健康时的状态作比较,结合基础医学知识、护理学知识、人文社会学知识及个体差异进行综合分析,以发现异常情况,注意并预测潜在性问题。

（三）找出相关因素和危险因素

对于异常资料应进一步找出其相关因素。如中年男性自诉"最近体重不断减轻",护理人员应继续询问护理对象的年龄、食欲和饮食情况、工作情况以及日常活动情况等,从护理对象的诉说中找出原因。有时护理对象无法说出具体原因,护理人员可从客观资料中寻求答案。如护理对象自诉"我最近总感到头晕、浑身无力,但不知道是为什么",护理人员通过化验单查看检验结果,发现护理对象血红蛋白 68g/L,这样就找到了引起异常的原因。至于危险因素,是指护理对象的健康状况目前虽处于正常范围内,但存在着促使其向异常转化的因素,这些因素即为危险因素。找出危险因素可以帮助护理人员预测护理对象之后可能发生的问题,如:偏瘫患者可能发生压力性损伤,因为肢体活动受限是引起压疮的危险因素。

四、记录资料

记录资料是完成评估的最后部分。目前资料记录并无统一格式,一般可根据资料的分类方法,自行设计表格记录,或者在已设计好的护理评估单上进行填写。但无论以何种格式记录,均应符合医疗护理文件书写的要求,记录时注意以下几点:

（一）反映客观事实

应客观记录资料,不带有主观判断和结论。如对睡眠的记录,写"患者睡眠严重不足"就不如记录"睡眠时间 4 小时"和"患者白天感觉疲乏",因为"严重""不足"对不同的人具有不同的含义,是一种主观感觉,应尽量避免使用无法衡量的词语。

（二）使用专业术语

客观资料的描述应使用专业术语,如反跳痛。

（三）完整、及时

对所收集的各种资料都应有所记录,注意记录时应清晰、准确、及时、简洁,避免使用错别字。

（四）记录格式

资料的记录格式应符合以下要求:①能够全面、及时、准确地反映护理对象的情况;②反映不同专科疾病的特点;③简洁清楚、一目了然;④方便记录等。

笔记栏

第三节 护 理 诊 断

护理诊断(nursing diagnosis)是护理程序的第二个步骤,是在评估的基础上运用评判性思维对所收集的健康资料进行分析,从而确定护理对象的健康问题及引起健康问题的原因的过程。

一、护理诊断的概念

护理诊断是关于个人、家庭、社区对现存的或潜在的健康问题以及生命过程反应的一种临床判断。是护理人员为达到预期结果而选择护理措施的基础,这些预期结果是护理职责范围内能够达到的。

从护理诊断的定义可以看出:①护理诊断是一种临床判断;②诊断对象涉及个人、家庭或社区;③诊断的问题包括健康问题以及生命过程的反应,涉及生理、心理、社会文化、发展和精神等各个方面,问题的状态包括现存的或潜在的;④所实施的干预和结果均由护理人员负责。

目前我国尚无统一的护理诊断名称,主要参考 NANDA 制定的护理诊断项目(NANDA-I 2018—2020 护理诊断项目表见附录六)。

📖 知识链接

护理诊断的发展历史

护理诊断的概念于 1950 年由美国护理学家路易斯·麦克迈纳斯(Louise Mchmanus)首先提出,但未得到关注,直到 1973 年,美国护士会出版的《护理实践标准》一书才将护理诊断纳入到护理程序中,并授权在护理实践中使用。同年在美国全国护理诊断会议上,提出了护理诊断的基本框架,并成立了全国护理诊断分类小组,之后,护理诊断开始在护理实践中应用。1982 年 4 月召开的第五次会议因有加拿大代表参加,而将分类小组改为北美护理诊断协会(North American Nursing Diagnosis Association,NANDA)。2003 年 NANDA 为体现护理诊断在全球的广泛应用,更名为 NANDA International(NANDA-I)。NANDA 每两年召开一次会议,增减、修订护理诊断。目前,NANDA-I 2018—2020 护理诊断项目表共 244 项。

资料来源:国际北美护理诊断协会网站:www. nanda. org

二、护理诊断的组成

护理诊断由四个部分组成:名称、定义、诊断依据和相关因素或危险因素组成。

(一)名称

名称(label)是对护理对象健康状况的概括性描述。NANDA 的人类反应形态分类法 Ⅱ 规定护理诊断的名称可由七部分组成,但并不是每个护理诊断都必须包括七部分。

1. 诊断概念 是护理诊断的主要部分,是每个护理诊断必须有的部分,它确定护理诊断在人类反应形态分类法 Ⅱ 中的所属领域和级别。如"营养失衡:低于机体需要量"的诊断概念是"营养"。

2. 诊断对象　是每个护理诊断必须具备的部分,涉及个体、家庭和社区。诊断对象缺如时默认为个体。如"体液不足"的诊断对象是个体,而"家庭执行治疗方案无效"的诊断对象是家庭。

3. 判断　是对护理诊断作限定和具体说明的修饰词。常用的词语有:受损、增加、减少、无效、缺乏、紊乱、功能障碍、过多、增强的趋势等。

4. 部位　指护理问题所涉及的组织器官或相关功能,常用的有皮肤、口腔黏膜、排尿、排便等,如"口腔黏膜受损"。

5. 时间　表示护理问题持续的时间或间隔时间,包括急性、慢性、间断性和持续性,如"急性意识障碍"。

6. 年龄　指个体所处的成长发展时期,如婴儿、青少年等。

7. 诊断状态　表示健康问题是现存的、潜在的、还是健康的。

（二）定义

定义(definition)是对护理诊断名称内涵的清晰、正确的描述和解释,并以此与其他诊断相鉴别。一个护理诊断的确立必须符合其定义特征。有些护理诊断的名称虽然十分相似,但仍可以从定义中发现彼此的差异。例如:"压力性尿失禁"的定义是"个人在腹内压增加时立即无意识地排尿的一种状态","反射性尿失禁"的定义是"个体在没有排泄或膀胱胀满的感觉下可以预见的不自觉地排尿的一种状态"。虽然二者都是尿失禁,但前者的原因是腹内压增高,后者的原因是无法抑制的膀胱收缩。因此,确定诊断时必须认真鉴别。

（三）诊断依据

诊断依据(defining characteristics)是做出该护理诊断的判断标准。诊断依据是护理对象被诊断时必须存在相应的症状、体征以及有关病史资料。对于潜在的护理诊断,其诊断依据是危险因素。

诊断依据根据其在特定诊断中的重要程度分为主要依据和次要依据。①主要依据是指形成某一特定诊断所应具有的一组症状和体征及有关病史,是诊断成立的必要条件。②次要依据是指在形成诊断时,多数情况下会出现的症状、体征及病史,对诊断的形成起支持作用,是诊断成立的辅助条件。如:"体温过高"的主要依据是体温高于正常范围;次要依据是皮肤发红,触之有热感,呼吸加快,心跳加快等。

（四）相关因素或危险因素

相关因素(related factors)是指影响个体健康状况,导致健康问题的直接因素。危险因素(dangerous factors)是指一些能增加个体、家庭或社区护理对象易感性,导致不健康状态的促发因素。常见的相关因素或危险因素来自以下五个方面:

1. 病理生理方面　指与病理生理改变有关的因素,如"体液过多"的相关因素可能是右心衰竭。

2. 心理方面　指与护理对象的心理状况有关的因素,如"舒适受损"可能由疾病后护理对象处于较严重的抑郁状态引起。

3. 治疗方面　指与治疗措施有关的因素(用药、手术创伤等),如"语言沟通障碍"可能是使用呼吸机时行气管插管所致。

4. 情境方面　指环境、情境等方面的因素(陌生环境、压力刺激等),如"睡眠型态紊乱"可能因住院后环境改变引起。

5. 年龄方面　指在生长发育或成熟过程中与年龄有关的因素,如婴儿、青少年、中年、老年各有不同的生理、心理特征。

三、护理诊断的类型

（一）现存的护理诊断

现存的护理诊断（actual nursing diagnosis）是对个人、家庭或社区护理对象目前已存在的健康问题或反应的描述。如"营养失衡：低于机体需要量"。

（二）潜在的护理诊断

潜在护理诊断（risk nursing diagnosis）是对个人、家庭或社区护理对象目前尚未发生的，但有危险因素存在，若不加预防处理，就极有可能发生的健康问题反应的描述。有学者将此类护理诊断翻译为危险的护理诊断。如"有皮肤完整性受损的危险"。

（三）健康的护理诊断

健康的护理诊断（wellness nursing diagnosis）是对个人、家庭或社区护理对象具有的达到更高健康水平潜能的描述。健康的护理诊断目的是强化健康人群的健康行为，帮助健康人促进健康。如"有决策能力增强的趋势"，护士可以指导护理对象坚持参与决策自身健康这一良好行为。

（四）综合的护理诊断

综合的护理诊断（syndrome nursing diagnosis）是指由于某特定情境或事件的存在，由一组可预见的现存的或潜在的护理诊断组成。如虚弱的老年综合征是指一组由机体退行性改变和多种慢性疾病引起机体易损性增加的综合征，主要表现在老年人对应激刺激调节能力减弱，微小事件就可引发生理、心理等方面出现持续不良反应，使日常生活能力下降。

四、护理诊断的陈述

护理诊断的陈述包括三个结构要素。①P——健康问题（problem），即护理诊断的名称，指明了护理对象的健康问题；②S——症状或体征（symptoms or signs），即与健康问题有关的症状、体征；③E——原因（etiology），指引起健康问题的相关因素或危险因素。描述时常用"与……有关"词语连接。

护理诊断常见的陈述方式有三种：①三部分陈述：即PES公式，多用于现存的护理诊断。例如：营养失衡：高于机体需要量（P）：肥胖（S）：与摄入量过多有关（E）。目前，临床上趋向于将护理诊断三部分陈述简化为两部分，即PE，而省略S。②二部分陈述：即PE公式，只有护理诊断名称和相关因素，而没有临床表现。二部分陈述多用于潜在的护理诊断。例如：有皮肤完整性受损的危险（P）：与局部组织长期受压有关（E）。③一部分陈述：只有P，这种陈述方式多用于健康的护理诊断。例如：有决策能力增强的趋势（P）。

五、护理诊断与医疗诊断的区别

明确护理诊断和医疗诊断的区别（表7-2）对区分护理和医疗两个专业，确定各自的工作范畴和应负的法律责任非常重要。临床常见护理诊断内容见附录七。

表7-2　护理诊断与医疗诊断的区别

区别点	护理诊断	医疗诊断
诊断核心	对个体、家庭、社区的健康问题或生命过程反应的临床判断	对个体病理生理变化的临床判断
问题状态	现存的或潜在的	多是现存的
数量和变化	可同时有多个，并随着护理对象反应的变化而不断变化	一病一诊断，一旦确诊不会改变
解决办法	护理干预	药物、手术、放疗等治疗手段
适用对象	个体、家庭、社区	个体
陈述方式	用PES、PE、P陈述	用疾病名称或以原因不明的症状、体征+待查表述

六、合作性问题

（一）合作性问题——潜在并发症

在临床护理实践中,护理人员常遇到一些无法包含在 NANDA 制订的护理诊断中的问题,而这些问题也确实需要护理人员提供护理措施,因此,1983 年琳达·卡尔佩尼托(Lynda Juall Carpenito)提出了合作性问题(collaborative problem)的概念。她把护理人员需要解决的问题分为两类:一类经护理人员直接采取措施就可以解决的,属于护理诊断;另一类需要护理人员与其他健康保健人员尤其是医生共同合作解决的,属于合作性问题(见附录八)。合作性问题是指由于各种原因造成的或可能造成的生理上的并发症,是需要护理人员进行监测,并需要与其他医务人员共同处理以减少其发生的问题。合作性问题的陈述方式是"潜在并发症(potential complication):××××"。例如:潜在并发症:出血性休克。

（二）护理诊断与合作性问题的区别

护理诊断是护理人员独立采取措施能够解决的问题;对于合作性问题,护理人员不需要确定预期结果,也不是护理人员职责范围内能解决的问题。护理人员的主要职责是密切监测病情,发现有并发症的危险征兆或表现立即向医生汇报,由医护双方共同干预处理。

需要注意的是,并非所有并发症都是合作性问题。有些可通过护理措施预防和处理,属于护理诊断;只有护理人员不能预防和独立处理的并发症才是合作性问题。如"潜在并发症:压疮",通过护理人员采取勤观察、勤翻身、勤按摩、勤擦洗、勤整理、勤更换等措施,就能预防其发生。这类问题属于护理问题,并非是合作性问题。而"潜在并发症:胃肠出血",则是合作性的问题,护理人员的主要职责是进行监测,及时发现,以便与医生共同处理。

七、书写护理诊断时的注意事项

1. 应使用统一的护理诊断名称,准确规范,便于护理人员之间交流,规范护理教学,提高临床护理质量。

2. 应贯彻整体护理的原则,包含护理对象的生理、心理、社会各方面现存的和潜在的健康问题。

3. 一项护理诊断只针对一个健康问题。

4. 护理诊断应明确相关因素或危险因素。相关因素应具体且有针对性,应是护理手段能够处理的因素。同一护理诊断由不同因素引起,采取的护理措施也会不同。如"睡眠形态紊乱:与环境改变有关"和"睡眠形态紊乱:与即将手术,心理负担过重有关",前者的护理措施是为患者创造一个安静、舒适的睡眠环境,促进其睡眠;后者是进行健康教育,使患者了解有关手术情况,通过减轻心理负担,解决睡眠问题。

5. 护理诊断"知识缺乏"的陈述方式为"知识缺乏:缺乏××知识"。

6. 避免使用可能引起法律纠纷的语句,如"潜在并发症:出血 与医生手术有关"。

7. 避免价值判断。护理诊断是为了帮助护理对象而非批评护理对象,应避免带有价值判断的护理诊断,如"卫生不良:与懒惰有关"。

第四节 护理计划

护理计划(nursing planning)是护理程序的第三个步骤,是护理人员在评估及诊断的基础上,对护理对象的健康问题、护理目标及护理人员所要采取的护理措施的一种书面说明。

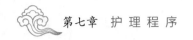

通过护理计划,可以使护理活动有组织、有系统地满足护理对象的具体需要。

护理计划是护理过程中的具体决策过程,是护理人员与护理对象合作,以护理诊断为依据,制定护理目标和护理措施,以预防、缓解和解决护理诊断中确定的健康问题的过程。护理计划从与护理对象刚接触开始,直到因护理对象离开医疗机构终止护理关系而结束。护理计划包括四个方面的内容:①排列护理诊断的优先顺序;②确定预期目标;③制定护理措施;④护理计划成文。

一、排列护理诊断的优先顺序

护理对象会有多个护理诊断,在计划阶段应首先明确解决问题的先后次序。在对护理诊断进行排序时,要考虑护理诊断的紧迫性和重要性,一般情况下,将对护理对象生命和健康威胁最大的问题放在首位,其他的依次排列。护理人员根据问题的轻、重、缓、急确定护理的重点,做到有条不紊地采取行动。

（一）问题的排列

护理问题在优先次序上可分为首优、中优、次优问题。

1. 首优问题（high-priority problem）　又称威胁生命的问题。指直接威胁护理对象生命,需立即解决的问题。如气体交换受损、心输出量减少、气道清除无效、有窒息的危险等问题。急危重患者在紧急状态下,常可能同时存在多个首优问题。

2. 中优问题（medium-priority problem）　指虽然不直接威胁护理对象的生命,但对其身心造成痛苦,严重影响健康的问题。如压力性尿失禁、躯体移动障碍、慢性疼痛、体温过高、睡眠型态紊乱、有受伤的危险、焦虑、恐惧等问题。

3. 次优问题（low-priority problem）　指那些个体在应对发展和生活变化时所产生的问题,虽与特定的疾病或其预后不直接相关,但同样需要护理人员给予帮助,使护理对象达到最佳健康状态。如从事娱乐活动减少、肥胖、疲乏、精神困扰等。

（二）护理诊断的排序原则

1. 优先解决危及护理对象生命的问题。按马斯洛的人类需要层次理论,先解决低层次问题,后解决高层次问题,必要时适当调整。如在需要解决的各种护理问题中,应将对生命构成威胁的生理方面问题作为首优问题,且对氧气的需要优先于对水的需要,对水的需要优先于对食物的需要等。

2. 在与治疗、护理原则无冲突的情况下,优先解决护理对象主观迫切需要解决的问题。因此如果可能,护理对象应参与到诊断排序的过程中。

3. 分析护理诊断之间是否存在相互关系,应先解决问题产生的原因,而后再考虑由此产生的结果。即如果问题 A 是构成问题 B 的相关因素,则应先解决问题 A。

4. 排列的护理诊断顺序在护理过程中不是固定不变的,随着病情变化和治疗护理的进展,威胁生命的问题得以解决,生理需要获得一定程度的满足后,中优或次优问题可以上升为首优问题。

5. 不要忽视"潜在的护理诊断"和"潜在并发症",应根据性质决定其序列。如外伤患者有"潜在并发症:出血性休克"的问题。尽管问题尚未出现,但一旦出现就可能危及生命,因此应列为首优问题,需要护士立即采取措施或密切监测。

二、确定预期目标

预期目标（expected outcome）也称预期结果,指护理对象通过接受护理照顾之后,期望能够达到的健康状态或行为、情感等的变化,也是护理效果评价的标准。预期目标是护患双方针对护理诊断共同提出的,每个护理诊断都应有适合护理对象并且可行的护理目标。

（一）目标的种类

根据实现目标所需要的时间可分为短期目标和长期目标。

1. 短期目标(short-term goals) 指在相对较短的时间(一般指一周内)内可以达到的目标。适合于住院时间较短、病情变化较快者。例如:"3 日内患者可以下地独立行走 10 米","用药 2.5 小时后患者自述疼痛消失"等都是短期目标。

2. 长期目标(long-term goals) 指需要相对较长时间(数周、数月)才能实现的目标。可以分为两类:一类是需要护理人员针对一个长期存在的问题采取连续性行动才能达到的长期目标,例如,一个长期卧床的护理对象需要护理人员在整个卧床期间给予精心的皮肤护理以预防发生压力性损伤,长期目标可以描述为"卧床期间皮肤完整无破损";另一类是需要一系列短期目标的实现才能达到的长期目标,例如:"半年内体重减轻 12 千克"最好通过一系列短期目标来实现,可以定为"每周体重减轻 0.5 千克"。短期目标的实现使人看到进步,增强实现长期目标的信心。

（二）目标的陈述方式

护理目标的陈述公式为:主语+谓语+行为标准+时间、条件状语。

1. 主语 指护理对象,包括患者、孕妇、产妇、患者家属等,也可以是护理对象的生理功能或机体的一部分,如护理对象的皮肤、体重。虽然有时在目标陈述中会省略主语,但句子的逻辑主语一定是护理对象。

2. 谓语 指护理对象将要完成且能被观察到的行为动作。

3. 时间状语 指护理对象完成该行为动作所需要的时间限定。

4. 条件状语 指护理对象完成该行为动作所必须具备的条件状况。

5. 行为标准 指护理对象完成该行为动作所要达到的程度。

举例:

目标 1	2 日内	患者	能拄拐杖	行走	50m
	时间状语	主语	条件状语	谓语	行为标准
目标 2	住院期间	患者的皮肤	保持	完整、无破损	
	时间状语	主语	谓语	行为标准	

（三）目标的陈述要求

1. 目标以护理对象为中心 目标应反映护理对象经过护理后的变化,是护理活动的结果,而非护理人员的行为或护理活动本身。因此,目标的主语应是护理对象或护理对象的生理功能或患者机体的一部分。如患者能自行在病区内活动 10 分钟。

2. 目标应具有针对性和单一性 每个目标都应明确针对一个护理诊断,并只能提出一种行为反应,即一个目标中只能出现一个行为动词,否则难以评价。如三日内患者能学会有效咳嗽。但是一个护理诊断可以有多个护理目标。如便秘:与痔疮引起的疼痛有关。可制定的目标包括:目标 1:2 日内患者学会排便时减轻疼痛的技巧。目标 2:4 日内患者主诉排便时疼痛减轻。目标 3:7 日内患者能每天排便一次。

3. 目标应具有可行性 护理目标应与其他专业人员的治疗相一致。如在医嘱要求卧床三周的情况下,就不宜要求患者在卧床期间下床行走。同时在确定目标时必须对护理对象、环境、资源进行全面评估,以保证制定的目标是有可能达到的。如上消化道出血患者存在"活动不耐受"的护理诊断,但目标要求"一周后爬五楼不感到心慌、气短"是不现实的,也是不可行的目标。

4. 目标应具有可评价性 预期目标应可测量或可观察,行为标准应尽量具体,避免使

笔记栏

用"增加""了解""正常"等含混不清、不明确的词。如3天后患者排便正常改为"3天后患者每日排便一次且不费力"。

5. 目标应具有时限性 每个目标都应有实现目标的时间限定,为确定何时评价提供依据。

6. 目标应具有互动性 应让护理对象参与目标的制定,确保护患双方在护理的方向和实现目标的时限上达成共识,使护理对象主观上愿意积极配合。护理对象参与得越多,目标实现的可能性就越大。特别是与自尊、家庭和沟通有关的护理问题,必须有护理对象的积极参与和合作才能解决。

7. 有关潜在并发症的目标 潜在并发症属于合作性问题,对其观察是护理活动范畴内的,因此,潜在并发症的护理目标是:并发症被及时发现并得到及时处理。

三、制定护理措施

护理措施(nursing interventions),也可称护理干预,是护理人员帮助护理对象实现预期目标的护理活动和具体实施方法,规定了解决健康问题的护理活动方式与步骤。制定护理措施的过程是一个决策的过程,护理人员应运用评判性思维,并将护理对象的资料与自身专业知识和实践经验加以综合,来选择最有利于实现预期目标的护理措施。

(一)护理措施的类型

依据不同的分类方法,可将护理措施分为不同的类型。目前常用的是按照措施的性质或措施解决问题的领域来分类。

1. 按措施的性质分类 可分为独立性护理措施、依赖性护理措施和合作性护理措施。

(1)独立性护理措施:也可称为护嘱(nursing order),是护理人员不依赖医嘱,而是运用科学的护理知识和技能独立进行的护理活动。如为护理对象实施护理教育、观察病情变化、提供心理支持等。

(2)依赖性护理措施:是护理人员遵照医嘱或特定治疗方案实施的护理活动。例给药、静脉输液等。

(3)合作性护理措施:又称相互依赖性护理措施,是需要护理人员与其他健康保健人员共同合作实施的活动。如护理人员与营养师一起讨论制订护理对象的饮食营养计划。

2. 按处理问题的领域分类 1992年美国护理学者McCloskey和Bulechek出版了《护理措施分类》(Nursing Intervention Classification,NIC),目前已修订六版。该分类法依据措施所处理的问题类别将护理措施分为基本生理、复杂生理、行为、安全、家庭和保健体系6个领域、26个类别共336个措施。每个护理措施都有名称、定义、一组护理行为和一个简短的背景说明列表组成。该分类为护理活动提供了标准化语言,而且所有的护理措施都与NANDA的护理诊断名称相联系,每个护理诊断都有几个相对应的护理措施,护理人员就可以根据护理对象的护理诊断、对护理对象的了解,选择最适合的护理措施(见附录九)。NIC的应用也便于计算机处理分析资料,有助于护理研究和推进护理知识的发展。

(二)护理措施的内容

主要包括病情观察、基础护理、专科护理、检查及手术前后护理、心理护理、功能锻炼、健康教育和执行医嘱等。

(三)制定护理措施的要求

1. 护理措施应具有针对性 护理措施应针对预期目标,一个护理目标可通过几项护理措施来实现,按主次、承启关系排列。

2. 护理措施应切实可行 制定措施时应考虑:①护理对象的具体情况,措施应适合护理对象的年龄、体力、病情、认知水平和改变自己目前健康状况的愿望;②医院、病区现有的条件,设施、人员的数量和技术水平等。

3. 护理措施应明确、具体 护理措施必须具有可操作性,如指导患者低盐饮食,应注明每日摄盐 2~3g(即相当于矿泉水瓶盖的 1/2 量)。一项完整的护理措施应包括日期、具体的内容、用量、执行的方法、执行的时间和签名。

4. 护理措施应保证患者安全 所实施的护理措施应考虑护理对象的病情和耐受能力,如肢体的活动锻炼等应循序渐进,使其乐于接受,避免损伤。

5. 护理措施应有科学依据 护理措施的科学依据可以来源于医学基础知识、行为科学知识、社会科学知识等。禁止将无科学依据的措施用于护理对象。

6. 护理措施应与医疗工作协调一致 护理措施应与其他医务人员的措施相一致,因此在制定护理措施时应与其他医务人员相互协商,达成共识。

7. 应鼓励护理对象参与制定护理措施 护理措施的执行需要有护理对象的良好合作,因此,鼓励护理对象及其家属参与护理措施的制定过程,有助于他们理解护理措施的意义和功能,更好地接受、配合护理活动,从而获得护理措施的最佳效果。

四、护理计划成文

护理计划(nursing planning)是将护理诊断、预期目标、护理措施按一定的格式记录下来。各医院的护理计划单格式不完全相同,通常包括日期、护理诊断、预期目标、护理措施、效果评价、护士签名等内容。护理计划一般都制成表格形式称为护理计划单。

1. 个体化的护理计划单 针对护理对象的具体情况,制定个体化的护理诊断、目标和措施,并书写成文(表7-3)。这种护理计划是护士根据患者的健康状况,运用所学的专业知识,为患者提出的个体化护理方案。其优点是针对性更强,而缺点是需要花费较多时间书写,对于专业知识不够丰富的护士来说也不易掌握。因此,这种护理计划多用于护理教学查房。

表 7-3 护理计划单

姓名:赵×× 性别:女 年龄:58 岁 科别:心内科 床号:501-03 病案号:00412966

开始日期	护理诊断	护理目标	护理措施	效果评价	停止日期	签名
2020-09-10	睡眠型态紊乱:与环境改变有关	1. 当日患者能说出至少 2 种促进睡眠的方法	1. 做好健康教育。 2. 鼓励患者说出适合自己的促进睡眠的方法。	患者能说出 3 种促进睡眠的方法	09-11	王××
		2. 3 日内患者主诉已能充足睡眠,表现出睡眠后精力充沛	1. 帮助患者熟悉医院环境及病友。 2. 保持睡眠环境安静、温湿度适宜,被盖舒适。拉上窗帘,使用壁灯。 3. 尽量满足患者入睡习惯和入睡方式。 4. 有计划安排好护理活动,避免干扰患者睡眠。	能保证充足睡眠	09-13	王××

2. **标准护理计划单** 是护理专家针对临床常见病和多发病制定的,内容包括该病种常见护理诊断,及每种护理诊断对应的护理目标和护理措施,并用统一的形式书写(表7-4)。目前随着护理信息系统在临床的应用,标准护理计划也逐渐趋向于计算机化。护士通过点击相应疾病名称,系统就会呈现该病种的标准护理计划。护士以此为标准,根据患者的健康状况,勾选出与患者有关的护理诊断、预期目标和护理措施,注明日期并签名。同时可以增添此病种标准护理计划中未包括的护理诊断、护理目标及护理措施。确定后即可生成个体化护理计划,并保存在系统中。随着患者病情变化,护理诊断及其护理措施可随时增加或停止。这种护理计划的优点是不仅缩短了护士书写时间,减轻工作负担,又能帮助护士快速和较为全面地做出书面护理计划,较适合临床实际。其缺点是使护士容易关注可预测的共性问题,而忽略患者的个体化护理,缺乏全面思考及独立决策的功能,甚至完全依赖标准护理计划。因此,护士在计划阶段应先独立思考,做出判断和决策后,再对照标准计划。

表7-4 慢性阻塞性肺疾病标准护理计划单

护理诊断	预期目标	护理措施
□ 清理呼吸道无效:与分泌物增多且黏稠,不能有效咳嗽有关	□ 患者能有效咳出痰液 □ 保持呼吸道通畅	□ 注意观察痰液的色、质、量、味,并做好记录 □ 指导并协助患者进行有效的咳嗽、咳痰 □ 每1~2小时翻身一次,并给予拍背,协助痰液排出 □ 鼓励其多饮水 □ 遵医嘱给予超声雾化吸入 □ 给予体位引流,促进排痰 □ 必要时吸痰 □ 遵医嘱正确使用抗生素,以控制肺部感染。 密切观察药物的疗效与副作用
□ 气体交换受损:与通气不足、气道阻塞有关	□ 维持理想的气体交换,表现为动脉血气分析值正常	□ 保持室内空气新鲜,每日通风2次,每次15~30分钟 □ 取半坐位,有利于呼吸和咳痰,从而减轻呼吸困难 □ 遵医嘱低流量吸氧1~2L/min,定时观察鼻导管是否畅通 □ 鼓励患者训练缩唇呼吸以及腹式呼吸,保持呼吸道畅通 □ 遵医嘱给予超声雾化吸入 □ 给予体位引流,促进排痰 □ 协助患者翻身拍背,促进痰液排出,以利于恢复呼吸 □ 要保持大便通畅,多吃蔬菜水果,含纤维丰富的食物,避免摄入产气食物,以免腹胀加重呼吸困难
□ 活动无耐力:与呼吸困难、氧供需失衡有关	□ 患者活动时呼吸、心率正常,无不适感	□ 评估和记录患者对所有活动的耐受水平,患者活动过程中有无心悸、气闷、头晕等出现 □ 在患者活动耐力范围内,鼓励患者自理 □ 病情较重者卧床休息,加强基础护理 □ 日常用品置于患者容易取放的位置 □ 加强营养,给予高热量、高蛋白、高维生素饮食 □ 制订个体化的锻炼计划,如练太极拳、八段锦,做体操,步行等
……	……	……

护理计划明确了护理对象健康问题的轻重缓急及护理工作的重点,确定了护理工作的目标,制订了实现预期目标的护理措施,为护理人员解决护理对象健康问题,满足护理对象健康需要的护理活动提供了行动指南。

笔记栏

第五节 护 理 实 施

护理实施(nursing implementation)是护理程序的第四个步骤,是将护理计划付诸实施的过程。通过实施,可以解决护理问题,并可以验证护理措施是否切实可行。实施阶段,不仅需要护理人员具备丰富的专业知识,还需要护理人员具有熟练的操作技能、良好的人际沟通能力、关心体贴护理对象,才能保证护理计划协调进行,使护理对象得到高质量的护理。

护理实施的内容包括:①实施护理计划内的护理措施;②执行医嘱;③为护理对象及家属提供健康咨询,进行健康教育,以促进护理对象及其家庭和护理人员之间的人际互动,指导他们共同参与护理计划的实施活动;④及时评估计划实施的质量、效果,观察病情发展变化,处理突发急症;⑤继续收集护理对象的资料,及时、准确完成护理记录,不断补充、修订和完善护理计划;⑥与其他医务人员保持良好的关系,做好交班工作。

护理实施的方法包括:①护士直接为护理对象提供护理;②与其他医护人员合作;③教育护理对象及其家属共同参与护理。

一、实施前的准备

(一)实施前的思考

1. 做什么(what) 回顾已经制订好的护理计划,保证护理计划的内容是科学的、合适的、安全的、符合护理对象目前情况。然后组织所要实施的护理措施,以便每次接触护理对象时可以根据计划有顺序地执行数个护理措施。

2. 谁去做(who) 确定护理措施是护理人员自己做,还是与其他医务人员共同完成,需要多少人。一旦护理人员为护理对象制订好了护理计划,计划可由下列几种人员完成:①护理人员本人,由制订护理计划的护理人员将计划付诸行动。②其他医务人员,包括其他护理人员、医生和营养师。③护理对象及其家属,有些护理措施,需要护理对象及其家属参与或直接完成。

3. 怎么做(how) 实施时将采取何种技术和技巧,并回顾技术操作、仪器操作的过程。如果需要运用沟通交流,则应考虑在沟通中可能遇到的问题,可以使用的沟通技巧。

4. 何时做(when) 根据护理对象的具体情况、健康状态,选择执行护理措施的时间。

5. 何地做(where) 确定实施护理措施的场所也十分必要,对于涉及护理对象隐私的操作,更应该注意环境的选择。

(二)再次评估护理对象

护理对象的情况是在不断变化的,因此在实施前应该进行再评估,如果护理对象的情况发生了变化,必须修改护理计划。

(三)审阅修改计划

如果发现计划不符合护理对象的实际情况,应及时予以修改。评估护理对象的情况变化和修改护理计划是贯穿于整个护理计划实施过程的。

(四)分析实施计划所需要的护理知识与技术

包括实施护理计划所需要的专业知识、认知技能、人际交流技能、操作技能,如果存在欠缺,应及时补充,可通过查阅有关资料,请教专业人员或请求协助来完成。

(五)预测可能会发生的并发症及预防措施

护理人员应凭借自己的专业知识和工作经验,充分评估、预测实施计划过程中可能存在的危险因素和可能发生的并发症,并采取必要的预防措施。

(六)组织实施计划的资源

资源包括完成计划所需要的设备、物品、人员数量及其能力要求、配置方式;所需要的环境条件和时间等。

从理论上讲,实施是在护理计划制定之后,但在实际工作中,特别是抢救危重患者时,实施常先于计划之前。此时护理人员往往根据患者情况,认真思考,在头脑中形成应对紧急情况时的初步护理计划,立即采取护理措施,事后再书写完整的护理计划。

二、实施

实施护理计划的过程是护理人员运用观察能力、沟通技巧、合作能力和应变能力,娴熟地应用各项护理操作技术的过程。在这个过程中,护理人员要与其他医护人员相互协调配合,还要充分发挥护理对象及家属的积极性,鼓励他们积极参与护理活动;同时密切观察执行计划后护理对象的反应,有无新的问题发生,及时收集资料,迅速、正确处理一些新的健康问题与病情变化。

三、实施后的记录

护理记录是护理实施阶段的重要内容。护理管理者提倡在临床实践中使用具体而统一的护理实践及程序表格,护理人员只需记录护理中所遇到的特殊问题。然而,这种方法有一定的法律争议,认为如果在表格中没有相应的记录,就证明护理人员没有做相应的工作。因此,医院及其他的健康机构要求护理人员认真、详细、完整地记录护理过程。

(一)记录目的

1. 利于其他医护人员了解护理对象的健康问题及其进展情况。

2. 作为护理工作效果与质量检查的评价依据。

3. 为护理科研提供资料、数据。

4. 为处理医疗纠纷提供依据。

(二)记录内容

包括所采取治疗和护理措施;实施护理措施后护理对象和家属的反应及护理人员观察到的效果;护理对象出现的新的健康问题与病情变化;护理对象身心需要及其满足情况;各种症状、体征,器官功能的评价;护理对象的心理状态等。

(三)记录格式

护理记录的方式有多种,比较常用的是 PIO 格式和 SOAPE 格式。

1. PIO 或 PIE 格式 P(problem)护理问题,I(intervention)护理措施,O(outcome)护理结果,E(evaluation)护理评价。PIO 护理记录单见附录十。

2. SOAPIE 格式 S(subjective data):主观资料,即护理对象的感觉、主诉,如头痛、乏力等;O(objective data):客观资料,即护理人员观察、检查的结果,如生命体征、化验报告等;A(assessment):估计,指护理人员对上述资料的分析、解释及对问题的判断;P(plan):计划,指护理人员为解决护理对象的问题所采取的措施;I(intervention):护理措施;E(evaluation):评价,即采取护理措施后的效果。

(四)记录的要求

护理记录要求简明扼要、及时准确、客观完整,不得提前记录,防止漏记,以避免重复实施相同的措施。

第六节 护 理 评 价

护理评价(nursing evaluation)是护理程序的最后一个步骤,是将实施护理计划后得到的护理对象健康状况的信息与预定的护理目标逐一对照,依照评价标准对护理人员执行护理程序的效果、质量做出评定的过程。评价过程是护理人员运用评判性思维对护理活动的过程和结构进行评判的过程,它贯穿于护理全过程。

一、评价方式

护理评价虽然是护理程序的最后步骤,但是并不代表必须到护理的最终阶段才能评价。实际上,从收集资料开始评价就贯穿始终。按评价时间可分为:

（一）及时评价

护理人员实施护理程序的每一个步骤或每一项护理措施后,根据护理对象的反应及病情变化进行评价。

（二）阶段评价

护理人员进行了一个阶段的工作之后进行的评价。如同级护理人员互评、护士长的定期查房等。

（三）最终评价

护理对象出院、转科或死亡后的总体评价。由此可见,评价过程贯穿于护理程序的始终。

二、评价过程

（一）建立评价标准

评价标准应具体、客观、可测量。护理评价主要针对预期目标,即判断护理效果是否达到计划阶段所确定预期目标。因此,预期目标既可作为收集患者反应的指南,又可以作为评价护理效果的标准。

（二）收集资料

根据评价标准和评价内容收集各类主、客观资料。

（三）评价预期目标是否实现,并分析原因

1. 对照检查　对照各项评价标准,衡量目标实现程度及各项工作达标情况。目标实现程度大致分为三种水平:①目标完全实现;②目标部分实现;③目标未实现。

例如:预期目标为"患者1周内体重下降3kg",1周后的评价结果可能为:

患者1周后体重下降3.2kg,无不适感——目标完全实现。

患者1周后体重下降2kg——目标部分实现。

患者1周后体重增长1kg——目标未实现。

2. 分析、确定目标未实现的原因　对目标未实现部分及未达标的工作内容进行分析讨论,发现目标未实现的原因。对目标未实现的原因通常可从以下几个方面进行分析:①所收集的资料是否真实、正确、全面;②所做出的护理诊断是否正确;③所制定的目标是否具有针对性,切实可行;④所采取的护理措施是否具有针对性,是否有效,执行过程是否出现偏差;⑤护理对象的病情是否发生了变化;⑥护理对象及其家属是否合作。

（四）重新修订护理计划

根据分析的结果,对护理计划进行修订。修订通常有以下方式:

1. 停止　对已实现的护理目标和已解决的问题,停止原有的护理措施。

2. 继续　护理目标正确,护理问题有一定程度改善,但未彻底解决,继续执行计划。

3. 取消　原有的潜在护理问题未发生,危险性不存在了,可取消相应诊断、目标、措施等。

4. 修订　对目标未实现或部分未实现,护理对象健康问题仍然存在的,应重新收集资料,分析目标未实现的原因,修正不适当的诊断、目标或措施。对出现的新问题,在再收集资料的基础上做出新的诊断和制定新的目标与措施,进行新一循环的护理活动,直至最终达到护理对象的最佳健康状态。

护理程序作为一种科学的工作方法和指导框架,无论对个人、家庭、社区护理,还是对护理临床实践、护理管理、护理教育、护理科研等都起到了积极的作用。作为护理人员必须掌握和运用这一科学的工作方法,促进护理学科和护理专科的快速发展。

知识拓展

护理结局分类系统

护理结局分类系统(nursing outcomes classification,NOC)是20世纪90年代由美国护理学者约翰逊(Johnson M)和马斯(Mass M)等人研发,用于量化评价护理措施效果的一套标准化专业语言,用于监测疾病的各个阶段或经过一段时间护理后的结局。2006年由吴袁剑云博士担任主译的《护理结局分类》正式出版,将护理结局分类系统引进中国。目前护理结局分类第五版(英文版)从功能、生理、心理、知识和行为、感知、家庭和社会等7个领域、32个类别、490个结局测量护理干预效果。每个结局包含更具体的评价指标,采取Likert 5级分类法,量化个体结局或指标的状态,从1到5表示从不太理想的状态到最理想的状态。作为一种客观、实用的标准化护理语言,护理结局的研究主要集中在北美地区,在我国尚未广泛应用,学者的研究多集中于本土化研究、量表研制、模型构建及横断面调查等。

案例分析

案例:患者,男,38岁,以左上腹疼痛伴恶心呕吐12小时就诊。该患者由于工作压力,心情不好,睡眠差,于昨晚饮酒,午夜出现上腹隐痛,2小时后疼痛加剧,持续性呈刀割样,并向左腰背部放射,伴恶心,呕吐物为胃内容物及黄绿苦水,无虫体及咖啡样物,吐后疼痛仍不缓解,急诊以急性胰腺炎入院。既往健康,护理体检:T:36.8℃,P:80次/min,BP:120/75mmHg,神志清楚,急性痛苦面容,面色苍白,辗转不安,大汗淋漓,皮肤巩膜无黄染,心肺检查正常,左上腹轻度压痛,无肌紧张及反跳痛,移动性浊音阴性,肠鸣音无亢进及减弱,辅助检查:血淀粉酶512U(苏氏法),患者对该病完全不了解。

问题:请根据护理程序的各步骤要求制订护理计划。

分析:

1. 护理评估:收集、整理资料,列出有待进一步评估的资料。该患者重点收集既往史、饮食习惯、生命体征、疼痛、体液、组织灌注量等资料。

2. 确定护理诊断:分析资料,提出主要的护理诊断并进行排序。

(1) 疼痛:与胰腺及其周围组织炎症、胆道梗阻有关

(2) 有体液不足的危险:与呕吐,禁食有关

(3) 潜在并发症:胰腺脓肿

(4) 知识缺乏:缺乏疾病防治及康复相关知识

3. 制订护理计划:根据护理诊断,列出目标、护理措施,按规范书写。

(1) 护理目标:①疼痛减轻或得到控制;②体液得以维持平衡;③并发症得到预防、及时发现和处理;④掌握疾病相关知识。

(2) 护理措施:禁食、胃肠减压,止痛;补液护理;维持营养素供给;心理护理;用药指导;并发症的观察等。

(王汕珊 王东梅)

复习思考题

1. 简述护士在护理评估过程中应从哪些方面收集资料。

2. 讨论护理诊断、医疗诊断和合作性问题的区别。

3. 病例分析:患者,女,73 岁,因慢性咳喘 12 年,下肢间断水肿 1 年,咳大量黄痰,情绪低落,伴嗜睡 1 天入院。查体:T:37. 2℃,P:138 次/min,R:20 次/min,血压正常,轻度嗜睡,口唇发绀,两肺有干湿性啰音,心律齐,未闻杂音,腹部(-),下肢及腰骶部无水肿,膝反射正常,巴氏征(-)。血白细胞计数正常,胸片未见炎性阴影。

根据上述资料,请针对患者存在的健康问题列出 2~3 个护理诊断,并就其中一项护理诊断制订护理计划。

◈◈◈ **第八章** ◈◈◈

护 理 理 论

📝 **学习目标**

识记：
1. 能正确复述护理理论的概念。
2. 能正确复述护理理论的分类。

理解：
1. 能正确解释奥瑞姆的自护缺陷理论、罗伊的适应模式、纽曼的系统模式和科尔卡巴的舒适理论的基本内容。
2. 能正确比较奥瑞姆的自护缺陷理论、罗伊的适应模式、纽曼的系统模式和科尔卡巴的舒适理论对护理四个基本概念的论述。

应用：
1. 能正确运用护理理论解释护理现象。
2. 能正确运用护理理论指导护理实践。

护理学作为一门独立的学科，除了引用其他学科的理论外，还必须建立自己独特的理论体系，以便能够系统地解释和说明护理学领域内的现象、事实以及它们之间的关系，指导护理实践。护理理论体系是由特定的科学原理、科学概念以及对这些原理和概念的严密论证所组成的知识体系，是在护理实践中产生并经过护理实践检验的理性认识体系。学习护理理论不仅可以帮助护理人员从专业的角度明确护理实践的理论基础，还可以指导护理人员更好地进行护理实践，促进护理专业的发展。

第一节 护理理论概述

护理学专家们有一个共识，只有应用理论才能使护理学成为一门独立的学科和专业。在护理理论发展之前，护理实践被认为是简单的执行医嘱。正是护理理论定义和澄清了护理和护理实践的目的，设定专业界限，使护理与其他专业区分开来。经过护理学者不断的探索，逐步形成了护理学自身的理论体系。

一、护理理论的概念

（一）护理理论的界定

护理理论（nursing theory）是对护理现象及其本质的规律性认识，用以描述护理学科的现象，解释现象之间的关系，预测护理实践的结果或说明护理事实。例如描述或解释什么是环境,什么是照护等。护理理论由一组相互关联的概念、定义、概念间的关系、假设和观点等组成。

（二）理论与概念模式

在相关文献中,经常看到理论和概念模式(conceptual model),这两者在抽象程度上有一定的差别。概念模式是以简洁的方式组织起来的一组相互关联的概念、观点和现象,包含的概念比较抽象,概念间的联系未被充分证实,因此所描述的现象较为宏观、模糊而欠透彻。理论中的概念比较具体,包含完整的概念定义,各概念间关系较为明确,对现象的描述深入而透彻,容易理解。可见概念模式比理论更抽象,结构更松散,是理论发展的早期形式。护理学是一门比较年轻的学科,其理论体系发展得还不够完善,护理理论界还未对这些相关概念做明确统一的定义,所以,多数护理理论还只是属于概念模式范畴。

二、护理理论的发展过程

护理理论的发展受当时政治、社会、文化、科学和哲学思潮等因素的影响,经历了由浅入深、由简单到复杂、由片面到全面的发展过程,主要经过了以下几个阶段:

（一）南丁格尔阶段（19世纪50年代—20世纪初）

南丁格尔是第一个现代护理理论家,在克里米亚战争的护理实践中,她建立了护理环境学说。南丁格尔认为护理的核心是为伤病者创造良好的休养环境,主要是建立良好的物理环境(如适宜的温度、良好的通风、清洁的饮水和饮食等),同时也提及社会心理环境的重要性。南丁格尔的护理环境学说一直是护理实践的重要理论依据,也为护理理论的发展奠定了良好的基础。

（二）借鉴其他学科理论阶段（20世纪50—60年代）

在南丁格尔创建护理环境学说之后的100多年中,护理理论的发展处于停滞状态。直到20世纪50年代,美国护士的严重短缺引起了美国联邦政府的重视,开始进行护理研究生教育,培养从事护理管理和教学的人员。许多其他专业的博士项目,如哥伦比亚大学教育学院,开始向护理专业人员提供研究生教育。由于护士获得的是非护理博士学位,受其他学科的影响,通过借鉴教育学、社会学和心理学等学科的理论来指导护理实践。该时期的代表性人物及理论有希尔德加德·佩普劳(Hildegard Peplau)的人际关系模式和维吉尼亚·韩德森(Virginia Henderson)的护理功能模式等。

到20世纪60年代,护理学专家们开始着重发展护理专业理论,主要探讨护理的定义,描述护理的社会目的,解释护士如何发现影响疾病和健康的因素。在这一时期,护理理论的发展深受蒂科奥弗(Dickoff)、基姆(James)及威登贝克(Wiednebach)的影响。这三位哲学家是耶鲁大学的教师,于1967年提出了护理理论的定义和发展护理理论的目的,成为护理理论发展史上的一个重要里程碑。这时期的代表人物及学说有艾达·奥兰多(Ida Jean Orlando)的动态护患关系学说,欧内斯廷·威登巴奇(Ernestine Wiednebach)的临床护理帮助艺术学说,迈拉·莱温(Myra Estrin Levine)的守恒模式等。

（三）护理理论加速发展阶段（20世纪70年代—80年代初）

到了20世纪70年代,护理专业被认为是一门学科,护理实践向着以服务对象为中心,以理论为依据的方向发展。护理学专家们对护理的本质、护理对象、环境和健康等护理的基本要素达成了一致。护理理论和概念模式得到迅速发展,代表人物及理论包括:玛莎·罗杰斯(Rogers)的整体护理模式,贝蒂·纽曼(Betty Neuman)的系统模式,多萝西娅·奥瑞姆(Dorothea Elizabeth Orem)的自护缺陷理论,卡莉斯塔·罗伊(Sister Callista Roy)的适应模式,吉恩·华生(Jean Watson)的关怀科学理论等。

（四）护理理论多元化发展阶段（20世纪80年代末—21世纪初）

在20世纪80年代末，护理学家们倡导发展实质性的理论为护理实践提供有意义的依据。从20世纪90年代到21世纪初，护理理论发展的关注点从广域理论向中域理论和情景理论转变，同时强调在护理研究和实践中应用理论。玛格丽特·纽曼（Margaret Newman）的健康意识理论和凯瑟琳科尔卡巴（Katharine Kolcaba）的舒适理论等为该时期的代表性护理理论。目前，护理理论朝向多学科协作发展，运用现有的护理理论和其他相关学科理论探究护理范畴概念间的关系。

三、护理理论的分类

理论的分类方法有多种，可按照理论的范围或抽象程度、理论的目的和来源或学科来划分。护理理论通常按照其抽象程度或范围来分类，最抽象的是元理论，随后是广域理论、中域理论和情景理论。

（一）元理论

元理论（metatheory），也称"世界观"，是指关于发展护理理论的哲学和方法学问题。元理论涉及的议题广泛，包括知识产生的过程、有关理论的本质、所需理论的类型和理论的评价标准等。

（二）广域理论

广域理论（grand theory）是由相对抽象的没有操作性定义的概念组成，试图解释或描述人类经历和反应的复杂方面。广域理论涵盖了学科的较大范围，内容也较抽象。这类理论为护理实践、教育和研究提供广泛的思想观点，但很难应用到护士的日常实践中，也很难检验。大多数护理概念模式都被看作广域理论，如奥瑞姆的自护缺陷理论，纽曼的系统模式，罗伊的适应模式等。

（三）中域理论

与广域理论相比，中域理论（middle range theory）涵盖的范围较狭窄，抽象程度较低。由相对具体的可操作性定义的概念和可以被检验的命题组成。其关注的现象或概念可向不同的护理领域和情境推广。如疼痛、症状管理、文化问题和健康促进等都是中域理论涵盖的概念。代表理论有莱宁格的跨文化护理理论、潘德的健康促进模式以及科尔卡巴的舒适理论等。

（四）情境理论

情境理论（practice theory）比中域理论更具体，常用于指导具体的护理实践。其包含的概念很少，范围很狭窄，解释护理实践中很小的一个方面。情境理论通常局限于特定的人群或者某个特殊的护理领域，也经常应用其他学科的知识。代表理论有肿瘤疼痛的管理和母子联结等。

四、护理理论的功能

护理理论与其他科学理论一样具有描述、解释、预测、控制和指导实践的功能。具体地说，护理理论对护理专业发展所起的作用体现在为护理实践、护理研究、护理管理和护理教育等方面提供科学的理论依据和知识基础。

（一）护理理论与护理研究

护理理论为护理研究提供方向，并作为理论框架指导研究工作。借助理论，护理研究者可以发现研究问题、确定研究变量、假设变量间的关系。而护理研究的结果又可以进一步检验或修正护理理论中的各种概念及其相互关系，使理论对护理现象及本质的预测与控制作用更强。护理理论和护理研究之间的关系是循环往复、相互促进、共同发展的。这种关系对丰富和发展护理知识体系具有重要的推动作用。

（二）护理理论与护理实践

护理理论与护理实践同样存在循环往复的相互作用。护理理论来源于护理实践,并指导实践。同时护理实践又对护理理论进行不断的验证、修正和完善。护理理论可以为护理人员提供评估、诊断和干预的目标,提高护理实践的效率。同时也为护理人员提供交流的通用语言,提高专业内相互交流的效率。有理论指导的护理实践将护理行为、护理目标和护理结果联系起来,使护理实践更具有科学性、独立性及自主性。

（三）护理理论与护理管理

护理理论可以为护理管理提供指导,使护理管理者明确护理工作的目标及工作重点,使护理管理更具有专业性和科学性,提高护理质量。

（四）护理理论与护理教育

护理理论为护理教育提供指导思想及理论依据。在护理教育中,护理理论可作为学校课程设置的理论框架,使护理教育更加有计划性和目的性。

第二节　奥瑞姆的自护缺陷理论

奥瑞姆的自护缺陷理论(the Self-Care Deficit Theory of Nursing)是在20世纪70年代初,社会价值、社会文化以及公众对健康态度的转变,医学发展和疾病谱的变化,社会对护理需求的增长等时代背景下发展的。该理论认为个人应对与其健康相关的自我护理负责,必要的护理介入是为了帮助人们提高自我护理的能力,以增进健康,提高生活质量。自我护理是人类个体为保证生存、维持和增进健康与安宁而创造和采取的行为,护理的最终目标是恢复和增强个体和整个社会的自我护理能力。奥瑞姆的自护缺陷理论从个体、家庭、群体和社会等各个层次指导护理实践。

📖 知识链接

奥瑞姆简介

多萝西娅·奥瑞姆(Dorothea Elizabeth Orem,1914—2007)是美国著名的护理理论学家之一。1914年出生于美国马里兰州巴尔的摩市(Baltimore)。1932年在华盛顿Providence医院护士学校获得护理大专学历。分别于1939年和1945年获得美国天主教大学护理学学士及护理教育硕士学位,之后获得多个大学的荣誉博士学位。奥瑞姆曾从事临床护士、护士长、护理部主任、护理教育者、护理研究者等职务。奥瑞姆的自护缺陷理论的研究始于1958年,1971年出版的《护理:实践的概念》一书是其理论的精髓和结晶,该书从1980—2001年经历了5次再版,不断进行修改和完善。奥瑞姆的自护缺陷理论被广泛应用于临床护理实践、护理教育和护理研究中,推动了护理学科的发展。

一、奥瑞姆的自护缺陷理论基本内容

奥瑞姆的自护缺陷理论由三个镶嵌的理论组成:自护理论、自护缺陷理论和护理系统理论(图 8-1)。护理系统理论在最外层,包含自护缺陷理论,而自护理论是自护缺陷理论的一个组成部分。自护缺陷理论是该理论的核心理论。

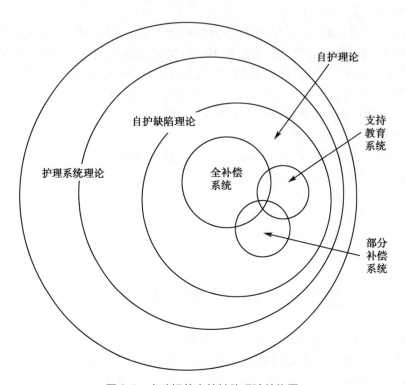

图 8-1 奥瑞姆的自护缺陷理论结构图

（一） 自护理论

在自护理论(the theory of self-care)中,奥瑞姆重点说明什么是自护,人有哪些自护需求。奥瑞姆认为每个人都有自护的需要,而自护的需要根据个人的健康状况及生长发育的阶段不同而不同。自护理论强调以自我照护为中心,最终目标是使个体担负起自我照护的责任。主要包括以下核心概念:

1. 自护(self-care)　也称为自我护理,是个体为了维持生命,确保自身结构完整和功能正常,增进健康与幸福,所采取的一系列自发的调节行为和自我照护活动。自护是一种通过学习或经他人指导和帮助而获得的连续的、有意识的行为。完成自护活动需要智慧、经验和他人的指导与帮助。正常成年人都能进行自护活动,但婴幼儿以及健康受影响的个体则需要接受他人不同程度的帮助。

2. 自护能力(self-care agency)　是指个人进行自我照护的能力,即人的自我护理能力。奥瑞姆认为人的自护能力包括以下十个主要方面:①重视和警惕健康危害因素的能力;②控制和利用体能的能力;③适当调整和控制躯体运动的能力;④认识疾病和预防复发的能力;⑤正确对待疾病的能力;⑥对健康问题的判断能力;⑦学习和运用疾病治疗和康复相关知识和技能的能力;⑧与医务人员有效沟通并配合治疗的能力;⑨安排自护行为的能力;⑩寻求恰当社会支持和帮助的能力。

3. 自护需要(self-care requisites)　是指在特定时间或某一阶段个体自护需要的总称,包括一般的自护需要、发展的自护需要和健康不佳时的自护需要。

（1） 一般的自护需要(universal self-care requisites):也称日常生活需要,它是人类生存和繁衍的共同需要,也是与生命过程、维持人的结构和功能完整性及总体健康息息相关的需要。包括六个方面：① 摄入足够的空气、水和食物；②维持良好的排泄功能；③保持活动与休息的平衡；④维持独处和社会交往的平衡；⑤避免对生命和健康有危害的因素；⑥促进人的整体功能与发展的需要。

（2）发展的自护需要（developmental self-care requisites）：是与人的成长和发展过程、人生的不同阶段发生的事件和情况、影响发展的不利事件相关的需要。包括与发展有关的自护需要和在某种特殊情况下出现的新的需要。如怀孕期、青春期、更年期的自护需要；失去至亲时的调整和对新工作的适应等新的需要。

（3）健康不佳时的自护需要（health deviation self-care requisites）：是个体发生疾病、遭受创伤、残疾和特殊病理变化等情况下，以及在诊断治疗过程中产生的自护需要。具体包括寻求恰当的健康服务；了解病情变化及预后；有效配合诊疗及康复措施；应对治疗措施所带来的不良反应；接受事实，重新树立自我形象及自我概念；学习新的技能和生活方式等。

4. 治疗性自护需求（therapeutic self-care demand） 是指在一定时间内执行的、通过有效的方法和一系列相关行动以满足自护需要的自护行动的总和。

在自护理论中，奥瑞姆还指出人的自护需要和自护能力受人的个性特征和基本条件因素的影响，这些基本条件因素是年龄、性别、发展状态、健康状态、社会文化因素、卫生保健系统因素、家庭系统因素、生活方式、环境因素和可以得到的资源及其充分性。

（二）自护缺陷理论

自护缺陷理论（the theory of self-care deficit）是奥瑞姆理论的核心部分，阐述了个体什么时候需要护理。包括以下两个核心概念：

1. 自护缺陷（self-care deficit） 是指自护能力不足以满足自护需要的产物。当一个人不能或不完全能进行连续有效的自我护理时，必须寻求专业护理帮助，以满足其自护需要。

2. 护理力量（nursing agency） 是受过专业教育或培训的护士所具备的综合素质，包括护士在行为上和智力上的双重能力、应用专业知识的技能和经验。护士能了解患者的自护需要和自护能力，并采取行动帮助患者满足其自护需要。

（三）护理系统理论

护理系统理论（the theory of nursing system）阐述了为帮助个体满足其治疗性自护需求而如何进行个性化的护理。护理系统（nursing system）是由护士为患者所提供的护理行为和患者自身的行为所构成的行为系统。奥瑞姆指出护士应根据患者的自护需要和自护能力的不同而分别采取三种不同的护理系统：全补偿系统、部分补偿系统和支持—教育系统。

1. 全补偿护理系统（wholly compensatory system） 指患者完全没有能力进行自护，需要护士进行全面帮助，以满足其所有自护需要。该系统将患者分为三种类型：①患者在体力及神志上完全不能满足自己的自护需要，如昏迷、全麻未醒的患者；②患者神志清楚，但在体力上不能满足自护需要，如重症肌无力和高位截瘫患者；③患者具有肢体运动能力，但有精神障碍无法满足自护需要，如精神疾病和智障患者。

2. 部分补偿护理系统（partly compensatory system） 患者有能力满足自己一部分的自护需要，但另一部分需要护士帮助来满足。在部分补偿系统中，护士根据患者需要帮助患者完成自护活动，弥补患者自护方面的不足，调整其自护能力；患者则尽力完成本人所能独立完成的部分，接受护士帮助，调整自护能力，满足自护需要。一般是在患者有一定自理能力或患病恢复阶段采取的护理系统。

3. 支持-教育系统（supportive-educative system） 患者有能力完成自护活动或学习一些必需的自护方法，但需要暂时性的帮助。护士所提供的帮助有心理上的支持、技术上的指导、教育以及提供一个所需要的环境,以帮助患者调整和完善自护能力。

奥瑞姆设计了3个护理系统图(图8-2),用以说明各护理系统的适用范围、护理工作的职责以及护士和患者在各系统中的角色和行为。

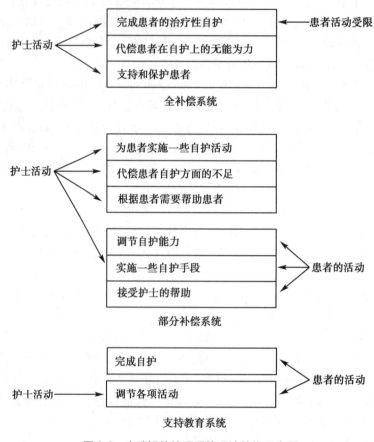

图8-2 奥瑞姆的护理系统理论结构示意图

二、奥瑞姆的自护缺陷理论对4个护理概念的论述

奥瑞姆在其理论中对人、环境、健康和护理这四个核心概念做了如下诠释:

（一）人

奥瑞姆认为人是由身体、心理、社会等方面组成的整体,有反映自己及环境的能力,并能总结经验,创造性地为自己及他人谋幸福。人同时有自护能力,这种能力不是先天的而是通过学习行为得到的。在奥瑞姆理论中,人是指接受护士帮助和照护的人,包括个人、家庭、社区和社会群体,护士对患者进行健康教育是促进其自护能力发展的途径。

（二）环境

环境是指存在于人的周围并影响人的自护能力的所有因素。成人希望能进行自我管理,并对自己及其被照顾者(子女、父母等)的健康负责。对那些不能满足自护需要的人,大多数社会能接受,并在其需要时为他提供帮助。因此,自我帮助和帮助他人都被社会认为是有价值的活动。

（三）健康

奥瑞姆认为健康是一种身体、心理、精神与社会文化的安适状态。人的健康与疾病状况是动态的,在不同的时间会有不同的状态,可以从一种状态过渡到另一种状态,保持内外环境的稳定与健康密切相关。

（四）护理

奥瑞姆指出护理是一种科学、艺术与技能相结合的学科，是预防自护缺陷发展并为不能自护者提供治疗性自护的活动，是帮助人获得自护能力的过程。护理是一种服务，帮助人的一种方式。要根据护理对象的年龄、发展情况、健康状况和社会文化背景的不同来选择不同的护理方式，在护理过程中应建立并保持良好的护患关系，提供能满足患者需要、适合患者自护能力的帮助。

三、奥瑞姆的自护缺陷理论与护理实践的关系

奥瑞姆的理论拓展了护理实践的领域，是实践中应用最为广泛的护理理论之一。奥瑞姆将自护缺陷理论与护理程序有机地结合起来，她将护理程序定义为：护士通过设计好的评估方法及工具，评估患者的自理能力及自理需要，寻找患者的自理缺陷。根据患者的具体情况，选择一个恰当的护理系统。制订护理计划，执行护理措施并对结果进行评价。奥瑞姆理论的护理程序分为三个步骤：

（一）护理诊断与处置（nursing diagnosis and prescription）

相当于一般护理程序中的评估及诊断两个步骤。通过评估确定患者为什么需要护理，患者的自护能力，自护需要与自护能力之间的关系等。同时确定需要采取哪些护理措施以满足患者的自护需要。在此阶段，奥瑞姆强调必须评估患者及家属的自护能力，以便他们参与护理活动，尽快达到自护。

（二）设计与计划（design and plan）

相当于一般护理程序中的计划阶段。依据前一阶段评估的结果和患者目前的健康状况，确定采用何种护理系统，是全补偿、部分补偿还是支持-教育系统。然后设计及计划具体的护理方案，包括具体的护理措施及方法、实施的时间安排及先后次序、环境条件等。计划要求详细、具体，包含一些有效补偿自护力量和克服自护缺陷的方法。

（三）实施与评价（management and evaluation）

与一般护理程序的实施及评价部分相似。实施所制订的护理计划，评价护理结果，并根据患者当时的实际情况，不断调整所选择的护理系统，修改护理方案，以协调和帮助患者恢复和提高自护能力。

第三节 罗伊的适应模式

罗伊的适应模式（the Roy Adaptation Model）是由美国护理理论家罗伊于 20 世纪 60~70 年代发展起来的。罗伊将人视为一个整体性适应系统，深入探讨了人的适应机制、适应方式及适应过程。提出护理的目的就是促进人的适应性反应和提高人的适应性，进而提高人的健康水平。该模式广泛应用于护理教育、护理研究和临床实践中，对护理学的发展产生了深远的影响。

一、罗伊的适应模式基本内容

罗伊的适应模式主要以社会学和心理学的理论为基础，包括赫尔森（Harry Helson）的适应水平理论及贝塔朗菲（Van Bertalanffy）的一般系统理论等。模式围绕人的适应行为即人对周围环境中刺激的适应而构架的，其基本结构及内容见图 8-3。

笔记栏

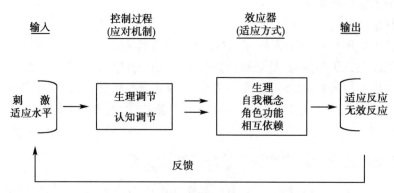

图 8-3 罗伊的适应模式结构图（个体层面）

罗伊认为,适应是个体或群体通过思考和感觉,运用有意识的选择去建立人与环境之间整合的过程与结果。整体性适应系统是指个体或群体为了达到与环境的适应所进行整体运作的系统。人作为一个整体性适应系统,其结构上包括5部分:输入、控制、效应器、输出和反馈。适应系统的输入信息包括刺激和人的适应水平;适应系统的内在控制过程,即应对机制,包含生理调节和认知调节;机体应对的适应方式(效应器)有生理/物理方式、自我概念、角色功能和相互依赖4种方式;人的行为是适应系统的输出部分,分为适应性反应和无效反应。输出的行为是可以被观察、测量并记录的行为。适应性反应可促进人的完整性,并使人得以生存、成长、繁衍、主宰及自我实现;无效反应则不能达到这些目的。

知识链接

罗伊简介

卡莉斯塔·罗伊(Sister Callista Roy)1939年10月14日生于美国洛杉矶。1963年获得加州洛杉矶蒙特圣玛丽学院(Mount St. Mary's College)的护理学士学位。1966年获得了加州大学洛杉矶分校的护理学硕士学位,并分别于1973年和1977年获得了加州大学洛杉矶分校的社会学硕士及博士学位。罗伊的主要工作经历包括儿科护士、医院的护理部主任和护理学院的护理教授等。罗伊在完成其护理学的硕士学位期间,受著名护理理论家约翰逊(Dorothy Johnson)指导,开始发展她的护理模式。1964年罗伊在她的毕业论文中提出了适应模式(Adaptation Model),1970年适应模式正式发表于《Nursing Outlook》杂志上,在此后的许多年罗伊不断地对模式进行完善和发展。罗伊的理论专著主要有《护理学导论:适应模式》《护理理论的构建:适应模式》以及《罗伊的适应模式》等。罗伊一生获得了很多荣誉和奖励,如护理科学进步奖、护理专业发展杰出奠基人奖等。罗伊是美国护理研究院院士,2007年美国护理研究院授予她"当代传奇人物"的荣誉称号以表彰她在护理学领域做出的卓越贡献。

（一）刺激

罗伊认为刺激(stimulus)是指来自外界环境或人体内部的可以激发人体反应的任何信息、物质或能量单位。刺激是人类系统与环境进行相互作用的结合点。所有的内外环境中的刺激均可以影响人的适应,这些刺激根据其作用方式不同分为以下三种:

1. 主要刺激(focal stimuli) 即人体所面临的那些促使行为发生、引起人体最大变化、需要立即应对的刺激。

2. 相关刺激(contextual stimuli) 即一些诱因性的刺激,可以对主要刺激所致的行为产生正性或负性影响的其他刺激。这些刺激是可以观察到的、可测量到的,或由本人直接诉说的,它们会影响人类系统应对主要刺激的方式。

3. 固有刺激(residual stimuli) 是原有的、构成本人体质性的刺激,这些刺激可能与当时的情况有一定的关系,但不易观察或测量到。

例如,对一个心绞痛患者,他当时所面临的主要刺激可能是心肌缺血;相关刺激包括气温的变化、饮酒、情绪变化等;固有刺激可能有吸烟史、家族遗传史、本人的职业等。

以上三种刺激随着人和环境之间互动模式的变化而不断变化,主要刺激在某种情况下会转变为相关刺激,相关刺激也可能隐藏到背景中成为固有刺激。

（二）适应水平

适应水平(adaptation level)是输入的一部分,是对人体适应过程状态的描述,通过刺激是否落在机体能够做出适应反应的区域内表达。如果刺激在人的适应区外,则人不能适应。适应水平影响人类系统特定情境下的正性反应能力,个体的适应水平是不断变化的。

（三）应对机制

应对机制(coping mechanisms)是指有机体作为一个适应系统,面临刺激时的内部控制过程。对个体而言,人的内在应对机制包括生理调节及认知调节。

1. 生理调节(regulator) 也称为调节者亚系统(regulator subsystem),是人先天具备的应对机制,主要通过神经—化学—内分泌过程调节与控制个体对刺激的自主性反应。

2. 认知调节(cognator) 也称为认知者亚系统(cognator subsystem),是人后天习得的应对机制,主要通过大脑的高级功能,包括感知与信息处理、学习、判断和情感调控 4 个认知-情感途径,调节与控制个体对刺激的自主性反应。

（四）效应器或适应方式

效应器(effectors)或适应方式(adaptive modes)是指机体应对机制的具体适应活动和表现形式。机体的应对过程往往不可以被直接观察到,可以被观察和测量到的只有个体的反应。罗伊提出了生理方式、自我概念方式、角色功能方式和相互依赖方式 4 种适应方式,个体通过这 4 种主要方式对环境做出反应并完成与环境之间的互动。

1. 生理方式 是与人类机体系统生理需要相关的适应行为类型。生理方式下基本需求的满足就是生理上的完整状态。对于个体来说,生理方式由与氧合、营养、排泄、活动及休息、保护相关的基本需求组成。生理方式的适应过程与感觉、水电解质和酸碱平衡、神经功能及内分泌功能有关。

2. 自我概念方式 是与人类系统个性方面因素相关的适应行为类型。对个体来说,自我概念方式的基本需求是心理和精神上的完整状态。自我概念是个体行为的核心,是人在特定时间对自己的情绪、思想、优点及缺点等全面的看法。自我概念的形成源于自身的感知和他人对自己的理解。

自我概念由躯体自我(physical self)及本体自我(personal self)两部分组成。躯体自我包括躯体感觉和身体心像。躯体感觉是指人对躯体自我的体验;身体心像是指人如何看待躯体自我。本体自我包括自我一致性、自我理想及道德-伦理-精神自我。自我一致性表示人能够去维护自身组织的条理化,避免失衡的发生;自我理想是指人对自己的形象和行为的期望;道德-伦理-精神自我是指人能保持自己的行为符合社会规范及道德精神原则。

3. 角色功能方式 是与角色相关的适应行为类型。角色是某人在特定场合的义务、权利及行为准则。角色功能方式强调个体在社会中所扮演的角色,该方式下的基本需求是社会完整状态。罗伊指出个体需要了解自己与他人的关系进而采取恰当的行为。

4. 相互依赖方式 是与个体或群体相互依赖关系相关的行为适应类型。此方式下的基本需求是关系的完整性或在养育关系上的安全感。相互依赖主要涉及人是否有爱、尊重及欣赏别人的意愿及能力；是否有接受别人的爱、尊重及欣赏的能力，以及能对别人的爱、尊重、欣赏做出反应的能力。因此，相互依赖方式有两个方面的行为：贡献性行为及接受性行为。

（五）适应反应

基于环境和当时的适应水平，人可以通过调节和控制对刺激做出反应，这些反应被称为行为。行为作为适应系统的输出成分，会以适应反应（adaptive response）和无效反应两种形式出现，表现为适应行为和无效行为。适应行为是以适应为目标，促进人类系统整体性的反应。无效行为指既不能促进系统的完整性、也不能促进人与环境之间整合的行为。在适应模式中，这些反应将会作为反馈信息或更深一层的输入信息重新作用于系统，促使人们选择增加或降低应对这个刺激的行为。

二、罗伊的适应模式对 4 个护理概念的论述

（一）人

罗伊认为人是护理的接受者，其范围可以指个人、家庭、团体、社区或社会人群。人是具有生物、心理和社会属性的有机整体，是一个整体适应系统。罗伊将人视为整体适应系统的观点结合了适应、系统和整体 3 个概念。一般系统论所论述的输入、输出、控制和反馈特征构成了罗伊阐述人作为一个适应系统的基本概念框架。人也是一个有生命的整体系统，处于不断与外界环境互动的状态，在系统与环境间存在着物质、信息和能量的交换，是一种开放系统。人与环境间的互动不仅可以引起自身内在的改变，还可以导致外部的变化，人必须在这不断变化的环境中保持完整性，也就是每个人都需要适应。因此，罗伊将人界定为一个由刺激、适应水平、应对机制、适应方式和适应反应等部分构成的整体适应系统。

（二）环境

罗伊将环境定义为"围绕并影响个人或群体行为与发展的所有情况、事件及因素"。人体内、外界的刺激（主要刺激、相关刺激和固有刺激）是构成环境的主要成分。在罗伊的适应模式中，环境被看作适应系统的输入部分（刺激因素）。环境因素可以是积极的，也可以是消极的。任何环境因素的变化都需要个体付出一定的能量去适应。

（三）健康

罗伊认为健康是个体成为一个完整和全面的人的状态和过程。人的完整性表现为有能力达到生存、成长、繁衍、自主和自我实现。健康和疾病是人整个生命过程中的两个必然方面，一个人对自己生活目的和意义的理解，是影响其完整性和全面性的重要因素。在罗伊的适应模式中，健康是一种处于或正在变成完整状态的过程和结果，也就是成功的适应。当个体应对无效时，就会产生疾病；若能不断适应各种改变，就会保持健康。故可认为健康是适应的一种反映，是人与环境积极互动的结果。

（四）护理

罗伊认为护理是一门应用性的科学，通过促进人与环境的互动来增进个体或人群的整体适应。它是护士艺术性地应用护理知识满足服务对象的需要，帮助服务对象适应。为了达到促进个体或人群适应性反应的目标，护士可通过对行为和影响适应能力的因素进行评估，设计干预来扩展适应能力，改善人与环境的相互作用。在罗伊的适应模式指导下，护理的目标是通过在所有生命过程中的 4 种适应方式，促进适应反应，提高个体和群体的适应水

平,增进健康,提高生活质量和维护有尊严的死亡。

三、罗伊的适应模式与护理实践的关系

罗伊的适应模式是护理理论模式指导护理实践的典范,被广泛地应用在临床护理实践中。罗伊认为护士的主要任务是采取各种方式控制影响服务对象的刺激,扩大服务对象的适应范围,改善服务对象的适应方式,促进服务对象在生理、自我概念、角色功能及相互依赖方面的适应。罗伊的护理程序有六个步骤:一级评估、二级评估、护理诊断、制定目标、干预和评价。

（一）一级评估

一级评估主要是收集人类适应系统 4 种适应方式(生理、自我概念、角色功能和相互依赖)输出行为的相关信息,又称行为评估。护士通过观察、测量和有目的的访谈等方式收集资料。以 4 种适应方式为基础评估服务对象,加强了评估的系统性和完整性。行为评估资料收集完毕,护士还要对服务对象的行为模式进行分析,以确定是适应性反应还是无效反应。

（二）二级评估

二级评估是对影响服务对象行为的内部和外部刺激因素的评估,也称刺激评估。具体内容包括:

1. 主要刺激 即对当时引起反应的主要原因的评估。

2. 相关刺激 包括吸烟、饮酒、药物、自我概念、角色功能、相互依赖、社交方式、应对机制及方式、生理及心理压力、文化背景、种族、信仰、物理环境、社会文化经济环境、家庭结构及功能、家庭发展周期等。

3. 固有刺激 包括遗传、性别、生长发育的阶段、信仰、态度、特性及社会文化方面的其他因素。

通过二级评估,护士可确定影响行为的内在及外在的主要和相关刺激,并识别目前存在的剩余刺激。在所有行为都是适应反应的情况下,刺激评估要着重于影响适应的潜在威胁。

（三）护理诊断

在罗伊的适应模式中,护理诊断是对人类适应系统的适应状态所做出的判断。通过一级和二级评估,可明确服务对象的无效反应及其原因,进而可推断出护理问题或护理诊断。罗伊指出,护理诊断可同时描述观察到的行为和针对此行为的最具影响性的刺激。例如,对因为酗酒诱发心绞痛的患者,护理诊断可以为:"胸痛:与饮酒过量导致心肌缺氧有关"。

（四）制定目标

目标是对服务对象经护理干预后应达到的行为结果的陈述。在罗伊的适应模式中,护理干预的目标是维持和促进适应、变无效行为为适应行为。罗伊指出,要根据人类系统的预期行为来陈述目标,一个完整的目标陈述包括预期行为、预期变化和时间范围,目标可以是长期目标或短期目标。在制定目标时,护士应注意一定要以服务对象的行为反应为中心,尽可能与服务对象及家属共同制定并尊重服务对象的选择,且制定可观察、可测量和可达到的目标。

（五）干预

干预是护理措施的制定和落实。护理干预计划要针对改变刺激、促进适应过程这个目的。罗伊认为护理干预可通过改变或控制各种作用于适应系统的刺激,即改变刺激、增强刺激、减弱刺激、移除或保持刺激,使其限制在服务对象的应对能力范围内。干预也可着重于提高人的应对能力,扩大适应范围,使全部刺激能作用于适应范围以内,以促进适应反应。

（六）评价

评价用来确定所采取的行为是否有效。在评价过程中,护士应将干预后服务对象的行为改变(输出反应)与目标行为相比较,确定护理目标是否达到,衡量其中差距,找出未达到目标行为的原因等,然后根据评价结果重新调整或修订计划。

第四节　纽曼的系统模式

纽曼系统模式(the Neuman Systems Model)是以纽曼在精神卫生护理领域多年的临床实践经验和理念探索为基础,同时借鉴整体性哲学观、系统理论、压力理论和预防层次论等发展起来的。该模式用整体观和系统观探讨压力对个体的影响,以及个体的调节反应和重建平衡的能力。纽曼认为个体系统是整体的、多维的开放系统,包括个人、家庭、群体和社区。个体系统由生理、心理、社会文化、发育、精神5种变量组成,这些变量的相互作用影响着个体的健康或疾病状态。个体不断遭遇来自内外环境的各种压力源(stressor),必须不断对自我和环境进行调整,以达到相互适应。护理通过一级预防、二级预防或三级预防来恢复系统的平衡状态,维护个体的健康。

📖 知识链接

纽曼简介

贝蒂·纽曼(Betty Neuman),1924年生于美国俄亥俄州的一个农场主家庭。1947年毕业于俄亥俄州阿克伦(Akron)医院护校获大专学历,分别于1957年、1966年在加州大学洛杉矶分校获护理学学士学位、精神卫生和公共卫生咨询硕士学位。1985年获得了西太平洋大学的临床心理学博士学位。纽曼的工作经历涉及临床护士、护士长、护理部主任、公共卫生护士、精神病咨询专家、护理系教授、主任等。在公共卫生护理、社区精神及心理护理方面尤有建树。纽曼1970年提出了健康系统模式,后经两年的完善及评价,于1972年在护理研究杂志上发表了《纽曼系统模式》(*The Neuman System Model*)一文。在此以后,纽曼对其模式又进行了多次的完善与修改。其著作《纽曼系统模式:在护理教育和护理实践中的应用》在1982年首次出版,之后3次再版,被广泛应用于指导社区护理及临床护理实践。

一、纽曼系统模式的基本内容

纽曼系统模式是围绕压力与个体系统而组织的,是一个综合的、动态的、以开放系统为基础的护理概念性框架,主要考虑压力源对个体系统的作用及如何帮助个体应对,使个体系统重建、达到或维持理想的健康状态。模式重点叙述了四部分内容:与环境互动的个体/个体系统、压力源、面对压力源个体做出的反应以及对压力源的预防(图8-4)。

（一）个体/个体系统

纽曼系统模式的核心是应用整体论和系统论的观点看待人。在该模式中,人是与环境持续互动的开放系统,称个体系统。这个系统的结构可以用围绕着一个核心的一系列同心圆来表示。

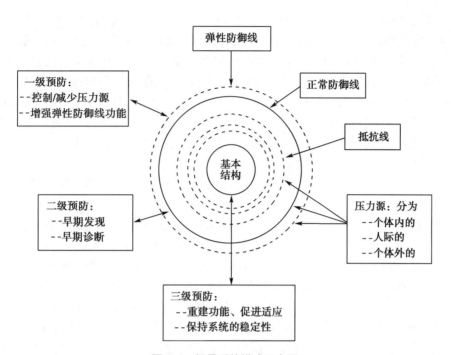

图 8-4 纽曼系统模式示意图

1. 基本结构(basic structure) 位于核心部分,是机体的能量源(energy resource)。纽曼认为所有生命体都有一些共同的特征,这些共同的特征有一个核心,称为基本结构或能量源。它由生物体共有的生存基本要素组成,例如解剖结构、生理功能、基因特征、反应类型、自我结构、认知能力、体内各亚系统的优势与劣势等。基本结构受个体的生理、心理、社会文化、发展与精神这 5 个变量的功能状态及其相互作用的影响。当能量源储存大于需求时,个体系统保持稳定与平衡。基本结构一旦遭到破坏,个体便有疾病的危险。

2. 抵抗线(lines of resistance) 为紧贴基本结构外层的一系列虚线圈。这些抵抗线由支持基本结构和正常防御线的一系列已知或未知因素组成,如个体的免疫防御机制以及其他生理机制等,其主要功能是保护基本结构的稳定。当压力源入侵到正常防御线时,抵抗线即被激活。若其功能能有效发挥,它可维持个体的基本结构和恢复正常防御线,保持个体内、外环境的协调性;若其功能失效,抵抗线被侵入,个体能量源会遭到破坏,机体能量逐渐耗竭,甚至死亡。个体抵抗线的强弱程度与个体的生长发育情况、生活方式以及以往自身经验等有关。

3. 正常防御线(normal line of defense) 为抵抗线外围的一层实线圈,位于弹性防御线和抵抗线之间。机体的正常防御线是人在其生命历程中建立起来的健康状态或稳定状态,它是个体在生长发育及与环境持续互动过程中,针对环境中的压力源不断进行自身调整、应对和适应的结果。因此,正常防御线的强弱与个体系统的生理、心理、社会文化、精神与发展变量对环境压力源的适应与调节程度有关。正常防御线是一个动态的圆圈,可扩展或收缩,但与弹性防御线相比,相对稳定,变化速度较慢。当个体健康水平增高时,正常防御线向外扩展;反之,当健康状态削弱,正常防御线内收。若弹性防御线不足以抵抗压力源的入侵,压力源作用于正常防御线,个体即产生相应的应激反应,表现为稳定性降低甚至疾病状态。正常防御线的强弱受多种因素影响,包括个体的系统特征、适应方式、生活方式、生长发育阶段、精神因素和文化因素等。

4. 弹性防御线(flexible line of defense) 又称动态防御线,为最外层虚线圈,位于个体的正常防御线之外。弹性防御线可作为一个保护性的缓冲系统,防止外界压力源直接入侵,保护正常防御线和系统免受应激反应的干扰。弹性防御线也可作为正常防御线的过滤器,允许对个体发展有利的因素穿过正常防御线,以加强基本结构。弹性防御线常常处于波动之中,时而远离或靠近正常防御线。一般来说,弹性防御线距正常防御线越远,其缓冲、保护作用越强。弹性防御线可在短时间内发生急速改变,如在失眠、营养不良、生活欠规律、身心压力过大等情况下,其防御效能可削弱。总之,弹性防御线的主要功能是防止压力源入侵,缓冲、保护正常防御线。弹性防御线受个体生长发育、身体状况、心理状况、认知能力、社会文化、精神信仰等多种因素的影响。

以上三条防御线中,弹性防御线保护正常防御线,抵抗线保护基本结构。当个体遭遇压力源时,弹性防御线首先被激活,若其抵抗无效,正常防御线受到侵犯,人体发生反应,出现症状,此时,抵抗线被激活,若抵抗有效,个体又可恢复,保持通常的健康状态。这三种防御机制的效能取决于个体系统的生理、心理、社会文化、精神和发展5个变量的相互作用。

5. 个体系统的5个变量　纽曼认为,个体系统是由5个变量组成的整体系统,也是5个变量之间关系的动态集合体。这5个变量分别是:①生理变量:指机体的结构和功能;②心理变量:指个体的心理过程和关系;③社会文化变量:指社会和文化功能及其相互作用;④发展变量:指个体生命的成长发展过程;⑤精神变量:指个体的精神信仰和信念。5个变量之间的相互关系,决定了个体系统对压力源所产生的反应或可能产生的反应的性质和程度。健康状态即是持续动用可得到的能量,来达到或维持个体系统5个变量之间协调和平衡的理想稳定状态。

纽曼系统模式对个体和个体系统的阐述,充分体现了系统观和整体观的思想,每个个体都是独特的、多维的、整体的开放系统。个体系统在应对来自内部和外部环境的压力源时,其稳定水平是由基本结构或能量源、抵抗线、防御线和相互作用的5个变量之间相互的协调决定的。

（二）压力源

在纽曼的系统模式中,压力源为来自内部或外部环境中的,威胁个体的弹性防御线和正常防御线,引发紧张并影响个体稳定和平衡状态的所有刺激或力量。纽曼将压力源分为3个类别:

1. 个体内压力源(intrapersonal stressor)　是指来源于个体内部、与个体内环境相关的压力源,例如丧亲、愤怒、悲伤、自尊紊乱、疼痛、失眠等。

2. 个体间压力源(interpersonal stressor)　是指来源于两个或多个个体之间在近距离内作用的压力源,如夫妻关系危机、人际沟通障碍、上下级关系冲突、护患冲突等。

3. 个体外压力源(extrapersonal stressor)　是指来源于个体系统之外、作用的距离比个体间压力源更远的压力源,如经济状况欠佳、环境改变、社会相关政策的变革等。

纽曼认为压力源可对个体系统产生正性或负性的影响,其影响的性质或影响力主要取决于压力源的性质、量和持续的时间,同时也受个体应对压力源所能够动用的能量,以及个体以往应对压力源的经验的影响。

（三）反应

反应是指个体的应激反应。纽曼赞同塞利提出的压力可产生全身适应综合征、局部适应综合征以及压力反应的三阶段学说。纽曼进一步提出:压力反应不只局限在生理方面,它是生理、心理、社会文化、精神与发展多方面的综合反应。反应的结果可以是正性的,也可以是负性的。

（四）预防

护理活动的主要功能是控制压力源或增强人体各种防卫系统的功能,使个体系统保存能量,重建、达到或维持理想的健康状态,以维护系统的平衡与稳定。纽曼认为护士可根据个体系统对压力源的反应采取以下三级预防措施:

1. **一级预防(primary prevention)** 指在对个体系统进行评估时,识别并消除各种压力源,强化个体防御线,避免个体产生应激反应。适用于个体系统对压力源未发生反应时。一级预防的目的是减少个体系统遭遇压力源的机会,保护正常防御线,加强弹性防御线,避免或减轻应激反应,以预防不适应状况的发生。护理人员主要通过控制或改变压力源实施护理,主要措施可采取减少或避免与压力源接触、巩固弹性防御线和正常防御线来进行干预。也可以通过加强个体系统防御线的功能实施护理,如预防接种,个体的健康管理教育等。

2. **二级预防(secondary prevention)** 指针对压力源产生的应激反应而采取的对症处理措施,适用于压力源已经穿过正常防御线后,人的动态平衡被破坏,出现症状或体征时。二级预防的目的是强化抵抗线,减轻或消除应激反应,以减少不良作用,重建稳定性,保存能量,恢复以往的健康状态。护理的重点是帮助个体早期发现、早期治疗。

3. **三级预防(tertiary prevention)** 是个体系统发生结构重组时系统的调整过程,适用于人体的基本结构及能量源遭到破坏后。其目的是帮助个体维持系统稳定和健康状态,以防不良反应再次出现。三级预防是在处理和治疗时进行健康维持,个体动用维护因素,通过教育和利用个体内部和外部资源,促进机体康复和重建,使系统以循环方式又返回一级预防。护理的重点是帮助个体恢复及重建功能,减少后遗症,并防止压力源的进一步损害。纽曼的三级预防与个体系统的关系模式见图8-5。

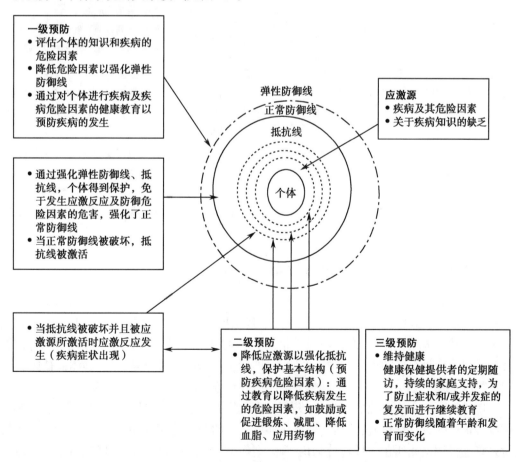

图 8-5 纽曼的三级预防与个体系统的关系模式图

纽曼系统模式以最佳健康状态为导向,认为环境中的应激源一直影响着个体/个体系统,因此促进健康成为个体与护理者关注的主要部分。纽曼系统模式是一种预防性的护理模式,在该模式中包含评估压力源、压力反应,确定预防目的和干预措施,具体见表8-1。

表8-1　纽曼系统模式三级预防评估和干预指南

	压力源	压力反应	目的	干预
一级预防	隐蔽的或潜在的压力源	尚无具体表现,根据目前的健康状况假设或预估未来可能出现的反应	维持和增进个体系统的稳定性和完整性	预防性干预,重点在: • 避免接触压力源 • 实施对压力源的脱敏治疗 • 强化个体的弹性防御线 • 增强个体的抵抗因素 • 提供教育 • 鼓励积极应对
二级预防	现存的、明显的、已知的压力源	有明确的症状表现	恢复个体的稳定性和完整性	治疗性干预,重点在: • 根据健康改变的程度列出护理诊断,排列优先顺序 • 保护基本结构 • 动员和合理使用内外部资源保存能量,恢复系统的稳定性 • 控制压力源和压力反应 • 提供恰当的治疗 • 支持各种有利健康的因素 • 必要时提供一级预防措施等
三级预防	遗留下来的压力源,可以是明显的或隐匿的	可能的或已知的后遗症状	巩固二级预防效果,使个体系统获得并维持尽可能高的健康水平	治疗后康复干预,重点在: • 制定渐进目标并对个体迈向更高健康水平提供支持 • 激发动力 • 根据需要进行教育、再教育 • 行为矫正 • 合理利用内外部资源 • 必要时提供一、二级预防措施

二、纽曼系统模式对4个护理概念的论述

(一)人

在纽曼系统模式中,个体/个体系统取代了其他护理理论中所用的"人"的概念,个体是一个不断与其环境相互作用、进行能量和信息交换的开放系统,是由生理、心理、社会文化、发展及精神等变量组成的整体。护理的对象可以是一个人,也可以是家庭、群体或社区。

(二)环境

环境是指影响个体系统的所有内部和外部因素或力量。个体与环境相互影响,这种影响可以是正性的,也可以是负性的。个体与环境之间的关系是相辅相成的,其互动的结果即是对系统进行调整或纠正。环境分为内环境、外环境及自生环境。内环境是指个体系统内部的所有相互作用的影响因素或力量,包括存在于个体内部的因素或应激源及相互作用;外

环境是指个体外部的所有相互作用的影响因素或力量,它存在于个体系统之外或人际之间;自生环境是指处于开放系统中的个体为应对应激源的威胁,保护和维持自身稳定性、统一性及整合性,对系统的能量源、防御功能等进行有意或无意的动员和利用,使能量在内环境和外环境之间相互交换而形成的一个独特的环境。自生环境可超越、取代或覆盖个体的内、外环境。

（三）健康

纽曼认为健康是一个动态的连续体,是任何时间点上个体生理、心理、社会文化、精神与发展等各方面的稳定与和谐状态。健康还是一种"活能量",该能量不断地在个体系统和环境之间流动。当机体产生和储存的能量多于消耗时,个体的完整性、稳定性增强,处于理想的健康状态;而当能量产生与存储小于能量消耗时,个体的完整性、稳定性减弱,健康渐失,甚至产生疾病,若未能及时纠正,最终走向衰竭、死亡。

（四）护理

纽曼认为护理是关注影响个体应激反应的所有相关变量的独特的专业。她强调护理的整体性和系统性,并用重建这一概念来阐述护理活动。重建是指个体对来自环境中的压力源的应对,达到适应的过程。护理应关注所有来自个体内、人际间、个体外的压力源以及这些压力源与个体在生理、心理、社会文化、发展和精神领域所产生的反应。护理的任务是通过有目的的干预来减少或避免压力源及其带来的不良反应,以帮助个体、家庭和群体尽可能达到或维持理想的健康水平。护理行为是以三级预防措施作为干预手段,使个体系统保存能量,重建、达到或维持理想的健康的状态,促进个体系统的稳定、和谐与平衡。

三、纽曼系统模式与护理实践的关系

在纽曼系统模式中,纽曼发展了包括护理诊断、护理目标和护理结果三个步骤的护理程序。

（一）护理诊断

首先护士需要对个体系统的基本结构和能量源、各防御线的特征以及个体内、个体外、人际间存在和潜在的压力源进行评估。然后再收集并分析个体系统在生理、心理、社会文化、精神与发展各个方面对压力源的反应及其相互作用的资料。最后通过综合所收集的资料,确定个体的健康变异程度,做出护理诊断并排出优先顺序。

（二）护理目标

护士以保存能量,恢复、维持和促进个体系统稳定性为护理原则,通过与个体和家属协商,根据个体的需求和可利用的资源,建立适合的护理目标,确定为达到这些目标所采取的干预措施并设计预期护理结果。纽曼强调应用一级、二级、三级预防原则来规划和组织护理活动。

（三）护理结果

该步骤包括实施护理干预和评价护理结果。评价内容包括个体内、外及人际间压力源的变化,压力源本质及优先顺序的改变,个体防御线的变化,个体应激反应的缓解程度等。必要时应进行再评估,以提高护理干预的有效性。个体的一级、二级、三级预防的内容和优先顺序要根据评估的结果进行适当的调整或修改。

根据纽曼系统模式设计的护理程序具有很高的实践应用价值,被广泛地应用在世界上许多国家的护理领域,特别是在强调整体护理的当代护理实践中,纽曼系统模式有着独特的指导作用。

📖 **知识拓展**

不悦症状理论

不悦症状理论(The Theory of Unpleasant,TOUS)属于护理中域理论的一种。该理论源于 Pugh 和 Gift 在分别撰写北美临床护理中关于乏力与呼吸困难的内容时对症状情况的探讨,他们发现不同疾病、不同个体的症状之间存在诸多共同点,后来 Lenz 等专家也参与了探讨,他们通过临床观察、症状相关研究的文献回顾以及研究者相互之间的分享逐渐形成了该理论。1995 年,Lenz 首次提出该理论,并于 1997 年提出该理论的新版。该理论包括三个核心概念:症状(symptom)、症状的影响因素(influencing factors)和症状的表现结果(performance outcomes)。不悦症状理论认为症状、影响因素和表现结果之间存在双向的相互联系和影响。影响因素可以影响机体症状产生的数量及严重程度,并通过症状进一步影响机体的表现结果;症状可以反作用于这些影响因素;表现结果也可以对症状及影响因素产生反馈作用;同时,不同影响因素之间、不同症状之间还存在着相互作用。该理论自产生以来,被许多研究者作为制定症状测量及评价工具的理论框架和解释研究中出现的症状及相关现象的理论依据,该理论广泛应用于护理科研和护理临床实践。

🩺 **案例分析**

案例:患者李某,男,48 岁,某单位人事部副主任,3 年前检查出有高血压,有高血压家族史。近期因工作紧张和家庭纠纷,血压不稳定入院。

问题:如何应用纽曼系统模式对该患者进行评估和护理干预?

分析:

根据纽曼系统模式,应将患者作为一个与环境全面交互的开放系统,对其进行评估。评估内容包括:生理方面、心理方面、发展方面、社会文化方面和精神方面的评估。主要压力源从个体内部、人际间和个体外部三类来评估。

该案例在护理评估的基础上,围绕三级预防实施相关护理措施。目的是帮助患者个体维持系统稳定和健康状态,以防不良反应再次出现。

第五节 科尔卡巴的舒适理论

舒适理论是由美国护理学者凯瑟琳·科尔卡巴(Katharine Kolcaba,1944—)提出的中域型理论。她认为舒适是个复杂的多维概念,不仅有身体方面的舒适,还包括心理精神、社会文化和环境方面的舒适。舒适管理应从系统评估服务对象的舒适需求着手,通过制定并实施有针对性的舒适干预方案,提高服务对象的舒适水平,激发服务对象自觉养成健康行为,促进服务对象良好的健康结局和对医疗机构的积极评价。舒适理论是整体化护理内涵的延伸,把舒适护理融入到以人为本、以患者为中心的整体护理中,将其作为整体护理过程中的一种思维方法,对提升临床护理实践质量起到积极作用,同时对护理人员自身舒适的关注也有助于护理专业人员的自身成长。

知识链接

科尔卡巴简介

凯瑟琳·科尔卡巴 1944 年出生于美国俄亥俄州克利夫兰市。1965 年,科尔卡巴毕业于圣路医院护校(St. Luke's Hospital School of Nursing)获大专学历,1987 年和 1997 年获得凯斯西储大学护理学硕士和护理学博士学位。科尔卡巴毕业后曾任护士、护士长、护理教师、临床护理专家等。科尔卡巴长期开展舒适的研究,论文报告与著作颇丰,其代表作有《护理的舒适理论》(*A theory of holistic comfort for nursing*,1994)、《舒适理论与实践》(*Comfort theory and practice:A vision for holistic health care and research*,2003)、《舒适照护的艺术》(*The art of comfort care*,2007)等。舒适理论提出后很快被应用于多个护理实践领域。目前,科尔卡巴担任阿克伦大学护理学院副教授,讲授护理理论及护理研究课程。其研究领域包括有关尿失禁患者舒适的干预及测评、临终患者舒适的测评等。

一、科尔卡巴舒适理论的基本内容

（一）舒适的概念与结构

1. 舒适的概念　舒适(comfort)指通过舒适措施达到的个体身体处于轻松、满意、自在、没有焦虑、没有疼痛、安宁的状态。舒适是一个具有积极内涵的概念,既是一个过程也是一个结果,可以在护理人员的帮助下实现。

2. 舒适的结构　舒适结构由患者舒适需求与舒适情境组成。

（1）患者舒适需求:包括三种类型。①没有痛苦(relief):或称放松感,指某种特定需求被满足或部分满足,不适减轻或消除的状态,如解除手术切口引起的疼痛;②轻松自在(ease):或称愉悦感,指一种特定的不舒适的解除,服务对象的安适恬静与满足感;③超越感(transcendence):指从各种问题或病痛中振作,处于不受病痛折磨,超越困难的超然状态。

（2）舒适情境:2003 年科尔卡巴结合整体观和文献基础将舒适定义为四种类型:①生理舒适(physical comfort):指个体身体上的舒适感觉;②心理-精神舒适(psycho-spiritual comfort):指信仰、信念、自尊、生命价值等精神需要的满足,如个体感受到来自他人的关心和尊重而产生的舒适等。③社会-文化舒适(socia-cultural comfort):包括人际关系、家庭、职业、经济状况与社会关系的和谐,如个体的家庭、社会支持或角色适应良好等;④环境舒适(environmental comfort):外在物理环境中适宜的声音、光线、颜色、温湿度等方面的舒适。

	没有痛苦	轻松自在	超越感
生理			
心理-精神			
社会文化			
环境			

图 8-6　科尔卡巴舒适理论的二维分类结构图

科尔卡巴将舒适的类型与情境相结合,以舒适的四种情境为纵轴,患者的舒适需求为横轴,形成了舒适理论的二维分类结构图(图 8-6)。

（二）舒适理论的框架

1. 概念

（1）健康保健需求（healthcare needs）：指产生于紧张的医疗环境中，传统的医疗支持系统未能满足的患者对于舒适的需求。这些舒适需求包括生理舒适、心理-精神舒适、社会舒适和环境舒适等需求。这些需求通常需要借助各项检查以及语言或非语言的形式表现出来，例如需要相关的病理生理参数、相关的教育支持以及经济咨询和干预措施。

（2）舒适措施（comfort measures）：指旨在满足接受者特定舒适需求的护理干预，如医务人员有目的地制定为增进患者及家属生理、心理精神、环境等舒适的干预方法与措施。

（3）干预变量（intervening variables）：指为影响病人对整体舒适感知的相互作用力，包括过去的经历、年龄、态度、情感状态、支持系统、疾病预后、经济情况及有关病人体验的所有因素。

（4）健康寻求行为（health-seeking behaviors）：是指由接受者所定义，与追求健康相关的各种后续结局。这种行为可以是寻求内在的行为（包括治愈、免疫功能、T细胞数量等）、外在的行为（与健康相关的行为、功能的结果等）或平静死亡的行为。

（5）机构的完整性（institutional integrity）：科尔卡巴在2001年给出的操作性定义，指社会准则、经济的稳定性、全体健康服务机构以及医疗系统，包括公共卫生机构、医疗保险以及医疗补助计划、居家照护机构、养老院等。与此定义相关的变量包括节省经费、降低发病率、降低住院率和重回率、提高与健康有关的结果、服务的效率和成本-效益比。

2. 理论框架　舒适护理理论是护理理论中的规范性和描述性理论。在医疗环境中，由于刺激性的情境事件使得患者产生健康保健需求，需求的存在引发患者处于负性的紧张状态。舒适理论框架包括三部分。

第一部分：护理人员评估、干预促进舒适。护理人员要根据患者的情况评估出未被现有的支持系统满足的舒适需求，并制定整体干预措施满足患者各个方面的舒适需求。护士制定干预措施时要考虑干预变量，这些变量通常是护理措施无法控制的因素，如疾病的诊断、经济状况、外在的社会支持。恰当的干预措施使患者的需求能够得到满足，则能够产生立即的结果，如改善功能状态、增加能量、改善情绪（即舒适感增强，患者可感知到干预的效果，即舒适的状态；护理人员可客观的对患者的舒适状况进行评估），或产生直接的结果——促进健康寻求的行为。

第二部分：舒适促进患者健康寻求行为。理论上说，由于护理人员的干预使得患者的舒适感增强，会激发促进患者健康寻求行为，与护士、其他医务人员达成一致意见，包括内在、外在的健康寻求的行为或平静的死亡；在实践中，寻求健康的行为也能增强患者的舒适感，而一旦患者的舒适感增强，又促进其健康寻求的行为。因此健康寻求的行为与舒适之间存在着相互关系。

第三部分：患者舒适使机构完整性得以实现。当护理人员有效地解决了患者存在的舒适需求，机构的完整性也得以实现，如促进患者的健康的恢复，提高财政和稳定性等。同时机构的稳定性也能提高患者的满意水平。若病人、家属对服务满意，这种大众的认可也可惠及医疗机构。一方面良好的赞誉可激励机构制定更好的方针政策为社会大众提供更佳的服务，另一方面机构良好的社会声誉也可增强组织活力，使组织保持长盛不衰。舒适理论的概念构架，总结如图8-7所示。

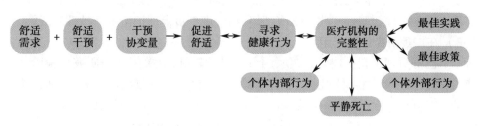

图8-7 科尔卡巴舒适理论的概念框架图

二、科尔卡巴舒适理论对4个护理概念的论述

（一）人

科尔卡巴认为人是一个具有生物、心理、社会文化属性的统一体。人包括个人、家庭、团体或社区。

（二）环境

病人、家庭或机构中能够使舒适增加的每个方面,均为环境。

（三）健康

健康是病人、家庭、团体或社区的一种理想的功能状态。病人被认为是有健康需求的个人、家庭、团体或社区。

（四）护理

护理的目的是促进舒适的行为,增强病人和家庭的舒适。护理是对舒适需求的评估,通过舒适措施来解决病人的舒适需求,干预后再次评估病人的舒适需求。对于舒适需求的评估可以是主观的或者客观的,如当护士评估病人是否舒适时,可以通过观察伤口的恢复情况、实验室指标的变化或者行为上的变化。

三、科尔卡巴舒适理论与护理实践的关系

科尔卡巴舒适理论创立以来,在护理实践、护理教育、护理研究等领域广泛应用,其指导价值得到学界的高度认可与评价。

（一）在护理实践中的应用

在舒适理论的指导下,舒适性护理技术的应用不断渗透到护理工作中,主要表现为实践舒适性干预措施以提高病人的舒适度。科尔卡巴将舒适措施分为三种类型:技术性干预、指导性干预、"舒适食物"性干预。技术性干预用于保持病人内稳态及处理疼痛等,帮助病人保持或重获生理功能,预防并发症;指导性干预以一种文化敏感性的方式为病人减轻焦虑、提供信息和安慰、给予希望;"舒适食物"性干预包括引导想象、治疗性触摸、改善环境、音乐疗法等。

舒适护理已用于指导多种急慢性病人的护理,包括临终病人、心内科、儿科、围麻醉期病人的护理、老年急症护理、妇产科病人、精神病病人(如抑郁症)等。科尔卡巴将舒适理论应用到各种人群,包括个人、家庭及社区,同时强调除了要增强病人及家属的舒适外,更要增强护理人员的舒适。护理人员的舒适感提高,将能更好地服务于医院机构,降低离职率,并且能够更有效地工作,也相应提升了对病人的护理质量。

（二）在护理教育中的应用

舒适护理理论为护理教学和培训提供了有用的概念框架,在护理教育中得到了一定的运用。有研究者提出用舒适护理干预措施来提高护理大学生的总体舒适感和降低压力相关

事件的发生;还有采用体验式教学方法,提高护生对舒适护理的实践能力,取得一定的效果;还有将其应用于护理学基础实践教学中,以有利于进一步提高护生舒适护理实践能力。

（三）在护理研究中的应用

科尔卡巴舒适理论在护理研究领域的可接受性较好,有关舒适的研究也检验了舒适护理实施的有效性。1992 年,科尔卡巴根据舒适的分类结构以医院病人和社区居民为研究样本编制了一般舒适状况量表(general comfort questionnaire,GCQ),用以评估参与者的整体舒适感。临终(end-of-life)舒适问卷,适用于临终病人及他们的照顾者。

由于科尔卡巴舒适理论系 20 世纪 90 年代以后才逐步发展起来,理论发展历程不长,一些理论观点和主张特别是第三部分涉及机构完整性的理论观点尚需在更多的研究中得以检验和证实,因此舒适理论还有待进一步探讨、发展和完善。

案例分析

案例: 患者男性,38 岁,企业管理人员。因摔伤致右踝部肿痛、活动不利,以"右三踝骨折"收入院。患者入院后因即将手术、未完成相关工作而焦虑,患者有很多的舒适需求。

问题: 责任护士在这个案例中舒适干预护理措施有哪些?

分析:

根据科尔卡巴舒适理论,对患者舒适干预措施从三个方面进行,具体包括:评估患者特定的舒适需求;从生理、心理—精神、社会文化、环境四个方面促进患者舒适;判断患者舒适干预后的结果及患者健康寻求行为和对机构完整性的影响。

扫一扫,
测一测

（刘红霞 江 虹）

复习思考题

1. 讨论护理理论对护理学科发展的意义是什么。

2. 比较奥瑞姆、罗伊、纽曼和科尔卡巴对护理四个基本概念的阐述有何异同。

3. 患者肖某,男,50 岁,出租车司机。因肺炎球菌性肺炎入院,患者咳嗽,咳痰,痰液黏稠不易咳出。呼吸困难,自觉头胀痛,恶心,不思饮食,全身无力,夜间睡眠差,大便 3 日未行,小便正常。体温 39.2℃,脉搏 120 次/min,呼吸浅快,口唇发绀,皮肤触之发烫。要求医师尽快治好疾病回去工作。试运用奥瑞姆的自护理论分析该患者应启动何种护理系统,为什么?

4. 患者孙某,男,48 岁,某公司市场部负责人,3 年前检查出有高血压,有高血压家族史,近期因工作紧张和女儿高考择校引发家庭纠纷,血压不稳定入院。请思考:根据纽曼系统模式分析,患者目前的应激源有哪些? 如何采取护理干预活动?

5. 患者罗某,女,36 岁,企业高管,孕 28 周,因加班后出现子宫收缩伴高危妊娠入院。入院后患者紧张焦虑。请根据科尔卡巴舒适理论分析该患者的舒适需求。

第九章

文化与护理

学习目标

识记：

1. 能正确陈述文化的特征及功能。

2. 能完整列出文化休克的过程及各期的特点。

3. 能正确陈述护理文化的内容和作用。

4. 能正确陈述莱宁格跨文化护理理论的主要概念和基本模式。

5. 能正确陈述文化背景对护理的影响。

理解：

1. 能准确理解文化的概念、识别文化现象。

2. 正确理解文化休克的概念、原因，从护理角度如何预防患者的文化休克。

3. 正确理解莱宁格跨文化护理理论的内容，分析其在护理程序中的应用。

应用：

1. 能根据医院特点进行护理文化建设。

2. 能运用跨文化理论分析不同文化背景下服务对象的需要和行为，提供适合服务对象文化需求一致的护理照顾。

现代护理观强调以生物、心理、社会、精神文化为内涵的整体护理，人文关怀已成为医学文明和现代医院的重要标志。当今社会国际交流不断增多，多种文化背景的人聚集在一起，形成了一个多元文化的社会体系。因此，护理人员有必要了解有关文化和文化休克的知识，熟悉多元文化护理理论，明确不同文化背景下服务对象的特殊需要，从而为其提供个性化多元护理。

第一节 文 化 概 述

文化是一定历史、地域、经济、社会、政治在意识形态领域的反映，是人们长期创造形成的产物；人类社会生活的各个方面都可以归结为文化现象，比如人们的饮食习惯、穿着习惯、生活习惯、表达方式、生存方式等。文化现象联系着社会生活和社会运行的各个方面。

一、文化

（一）文化及相关概念

1. 文化（culture） 来源于拉丁语中的"cultura"，本意为土地耕耘和作物培育，指的是农耕和园艺类的物质生产活动。以后逐渐引申到精神生活，用于人类自身的心灵、智慧、情操、

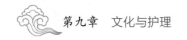 笔记栏

德行和风尚的培养教育。

文化是一个非常广泛的概念,哲学家、社会学家、人类学家、历史学家和语言学家从各自学科的角度来进行界定。但是,迄今为止仍没有获得一个公认的、令人满意的定义。学者们一致认为文化具有广义和狭义之分。广义的文化是指人类在社会实践过程中创造的一切精神及物质财富的总和,如物质层面的饮食、服饰、建筑等文化,制度层面的政治法律制度、社会经济制度、国家、社团、组织等,精神层面的理论、观念、科学、宗教、文学、法律等。狭义的文化专指语言、文学、艺术及一切意识形态在内的精神活动及其产品。

目前相对统一的文化定义为:文化是指特定的群体中共同享有的行为和价值模式,包括价值观念、传统习惯、语言、知识、信仰、艺术、法律、风俗习惯、风尚、生活态度及行为准则,以及相应的物质表现形式。

知识链接

文化的起源

"文化"一词,在中国古代本指"以文教化",与武力征服相对应,即所谓"文治武功"。也有单指用"文化"去教化、感染、熏陶对象的。《易经·贲卦》中的"刚柔交错,天文也;文明以止,人文也。观天文以察时变;观人文以化成天下"可看作中国古代关于"文化"的原始提法,其中的"人文化成"就是文化的真正内涵:"文化者,用人文去化成天下也;文化者,人化也"。孔颖达在《周易正义》中解释道:"观乎人文以化成天下,言圣人观察人文,则诗书礼乐之谓,当法此教而化成天下也"。这已有从精神、思想的角度阐释文化内涵,从观念形态的层面理解文化的意味。

2. 主流文化与非主流文化

(1)主流文化:是一个社会、一个时代所倡导的、起着主要影响的文化,具有高度的融合力、较强大的传播力和广泛认同的文化形式,代表了社会的主要发展方向。

(2)非主流文化:是在社会中居于次要地位、起次要作用的文化。非主流文化包括亚文化与反文化。

1)亚文化:又称集体文化或副文化,是在主流文化或综合文化的背景下,某一区域或某个集体所特有的价值与观念以及生活方式。亚文化与主流文化不相冲突,而是相互补充并具有自身特色的文化,如校园文化、企业文化、军旅文化、社团文化等。由于亚文化是直接作用或影响人们生存的社会心理环境,其影响力有时比主流文化更大,它能赋予人一种可以辨别的身份象征和属于某一群体或集体的特殊精神风貌和气质。

2)反文化:是指对现存社会秩序的背离和否定、对现存文化的抵触和对抗、与主流文化相对立的文化,如我国当前在一定程度上存在的封建主义腐朽落后文化等。

3. 多元文化 广义的多元文化是指世界上不同民族创造的文化,如中华民族的儒家文化、道家文化,西方国家的基督教文化,阿拉伯民族的伊斯兰文化等。狭义的多元文化是指构成民族文化的不同文化来源,在我国,有以马克思主义为指导的社会主义主流文化,以儒家文化为主的传统文化,以及外来文化、乡村文化、企业文化、校园文化、网络文化等亚文化。

(二)文化的分类

文化的涵盖面极广,几乎包括了人类社会生活的方方面面。根据分类角度不同,文化可以有不同的分类方法。

1. 根据文化现象分类

（1）物质文化：经过人类改造的自然环境和由人类创造出来的一切物品,如工具、器皿、服饰、建筑物、水坝、公园等,都是文化的有形部分。

（2）精神文化：指理论、观念、心理以及与之相联系的科学、宗教、文学、艺术、法律、伦理道德以及价值观念等。

（3）方式文化：包括生产方式、组织方式、生存方式、生活方式、行为方式、思维方式、社会遗传方式等。

2. 根据文化特点分类

（1）硬文化：指文化中看得见、摸得着的部分,如交通工具、服饰、日常用品等,是一种可见的显性文化。

（2）软文化：指活动方式与精神产品,是文化的深层结构。如制度文化和心理文化、宗教信仰等,属于不可见的隐形文化。

在文化冲突中,软文化较硬文化不易被改变、理解和接受,其中最难改变的是深层次的"心理沉淀"部分。心理沉淀不仅仅是个人长期形成的习惯,而且还是一个民族数代人积淀而成的心理习惯,这种沉淀在人们心理中形成了一定的观念定势、思维定势、价值标准定势。

另外文化的分类还包括,从地域分:有本土文化和外来文化、城市文化和农村文化、东方文化和西方文化等;从时间分:有原始文化、奴隶制文化、封建文化、资本主义文化、社会主义文化等;从性质分:有世界文化、民族文化、精英文化、通俗文化等。

（三）文化的特征

1. 普同性　各个不同民族的意识和行为具有共同的、同一的样式。目前全球化进程加快,各民族生活方式的差距逐渐缩小,各地域独一无二的文化特征正在慢慢消融,整个世界文化更加趋向普同。

2. 民族性　文化根植于民族之中,与民族的发展相伴相生。一个民族有一个民族的文化,不同民族有不同的民族文化。民族文化是民族的表现形式之一,是各民族在长期历史发展过程中自然创造和发展起来的。

3. 多样性　不同的自然、历史和社会条件,形成了不同的文化种类和文化模式,使得世界文化从整体上呈现出多样性的特征。各民族文化各具特色,相互之间不可替代,都是全人类的共同财富。

4. 传递性　文化一旦产生就会被世人所模仿和利用。文化的纵向传递是前人的文化逐代传递给后人;横向传递是指在不同的地域、民族之间的传播。中西方文化的融合就是依靠横向传递完成的。

5. 继承性　人类生息繁衍,向前发展;文化也连绵不断,世代相传。在文化的历史发展进程中,每一个新的阶段是在否定前一个阶段的同时,吸收前人的进步内容及优秀成果。

6. 发展性　文化就其本质而言是不断发展变化的,人类文化是由低级向高级、由简单到复杂不断进化的。没有文化的发展,就没有现代社会和现代文明。文化的稳定是相对的,变化发展是绝对的。

7. 时代性　在人类发展的历史进程中,每一个时代都有自己典型的文化类型,如汉赋、唐诗、宋词、元曲成为我国各朝最具代表性的文学样式。人类演进的每一个新时代,都会创造出新的文化类型作为这个时代的标志性特征。

8. 象征性　文化的含义常常超出其所直接指向的范围,如红玫瑰代表爱情,白色象征纯洁。文化的象征性遍及社会生活的各个方面,人的社会化过程中有很大部分就是学习文化象征性的过程。

（四）文化的功能

文化功能也称文化价值，从个人层面上看，文化起着塑造个人人格，实现社会化的功能；从团体层面上看，文化起着目标、规范、意见和行动整合的作用；从整个社会层面上看，文化起着社会整合和社会促进的作用。具体来讲文化具有以下功能：

1. 记录功能 语言和文字是文化的主要载体。通过语言文字或其他手段，借助纸张、竹木片、骨块、兽皮、石块及现在的电脑硬盘、软盘、光盘等媒体把这些信息记录下来，为后人继承前人知识遗产，进一步研究、认识事物提供多方面的依据和基础。另外，一些实物如工具、兵器、生活用具、艺术装饰、古建筑等都可以使我们感知到彼时彼地人们的实践活动和精神岁月，彼时彼地的风土人情和历史沧桑。

2. 认知功能 文化把人类世世代代积累的最优秀的社会经验集于自身，不断地获得关于世界的最丰富的知识，从而为认识世界和改造世界创造了条件。文化让人们看到人类的昨天，思考人类的今天并探索其明天；帮助人们结合新的实践，不断丰富扩展着对自然、社会和自身的认识，形成了各自不同的文化环境和文化背景。

3. 传递功能 文化有着传递思想感情、宗教信仰、价值观念、科学技术知识以及文学艺术等信息的功能。文化的传播功能与文化的记录功能、认知功能紧密相联。语言和文字是文化传播的重要载体，实物也可以作为传播文化的载体。文化传播可以跨越不同时空，电话、电报、电台、电传、网络通讯工具，使世界上每个角落发生的事情几乎可以同时为世人所知晓。如果没有文化传播，任何文化都不会具有生机和活力。

4. 教化、塑造功能 文化是人创造的，又作为一定的文化环境影响和制约着人们的行动，教化人、塑造人是文化的根本功能。通过文化的耳濡目染和潜移默化的方式，使人按照社会的价值取向来思想和行动。文化的教化功能既可以是积极的，也可以是消极的。先进的文化可以教育人，落后文化、腐朽文化对人的消极影响也不可低估。

5. 凝聚功能 文化是民族的"心理水泥"。作为民族之根、民族的精神血脉，文化具有凝聚全民族的功能，是文化教化功能的延伸。如果是一个组织，当一种价值观被全体成员共同认可后，它就会成为一种粘合力，从各个方面把其成员聚合起来，从而产生一种巨大的向心力和凝聚力。

6. 审美娱乐功能 文化在音乐、舞蹈、戏剧、电影、电视、美术、文学等艺术领域具有明显的审美娱乐功能。人们在参与艺术活动、欣赏艺术作品时会得到美的享受，感到身心的愉悦。

思政元素

中医药文化自信

文化自信是一个民族、一个国家以及一个政党对自身文化价值的充分肯定和积极践行，并对其文化的生命力持有的坚定信心。

中医药文化源远流长，是中华民族在与疾病长期抗争过程中的经验积累和概括总结。中医药文化自信是指对中医药文化生命力的高度认同，对中医药文化价值的坚定信念和对中医药文化发展前途的坚定信心。中医药文化的核心价值观念可以概括为4个字"仁和精诚"，即"医心仁、医道和、医术精、医德诚"。作为中医人，"仁"是基本素养和要求，医者仁心；"和"是价值追求的最高境界，崇尚和谐；"精"是基本职业素养和要求，博极医源、精勤不倦；"诚"是人格修养的最高境界，心怀至诚于内，言行诚谨、诚心救人。

二、文化休克

文化休克是1958年美国人类学家奥博格(Kalvero Oberg)提出来的。不同文化背景的人会形成不同的观念定势、思维定势、价值定势及行为定势。当一个人从熟悉而固定的文化环境进入到另一个不熟悉的文化环境时,常常会产生一种迷失、疑惑、排斥甚至恐惧的感觉,这就出现了文化休克。

（一）文化休克的概念

文化休克(culture shock)又译为文化震惊或文化震撼,是指生活在某一种文化环境中的人初次进入到另一种不熟悉的文化环境,因失去自己熟悉的所有社会交流符号与手段而产生的迷失、疑惑、排斥甚至恐惧等思想混乱与精神紧张综合征。

（二）引起文化休克的原因

个体从熟悉的环境到陌生环境,很有可能出现文化适应不良甚至文化休克。其主要原因有:

1. 沟通交流障碍　不同的文化背景,同样的内容可能会有不同的含义,脱离了文化背景来理解沟通的内容往往会产生误解。具体表现为:①语言沟通障碍。文化背景和文化观念的差异产生了很多不同的语种,从而导致语言沟通交流障碍。即使使用同一种语言,语言的各种形式也会因文化背景的不同而产生不同的含义。在中国,朋友之间互相询问年龄、工资都是常见的事情;但面对西方国家的人,同样的问题可能令对方非常生气,认为年龄和工资纯属个人隐私而导致沟通中断。②非语言沟通障碍。不同文化背景下同样的动作可以代表完全不同含义的信息。如在多数国家,点头表示同意,摇头表示不同意;而在印度,摇头表示同意,而点头却表示不同意。又如:中国人表示赞赏之意,常常翘起大拇指,而翘起小拇指表示蔑视;日本人则用大拇指表示"老爷子",用小拇指表示"情人";在英国,翘起大拇指是拦路要求搭车的意思。

2. 日常生活活动差异　每一个人都有自己习惯的生活方式和活动内容。当一个人来到新的环境时,住宿、饮食、交通、作息制度、生活环境等日常生活活动、生活习惯将会发生变化,需要去适应新环境下的文化模式,往往会使人产生挫折感,甚至引起文化休克。

3. 孤独　个体来到新的环境,丧失了自己在原有文化环境中的社会角色,与亲人和熟悉的朋友分离,甚至还有语言沟通交流障碍。此时孤独感、无助感便会油然而生,造成情绪不稳定、焦虑、恐惧等不良情绪。

4. 风俗习惯不同　不同文化背景的人都有不同的风俗习惯,新的文化环境中,居住、饮食、服饰、消费、待客方式等习俗可能与自身原有的生活方式不同,需要个体短时间内从习惯了的生活方式中做出调整是比较困难的,从而也就容易产生生理上的不适和精神上的焦虑等文化休克表现。

5. 态度和信仰差异　态度是人们在自身道德观和价值观基础上对事物的评价和行为倾向,其构成要素包括对外界事物的内在感受、情感和意向三方面。信仰是人们对于世界及人生的总看法和总方针,也是人们对某种主义极度信服和尊重,并以此作为行为的准则。态度、信仰、人生的价值观和人的行为受到自身环境文化模式的影响,在每一个文化群体之间都是不同的。当一个人的文化环境突然改变时,与长期形成的母文化价值观会产生矛盾和冲突,造成其行为的无所适从。

以上每种情况都使得个体必须对这些文化变化做出适应和调整,当同时出现的因素越多、越强烈时,个体产生文化休克的强度就越明显。

（三）文化休克的分期

文化休克大致可以分为四个阶段:蜜月阶段、沮丧阶段、恢复调整阶段和适应阶段,构成一个呈"U"形的曲线图(图9-1)。

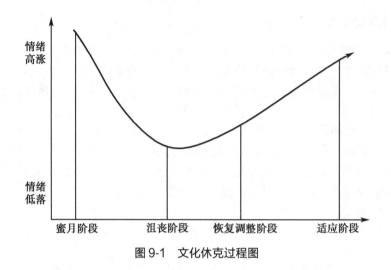

图9-1　文化休克过程图

1. 蜜月阶段(honeymoon phase)　个体到了一个新的环境,就会有一种新奇感。刚开始时人们往往渴望了解新环境中的风俗习惯、语言行为等,并希望能够顺利开展活动和进行工作。此时主要情绪表现是兴奋,一般持续几个星期到半年的时间。一些人在短期的异域生活中,可能仅停留在这个阶段。但如果在异国他乡停留较长期间,不少人就会出现不适,进入文化休克的下一阶段。

2. 沮丧阶段(anxiety or rejection phase)　进入新的文化环境一段时间后,个体的好奇、兴奋感逐渐消失,开始意识到自己要在这个陌生的环境中停留较长时间,必须改变自己以往的生活习惯和思维方式去适应新的环境。由于原有的生活方式和生活习惯与现有的文化不同,出现文化价值观念的矛盾和冲突,甚至由于不了解当地风俗、习惯等闹出一些笑话而处于尴尬状态,从而感到自我形象及自我概念的受损。由此,个体会感到孤独、思念亲人和朋友,会感觉新环境中的一切都不如原有的旧环境,出现失望、失落、烦恼、焦虑、沮丧等情绪。此阶段人们往往出现以下两种表现:一种是敌意,看不起本地人,嘲笑所在的国家和地区。另一种是回避,避免与当地文化接触,包括使用当地的语言和接触当地的人。此期是文化休克综合征中最严重也是最难度过的一期。

3. 恢复调整阶段(regression and adjustment phase)　在经历了沮丧和迷惑期后,个体开始学习适应新环境的文化模式,寻找应付新文化环境的办法,采取一定的适应方式重塑自我。随着对周围环境的熟悉,个体与当地人建立了友谊,能参加新环境内的日常生活和一些庆祝活动。此时其心理上的混乱、沮丧、孤独、失落感明显减少,对发生社交性错误不再认为是对自我形象的损害。此阶段开始试图正确面对文化冲突并开始着手解决相应的问题。

4. 适应阶段(acceptance and adaptation phase)　经过了一段时间的调整,个人已完全接受新环境中的文化模式,建立起符合新文化环境要求的行为、习惯、价值观念、审美意识等,能与本地人和平相处,其沮丧、烦恼、焦虑等情绪完全消失,可谓已经入乡随俗了。在新环境中和以往的旧环境一样令人舒适和满意,一旦离开这已经接受或适应的新环境而回到旧环境,会重新产生不适感觉。

（四）文化休克的表现

个体在文化休克的不同时期会有不同的心理表现,具体为:

1. 焦虑　指个体处于一种模糊的不适感中,是个体对非特异性或未知的威胁的一种紧张感受。可能出现心跳、呼吸加快,血压升高,甚至恶心呕吐、失眠、疲乏、体重下降等生理表现;爱发脾气、警惕性增强、无辜谴责他人等情感表现;以及心神不定,思想不能集中,健忘或思维中断等认知表现。

2. 恐惧　指个体处于一种被证实的、有明确来源的惧怕感中。文化休克时,可能出现躲避、注意力和控制力下降,害怕与人交流等表现。

3. 绝望　指个体对某种事物完全失去了信心,认为已经别无选择或选择有限,不能发挥自己的力量。表现为表情淡漠、言语减少、感情冷漠、被动参加活动或拒绝参与活动。

（五）影响文化休克的因素

1. 健康状况　在应对文化冲突造成的压力时,身心健康的人应对能力明显强于身心衰弱的个体。

2. 年龄　对于生活方式、生活习惯尚未成型的儿童,来到新环境后能较快适应,应对文化休克的困难也较少,异常表现也较轻。相反,随着年龄的增大,心理积淀越来越深,不愿也较难改变熟悉了的文化模式而去学习新的文化模式。

3. 教育程度　教育程度高的人一般都能理性、主动地寻找相关信息,缓解其不适情绪。同时,通过与他人沟通,更快地融入他们的生活,适应新的环境,走出文化休克期。

4. 生活改变的经历　以往生活变化较多,对外界变化能及时做出反应的个体,应对文化休克的能力较强。

5. 新旧文化的差异　异域文化和原有文化越相似,其文化距离越小,移居者出现的文化适应不良的表现也就越少,反之亦然。

6. 新文化的包容性　如果新环境有较高的开放性,对外来文化不排斥,有相对比例的外来人口,则个体在这种环境中就能较快达到文化上的适应状态。

7. 家庭社会支持系统的完善度　经济条件较好、家庭和睦、能较好利用社会救助、司法调解、医疗机构、法律服务中心等社会支持系统,则能较快地度过文化适应不良期。

（六）文化休克的预防

1. 培养跨文化沟通交流能力　语言是沟通的桥梁,对跨文化交流显得尤为重要;同时要掌握一定的非语言沟通技巧,理解他人的意思,熟练地表达自己的想法。

2. 提前熟悉新环境中的文化模式　在进入新环境之前,先了解、熟悉新环境中的各种文化模式,如所在地的风俗习惯、地理环境和人文知识等。必要时可以针对新文化环境的生活技巧和生存技能进行模拟训练。

3. 主动进入新文化环境　到新环境之后,应尽快接触、融入当地人的生活中,打开社交圈,踊跃参加一些有益的社会活动,以开阔视野、学习处理人际关系的技巧。

4. 寻找有力的支持系统　在文化冲突中产生文化休克时,个人应积极寻求可靠、有力的支持系统,包括亲属、朋友、社会服务中心和宗教团体等。

第二节　护理文化

护理文化是在一定的社会文化基础上形成的具有护理专业自身特征的一种群体文化,是被全体护理人员接受的价值观念和行为准则,也是全体护理人员在实践中创造出来的物质成果和精神成果的集中表现。护理服务文化的建设与发展影响着医院整体文化的建设,拥有良好护理服务文化的护理工作会让患者感到亲和,能提升医院的口碑。

一、概述

（一）护理文化的概念

护理文化(Nursing culture)是指在护理组织在特定的护理环境下,逐渐形成的共同价值观、基本信念、行为准则、自身形象以及与之相对应的制度载体的总和。它反映和代表了护士的思想、共同的价值标准。

护理文化一般包括表层的形象文化、中层的制度文化和深层的精神文化三个层次。表层的形象文化主要是指护理人员的外在形象和表现,如护理人员的着装、仪表、职务标识、工作作风、服务态度、精神面貌等。中层制度文化主要是指护理人员的职业规范,如各项护理工作制度和操作规程、职业纪律、奖惩办法等。深层的精神文化主要是护理人员的职业道德和专业理念,如以患者为中心的服务理念、整体护理理念、护理质量观念等。

（二）护理文化的内容

护理文化的核心内容是形成全体护理人员共同的价值观,它决定着护理人员的行为取向,引导着护理人员为护理事业的发展而努力奋斗的精神。其内容具体包含以下六个方面:

1. 护理宗旨　这是护理组织认定的、在长期的活动中应该遵循的根本原则和共同的信念与追求,规定着护理人员行动的指向和护理的发展方向。现代护理的宗旨是以维护和促进健康、减轻痛苦、提高生命质量为目的,运用专业知识和技术为人民群众健康提供服务的工作。

2. 护理理念　又称护理人员的共同价值观,是护理组织全体成员在长期的实践活动中形成、内化并通过实际行动表现出来的共同信仰的价值体系。拥有共同的价值观是护理文化的核心和基石,是组织的灵魂,也是维系组织生存发展的精神支柱。

3. 护理道德　道德是由社会舆论力量和个人良心驱使来支持的行为规范的总和,是社会调整人们之间及个人与社会之间的行为规范的总和。护理道德就是护理人员应当遵守的职业道德。加强护理道德建设对加强护理人员的社会责任感、树立良好的护理组织形象、形成健康的组织气氛都有着积极的作用。

4. 护理制度　护理制度是护理工作必须遵循的规范,包括各项管理制度和管理程序,是护理人员共同的行为规范,也是实现护理工作预期目标的手段。护理制度的管理是一种硬性的管理手段,对护理人员的行为具有强制性的控制作用。

5. 护理风格　指护理的领导者及其护理人员在达成组织目标时表现出来的行为方式和个性特点,是一个组织区别于其他组织的最具特色、最突出的和最典型的方面。护理风格一旦形成就会在组织内造成一定的文化氛围,并形成一种集体的心理定势、多数成员一致的态度和共同的行为方式,是影响组织及其成员的巨大力量。

6. 护理形象　这是公众对护理人员的感知印象,是护理文化的社会表现和社会评价。任何一个组织,它不仅要对自身发展负责,同时也对社会承担了不可推卸的义务。护理形象包括个人形象和护理组织形象。

（三）护理文化的功能

护理文化作为长期在护理实践中逐步形成和发展起来的稳定的价值观,并且以其为核心应用于临床护理、护理教学、护理管理等各个护理领域中,其功能包括以下四个方面:

1. 导向功能　护理文化规定了护理行为的价值取向,明确了护理的行动目标,确立了护理的规章制度和行为方式。所有这些,指引并约束着全体护理人员的言行举止。

2. 凝聚功能　先进的护理文化渗透到护理职业的各个领域和具体实践,将分散的、个体的能力,合成集中的、组织的合力,这种凝聚功能是通过护理团体共同的奋斗目标、价值观和理想来实现的。

3. 激励功能　优秀的护理文化能为护理人员创造一种良好的工作环境与学习氛围,使护士与患者的价值都受到尊重,每个人的贡献都得到肯定。这种文化的激励作用是持久的,是低成本而最有效的内在动力。

4. 协调功能 良性的护理文化能够促进护理工作的顺利推进,倡导在医院文化的背景下与其他各专业、各部门和谐一致,通过磋商与沟通,主动承担责任,提高护理工作效率。

二、护理文化的建设

医院营造护理文化氛围是护理服务的需要,也是人本管理在护理管理中的体现。护理文化建设需要根据护理组织的自身特点及未来的发展趋势来确定自己的基本信念、价值观及道德规范,并使全员达成共识。护理文化建设重点在以下三个方面进行展开。

1. 凝练护理哲理,培育护理道德 护理哲理是护理人员对护理的信念、理想和所认同的价值。在护理工作中建立以病人为中心的工作理念,围绕病人的需求,提高服务质量,控制服务成本,制定方便措施,简化工作流程,为病人提供优质、高效、满意、放心的护理服务。护理道德体现在护理人员为患者提供护理服务的每个细节中,优质的服务态度,在患者的治疗、康复过程中会起到意想不到的效果。护理道德一方面通过舆论和教育的方式,影响每个护理人员的心理和意识,形成是非观,进而集中形成共同的信念;另一方面,又将舆论、习惯等以规章制度的形成确定下来,成为约束护理人员的行为准则和规范。

2. 美化护理环境,塑造护理形象 护理环境与护士职业形象都是护理文化的外显部分。优美的护理环境为患者提供舒适的治疗空间,而良好的护士职业形象可赢得患者的初步信任。在护理环境建设中,可以在楼道张贴亲切的问候语,在走廊区张贴工作人员简介表,在病区进行适当的绿化,在病房内悬挂温馨提示卡,发放健康宣传手册等。人们通过护理形象来评价护理人员的职业素养。护理形象表现在护士的每个言行举止中,具体包括护士礼仪、护理态度、文明用语等等。可以采用场景模拟、讲座、课堂演示等形式塑造护士形象。

3. 健全规章制度,优化服务流程 护理工作规章制度既是护理文化规范性的反映,也是构成护理文化的重要内容,它保证医院护理工作正常运转。护理文化建设作为现代护理的一种管理方式,既是护理哲理、护理道德、护理行为准则和护理技术的反映,也是管理科学化和民主化程度的反映。护理规章制度既要发挥对护理人员的约束作用,也要起到对人的激励作用。护理服务流程是否合理与护理工作效率和质量直接相关。在工作中,有必要对原有护理流程进行不断优化,对潜在的或已经显现的薄弱环节、不符合实际的环节进行完善,形成更符合实际需求的服务流程,从而提高护理效率和护理质量。

📖 知识拓展

医院文化简介

医院文化是从企业文化衍化而来的,是美国学者在 20 世纪 80 年代初首先提出并很快流行于世界的一种新型管理思想。

所谓医院文化,是指医院在长期医疗服务实践中凝聚积累起来的文化氛围与价值观,是为医院广大医务人员所认同的医院精神、经营理念和行为模式。其基本内容包括院训、院徽、院歌、医院口号、医院精神、服务理念、医院目标、发展战略等。医院文化是医院综合实力中无处不在的软因素,它贯穿于医疗护理活动的全过程。

医院文化具有整体性、稳定性、职业性和约束性的特征。健康向上的医院文化,对医务人员的群体意识起着导向、激励、凝聚、约束和辐射作用。

第三节 跨文化护理理论

跨文化护理理论(transculture nursing theory)由美国护理理论家莱宁格(Madeleine Leininger)于20世纪60年代首先提出。目前该理论已得到了全世界护理工作者的普遍认同,并在西方国家被广泛地应用于护理实践。该理论着重研究和分析护理与照护、健康与疾病、信仰与价值的有关文化,并根据不同文化准则、健康与疾病的特点为人们提供与文化一致的、有意义和有效的护理照护,从而帮助护理人员从全方位多角度满足不同服务对象的生理、心理和社会文化的护理需求。

📖 知识链接

莱宁格简介

马德莱娜·莱宁格(Madeleine Leininger),1925年7月13日出生于美国。1948年,莱宁格获得了护士毕业证书;1950年获生物学理学学士学位;1954年获得精神病和精神卫生护理学硕士学位;1965年获得文化与社会人类学哲学博士。1969年莱宁格被聘任为华盛顿大学护理学院的院长、护理教授,并在该学院讲授人类学。1974年莱宁格建立了第一个跨文化护理的硕士与博士项目。1989年,莱宁格组建的跨文化护理协会首次发行了其官方出版物、莱宁格任主编的《跨文化护理杂志》,不断扩大对跨文化理论的影响。

一、跨文化护理理论基本内容

(一)有关文化及文化照护的概念

1. 文化(culture) 这里的文化是护理人达成的共识,指不同个体、群体或机构通过学习、共有或世代延续下来等方式所形成的生活方式、价值观、信仰、行为标准、个体特征和实践活动的总称。文化以一定的方式传承,指导人们按特定的方式思考、做出决策和具体行动。

2. 照护(care或caring) 指与改善个体或群体的生存状态、健康状况以及生活方式有关的帮助性、支持性、促能性的现象、行为和行动。照护是人类的一种普遍现象,是人类文明社会形成、生存、发展壮大的基础及必需条件。

照护又可以分为普通照护、专业照护和文化照护。

(1)普通照护(common care):是特定文化所特有的传统、固定的文化照护知识与技能,是人类一种天性的具体表现,它存在于普通的日常生活中。普通照护的技能可以通过模仿、学习而得到。

(2)专业照护(professional care):为满足服务对象的需要、改善人类的生存或生活条件而提供的帮助性、支持性的专业行为。专业照护的技能是通过大学、学院或临床机构传授和规范学习获得的,包括专业的照护知识和实践技能。

(3)文化照护(cultural care):用一些符合服务对象的文化、被接受和认可的价值观、信念和定势的表达方式,来帮助、支持个体或群体维持健康、改善生活方式或面对残疾与死亡。

3. 文化照护差异(culture care diversity)　指人类为了改善他们的生存状态、健康状况、生活方式,以及面对疾病、残障和死亡,由文化所派生的照护的不同涵义、不同方式、不同准则与标志。

4. 文化照护共性(culture care universality)　指人类为了改善他们的生存状态、健康状况、生活方式以及面对疾病、残障和死亡,由文化所派生的照护的普遍、相似或一致的涵义、方式、准则与标志。

5. 社会结构(social structure)　为某特定文化(或社会)所拥有的一系列相互关联的结构与组织因素(包括宗教、血缘关系、政治、经济、教育、技术、文化价值观、民族史等)以及这些因素在不同的环境内容里对人类照护行为以及照护表达方式的影响。

6. 民间健康照护系统(fork health care system)　一系列传统的、民间的、地方性的照护知识、技能与实践,用以帮助、支持、促进有明显或潜在需求的个体或群体改善健康状况、生活方式以及应对疾病、残疾和死亡。

7. 专业健康照护系统(professional health care system)　是在特定教育机构中学到的有关健康、疾病和专业照护方面的知识、技能与实践。由正式训练有素的专业人员提供有组织和相互依存的治疗和护理服务。

8. 文化照护保存/调整/再建(cultural care preservation/accommodation/restructuring)指用帮助性、支持性和促能性的专业行动和决策,帮助特殊文化的护理对象保持/调整/重新建立其生活方式和价值观等,达到良好的健康状态或面对疾病与死亡。

9. 与文化一致的护理照顾(culturally congruent nursing care)　指制定和实施一系列符合护理服务对象自身价值观、信念信仰以及生活方式的帮助性、支持性、促能性专业决策与行动,以便支持或提供一种有益的、有意义的、令人满意的健康照顾。

10. 跨文化护理(transcultural nursing)　是指通过文化环境和文化来影响服务对象的心理,使其能处于一种良好的心理状态,以利于疾病康复。

11. 多元文化护理(multicultural nursing)　是指护理人员按照不同护理服务对象的世界观、价值观、宗教信仰、生活习惯等采取不同的护理方式,满足不同文化背景下人的健康需要的护理服务。

(二) 跨文化护理理论的基本观点

莱宁格认为:关怀是一种普遍的人类现象,但关怀模式因文化而异。以文化为基础的护理照护是有效促进和维持健康以及从疾病和残疾中康复的关键因素,护理的本质是文化照护。在为服务对象提供治疗性护理时,护士应了解其价值观、信仰和行为,以服务对象的健康为目的、从整体观念出发、为服务对象提供符合个人独特需要的护理照护。每一种护理照护都有跨文化的照护行为、需求和启示,跨文化护理理论能够预测和解释不同文化的护理模式。

跨文化护理的过程、功能和活动因社会结构和文化体系的不同而不同,也因其文化史、接触和文化适应的不同而不同。

跨文化护理的目标是拓展护理的文化内涵,使护理理论和护理实践的观念、计划以及日常活动都以文化为基础,为个体、家庭和群体的健康提供与文化相应的护理照护。

(三) 跨文化护理的日出护理模式

莱宁格的跨文化护理理论的核心部分是"日出护理模式"(sunrise nursing model)(图9-2)。该理论认为:护理不应是一个固定的模式,而是一个相对的框架,指导护理人员为不同民族和不同文化背景的人们提供各异的护理。

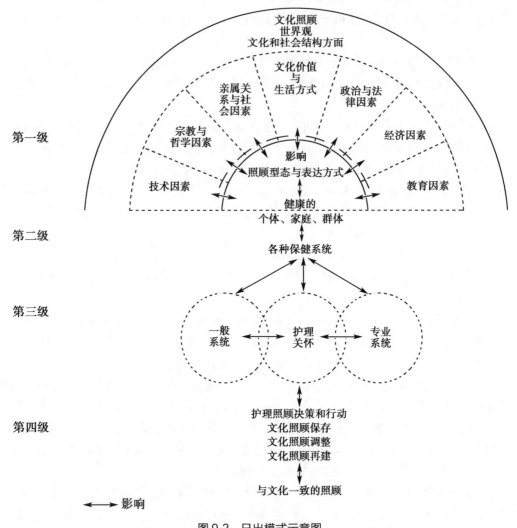

图 9-2　日出模式示意图

"日出护理模式"包含以下 4 个层次：

1. 第一层是社会结构、世界观层　包括教育、经济、政治与法律、价值观、生活方式、亲缘与社会关系、宗教与哲学、技术等。这些因素是形成具有文化意义的照护价值观、照护信念以及照护实践的基础,可影响照护的方式与表达并进而影响个体或群体的健康。

2. 第二层是服务对象层　提供了健康系统内的护理服务对象(包括个体、家庭、群体和社会机构等)的健康状况以及对照顾含义与表达方式的理解与期望。在第一层的教育、经济、政治与法律、价值观、生活方式等因素影响和制约下,不同文化对健康的含义与表达方式的理解与期望不同。

3. 第三层是健康照护系统层　包括三个系统,即一般系统、专业照护系统和护理照护系统。一般系统,如传统的或家庭疗法等民间照护系统,可由非专业人员操作;专业照护系统,由医生和其他健康保健人员组成的专业健康照护系统;护理照护系统,由护理专业人员的支持、帮助和教育等构成的护理关怀系统。三个系统组成了不同个体、家庭、群体/社区的健康照护系统,相互关联和制约。

4. 第四层是文化照护决策与行动层　包括文化照护保存/维持、文化照护调整/协商、文化照护再定型/再建 3 种形式。护理照护在这一层得到计划和实施,提供与文化一致的护理照护,以最大限度的满足服务对象的需要。

（四）莱宁格的跨文化护理理论与护理程序

莱宁格理论的日出模式与护理程序基本是一致的,两者都是描述解决一个问题的程序,服务对象也都是护理照顾的接受者,日出模式强调护理人员要理解服务对象的文化,并具备有关文化的知识。

护理评估与诊断:相当于日出模式中的第一、二、三层次,是对服务对象文化背景知识形成过程的全面了解过程。通过评估服务对象所属文化、社会结构和世界观,了解服务对象的健康状况、对照护内涵的理解与表达方式,以及服务对象所处的健康系统等信息,识别被评估对象所处文化与其他文化在照顾方面的共同点与特殊点。在此基础上,找出不能达到服务对象文化期望的方面,从而确立护理诊断或护理问题。

护理计划和实施:相当于日出模式第四层,即文化照护决策与行动层。在护理计划执行时,除对共性问题进行护理照顾外,应考虑用其文化上能接受的方式进行护理,选择采取文化照护保存、调整或再定型的方法进行护理照护。

护理评价:日出模式虽然未有阐述护理评价部分。但是,莱宁格在讨论跨文化护理时,特别强调护理应该提供适合于和有益于服务对象的照顾方式以及有必要系统研究护理照顾行为,以便决定哪些照顾行为更适合于某文化或某文化的某个体的生活方式与行为模式,从而促进康复、健康和幸福。这实质上就相当于效果评价。

二、跨文化护理理论模式对 4 个护理概念的论述

（一）人

能够通过对他人照护和帮助,关注他人的需要、健康和生存状况,表现出人类照护的普遍性。人同时也能接受他人的照护和帮助。人生活在一定的文化时空中,提供普通照护的方式因文化背景而异。

（二）健康

个体或群体按照特定的文化方式进行日常活动、并处于动态稳定的一种状态。健康必须在每个文化中形成、诠释、评价和实践,最终能反映该文化的信念、价值观和实践方式。

（三）环境

世界观、文化社会结构和文化状况背景都属于环境。文化与环境密切相关,在一定意义上文化背景就是环境。

（四）护理

是一门需要培训、以人道主义为宗旨、研究人类照护现象和活动的学科,其目的是以具有文化意义的有效方式,帮助、支持或促使个体或群体维持或保持完好健康状态,或帮助个体应对伤残或死亡。

莱宁格认为:跨文化护理是用文化和文化环境来影响人的心理,陶冶和改变其性格、性情,从而使其生理、心理、社会各方面处于一种良好的状态。并根据服务对象的社会环境和文化背景,了解服务对象的生活方式、信仰道德、价值观,向其提供多层次、多体系、全方位的护理照护。

三、跨文化护理理论在护理实践中的应用

随着我国经济发展和对外开放,人口流动性明显加大。同时,外籍人员来华的数量也越来越多,使护理服务对象的复杂性和多元性越来越明显。在护理工作中,莱宁格理论已经广泛应用于护理教育、科研、护理管理和临床护理实践中,以指导护理实践。

（一）护理教育

在护理教育方面，以该理论为框架设置护理院校的有关课程，培养学生的文化敏感性和提供与文化一致的护理照护能力；并开展跨文化护理方面的专科护士培训课程，保证培养跨文化护理方面的合格人才，为不同文化背景的服务对象提供安全和合理的照顾。

（二）护理研究

在护理科研方面，通过有关文化、亚文化及文化照顾的研究来证实该理论的重要性和实用性，如"西方文化照顾的价值观明显不同于东方""提供照顾者与接受者之间的含义和表达有明显异常会导致双方都不满意"等一些假设都已通过科研得到证实。我国在跨文化护理理论指导下自行研制了"护理人员文化照护能力的测评工具"，并运用自制的测评工具初步调查我国临床护理人员文化照护能力的现实水平。

（三）护理管理

近年来，护理人员的国际化人才流动成为了一种趋势，同时中国是一个多民族国家，决定了医院的护理人员来自不同文化背景、不同的价值体系，使其护理人员工作态度、工作方式、个人需求等方面具有多样性，甚至由此导致文化冲突。要做好护理管理，护理管理者需要具有多学科的知识，才能对护理人员的生理、心理、社会、文化及宗教信仰的影响等结合起来考虑，实现真正的人性化护理管理。

（四）临床护理实践

自 1995 年召开了首届"多元文化护理透视"国际研讨会，正式将"多元文化护理"引入我国，跨文化护理理论开始在临床和社区内广泛开展。目前该理论在临床实践、护患沟通、特需病房、临终关怀实践等方面都有应用。

1. 临床实践中重视文化背景对护理的影响

（1）文化背景影响疾病的发生：文化中的价值观念、态度和生活方式，可以直接或间接影响某些疾病的发生，如我国北方人以"豪饮"为荣，不饮被视为无礼，导致发生酒精成瘾或慢性酒精中毒性精神障碍的发病率明显高于其他地区。另外，文化教育作为社会因素的一个方面对疾病和健康产生影响。文化教育水平较高的地区，居民对疾病的认识和防病治病的自觉性也较高，因而疾病的控制也较好。

（2）文化背景影响服务对象对疾病的反应：性别、教育程度、家庭社会环境、支持体系等文化背景会使服务对象对同一种疾病、病程发展的不同阶段反应不同。①性别。在我国，受男主外、女主内的传统观念影响，男性多工作压力大，女性则家庭负担重。面对疾病，男性会认为自己没有能力为家庭和社会工作而产生内疚和无用感，甚至感到悲观和失望。而女性遭受严重疾病打击时，比男性更能容忍打击，表现出情绪稳定和积极态度；要么哭泣、悲痛、多疑、敏感，情感上走向另一个极端。②教育程度。服务对象的教育程度也会影响其对疾病的反应。一般情况下，教育程度高的人患病后能够积极主动地寻求相关信息，能更好地配合治疗和护理。教育程度低的人则认为治疗和护理更多依赖于医务人员，消极配合医护工作；有的甚至在病情加重时出现愚昧求医行为而贻误病情。

（3）文化背景影响服务对象的就医行为：文化背景和就医方式有密切关系。个人遭遇生理上、心理上或精神上的健康问题时，如何就医、寻找何种医疗系统、以何种方式描述健康问题、如何依靠家人或他人来获取支持和帮助等一系列就医行为，均会受到社会与文化的影响。例如：某些少数民族信奉的宗教认为疾病是鬼神附体或被人诅咒，所以对疾病的治疗首先请宗教领袖或巫医"念经"或"驱鬼"，祈求真主保佑使其免除灾祸。当上述措施无效，病情严重时才到医院救治。

（4）文化背景影响人们对死亡的认识：死亡是生命的终结，对生命终结的认识与社会文化密切相关。东方在"事死如事生"的观念下,认为"阴间"的死者应该像"阳间"一样,甚至比"阳间"生活得更好,因此在丧事上热衷于"冥器"之类的象征物。西方基督教徒的死亡心态是轻视肉体重灵魂,反对隆丧厚葬,重视灵魂能否得救以及死后灵魂能否进入天堂。在丧礼上基本只有鲜花之类的纪念物,意味着祝贺死者升入天堂。在葬式中,采用土葬、水葬、天葬、火葬等回归自然的葬法。古希腊哲学家伊壁鸠鲁(Epicurus)认为,渴望生存是人的本能,但生存的时间长短不是衡量生命质量的标准。他的"生命质量论"成为西方"安乐死"的重要理论根据,安乐死强调生命的质量比生命的时间更重要。

2. 多元文化护理措施

(1)帮助服务对象尽快熟悉医院环境:护士首先应正确评价服务对象文化背景,通过详细和具体的入院介绍,使服务对象尽快熟悉医院、病室、工作人员、规章制度等医院文化环境。

(2)灵活应用沟通技巧:护士应了解沟通交流中文化的差异,使用语言和非语言的沟通技巧建立良好的护患关系,帮助服务对象预防和减轻因住院引起的文化休克。在交流过程中,医护人员不宜使用过多的医学术语,以免造成服务对象与医护人员之间沟通交流障碍,使服务对象对自己疾病的诊断及检查的结果迷惑不解,感到恐慌,甚至产生误解,加重服务对象的文化休克。

(3)尊重服务对象的风俗习惯:包括不同的饮食习惯、特殊忌讳、民族习俗等,在具体护理工作中适当的兼顾和避免文化冲突。此外,在病情观察、疼痛护理、临终护理、尸体料理和悲伤表达方式等方面要尊重服务对象的文化模式。

(4)寻找支持系统:家庭是服务对象的一个重要支持系统,护士应了解服务对象的家庭结构、亲子关系、教育方式等情况,有效地利用家庭支持系统。同时,必要时可以寻找社会支持系统,一起帮助服务对象克服文化休克。

(5)注意价值观念的差异:不同文化背景产生不同的生活方式,其信仰、价值观念也不同,从而出现不同的求医行为和对疾病的不同反应,护士应注意这种差异。

案例分析

案例:患者,男,50岁,美国人。某外资企业经理,大学本科。两周前开会时突感心前区烧灼样疼痛,面色苍白,出冷汗,急诊入院。诊断为冠心病,心绞痛。患者习惯吃快餐、偏爱肉食;因工作原因,饮食经常不规律。只讲英语,信奉天主教。情绪易激动,独立性强。要求固定护士为其服务。

问题:如何按护理程序步骤对其进行跨文化护理?

分析:

1. 护理评估 按"日出模式"第一、第二、第三层内容逐一评估。评估服务对象的教育因素、社会文化结构等信息,明确服务对象能够接纳的照护方式。了解服务对象的病情、生活习惯等,确定其对照护的理解与期望。最后还需了解服务对象的健康照护系统情况。

2. 护理诊断 主要护理问题有:疼痛、焦虑、语言沟通障碍、知识缺乏等。

3. 护理计划和实施 对共性医疗问题按常规医疗护理措施进行护理;适当调整饮食习惯;保持其语言和信仰;对情绪易激动等需要调整或重建。

4. 评价 确定疼痛、焦虑、沟通不畅等问题的解决情况。

扫一扫,
测一测

(丁亚媛 郑智慧)

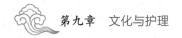
笔记栏

复习思考题

1. 对某医疗机构的护理人员进行访谈,分述该组织护理文化的建设情况。

2. 案例分析:患者,女,70岁,退休工人。有高血压病史20年,两周前因左耳突发耳鸣、重听伴听力下降,以"左突发性耳聋"入院。患者以素食为主,生活俭朴。性格较为固执,日常生活基本能自理。不相信自己有病,不能安心就医。仅懂本地方言,无宗教信仰。与72岁的老伴共同生活,有三个孩子均常年在外地工作。结合多元文化护理理论知识,分析如何提供适合该患者文化环境的护理。

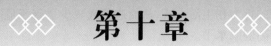

第十章

健 康 教 育

PPT 课件

健康教育是人类最早的社会活动之一。20 世纪 80 年代以来,在世界卫生组织的推动下,随着全球性的健康促进运动的兴起,健康教育与健康促进作为卫生保健的总体战略已受到全世界的关注。护理工作者的重要职责之一是通过健康教育唤起公众的健康意识,使其改变不良的生活习惯和行为习惯,建立有利于健康的行为方式,促进个体和人群健康水平的提高。

第一节 健康教育与健康促进概述

健康教育是一项以提高全民健康水平为目的的,通过健康知识传播,干预个体、群体和社区健康相关行为,改变不健康的行为或方式,消除或减少健康危险因素,维护和促进人群健康的有计划的教育活动。

一、健康教育

(一)健康教育的概念

随着健康概念的演变,不同的学者对健康教育(health education)有不同的理解和定义。1954 年,WHO 在《健康教育专家委员会报告》中指出:"健康教育和一般教育一样,关系到人们知识、态度和行为的改变。一般来说,健康教育致力于引导人们养成有益于健康的习惯,使之达到最佳状态。健康教育是一种连接健康知识和行为之间的教育过程。"1988 年第十三届世界健康教育大会提出:"健康教育是研究传播保健知识和技能,影响个体和群体行为,预防疾病,消除危险因素,促进健康的一门学科。"健康教育是卫生工作的一个领域,其实质是一种干预措施,即在调查研究的基础上通过健康信息传播和健康行为干预,促使个体或人群自觉采取有利于健康的行为和生活方式,从而避免或减少暴露于危险因素中,帮助实现疾病预防、治疗及康复,提高健康水平。

（二）健康教育的内涵

健康教育是借教育的方法,把健康知识转变为个人与社会所需的行为模式,健康教育也就是沟通健康知识和健康行为的教育过程。自然科学(如生物学、化学、生态学)、健康科学(解剖学、生物学、微生物学、流行病学等)及行为科学(社会学、心理学、社会心理学、人类学、文化人类学、精神医学等)是构成健康教育的基础。虽然不同学者对健康教育的定义不同,但健康教育的基本内涵是一致的。

1. 健康教育需应用多学科的理论、知识和技能 如预防医学、传播学、社会学、教育学、行为学、心理学等。

2. 健康教育是有计划、有组织、有评价的系统的社会和教育活动 在预先计划下,按照健康教育的原理和方法对人们不健康的行为进行干预、帮助目标对象实现认知、信念和行为改变。健康教育的开展不仅涉及整个卫生服务体系,还涉及非卫生部门如农业、教育、大众媒介、交通和住房等。因此健康教育不仅是教育活动也是社会活动。

3. 健康教育的核心问题是促使个体或群体改变不健康的行为和生活方式 健康教育的一切内容都是围绕人的行为问题,改变人们不健康行为和帮助人们建立健康行为是健康教育的工作目标。

4. 健康教育以传播、教育、干预为手段,具有很强的理论性及实践性 健康教育是联系健康知识与健康实践的桥梁,借助多学科的理论和方法,通过信息传播和行为干预,帮助个人和群体掌握卫生保健知识,树立健康观念,自愿采纳有利于健康的行为和生活方式,促进个人和群体健康。

（三）健康教育的发展史

健康教育的发展与医学模式的演变、疾病谱和死亡谱的变化是分不开的。世界健康教育的发展大致可以分为三个阶段:

1. 医学阶段(20世纪70年代以前) 此阶段健康教育活动从人的生物学特性出发,对疾病重治轻防。健康教育的主要内容是一般的卫生知识宣传,未重视心理、社会与环境因素,忽视公众自我维护健康的能力,社区的作用受到限制。

2. 行为阶段(20世纪70—80年代) 此阶段健康教育活动是在生物-心理-社会医学模式指导下开展针对不良生活方式的健康教育。新的医学模式提出不良生活方式即行为危险因素的观点,使医学理论增加了教育、行为、社会市场和政策等内容,拓展了健康教育的领域,为健康教育的发展奠定了基础。

3. 社会、环境阶段(20世纪80年代后) 此阶段健康促进的理念进一步扩展,强调以群体为基础,以健康和人类发展为中心,即以"生态—群体—健康"为纲。健康教育从单纯改变个体的生活方式逐渐扩大到重视生态环境及社会文化因素对健康的影响。在认识上,从将健康教育视为是一种宣传手段,过渡到将其视为健康促进的方法;在对象上,从仅针对患者,逐渐扩大到针对各种健康或亚健康人群;在功能上,从解除人体结构和功能的病变,扩展到预防、保健、治疗、康复为一体的全程服务;在内容上,由单纯的知识传播,向心理健康和行为干预方面转变。

我国健康教育的发展大体上与世界健康教育的发展相同,先后经历了三个时期,即卫生宣传与爱国卫生运动时期(20世纪50—60年代)、健康教育网络初步形成时期(20世纪80—90年代)、健康教育与健康促进共同发展时期(20世纪90年代以后)。

二、健康促进

（一）健康促进的概念

健康促进(health promotion)一词,早在20世纪20年代提出,发展于70年代,健康促进

的定义较多,目前较为公认的有:

1986 年 11 月 WHO 第一届国际健康促进大会发表的《渥太华宪章》指出:"健康促进是促使人们提高、维护和改善他们自身健康的过程。"

1995 年 WHO 西太区办事处发表《健康新地平线》指出:"健康促进是指个人与其家庭、社区和国家一起采取措施,鼓励人们采取有利于健康的行为,增强人们改进和处理自身健康问题的能力。"

WHO 前总干事布伦特兰在 2000 年的第五届全球健康促进大会上对健康促进的概念做了更为清晰的解释:"健康促进就是要使人们尽一切可能让他们的精神和身体保持在最优状态,宗旨是使人们知道如何保持健康,在健康的生活方式下生活,并有能力做出健康的选择。"

（二）健康促进活动领域

1986 年首届国际健康促进大会上通过的《渥太华宣言》将健康促进 5 个方面的活动列为优先领域:

1. 建立促进健康的公共政策 促进健康的公共政策多样而互补,应将健康问题提到各级各部门的议事日程上。

2. 创造健康支持环境 通过健康促进使政府各部门达成共识和合作,共同创造有利于健康的环境。

3. 加强社区行动 社区动员和社区行动是健康促进的基础策略,充分调动社区的力量,提高社区在促进健康方面的各项基本能力。

4. 发展个体技能 通过健康教育活动帮助人们提高保健知识和技能,以提升促进和维持健康的能力。

5. 调整卫生服务方向 通过多部门协助和社区参与,对卫生服务项目进行优化选择,把卫生服务的重点调整到最需要的地区和最急需的人群。

（三）健康促进的基本策略

《渥太华宣言》提出了健康促进的 3 项基本策略:

1. 倡导 倡导政策支持、社会各界对健康措施的认同和卫生部门调整服务方向,激发社会关注和群众参与,从而创造有利于健康的社会、经济、文化和环境条件。

2. 赋权 帮助人们树立正确的健康观念,掌握相关的知识和技能,使其能付诸行动。

3. 协调 协调不同部门、不同组织和个人在健康促进中的利益和行动,组成强大的联盟和社会支持体系,共同努力实现健康目标。

三、健康教育与健康促进的关系

健康教育与健康促进密不可分。健康教育是针对行为问题采取的一系列科学的干预步骤,它要解决的是帮助人们提高保健知识和技能、改变不健康的行为、建立健康的行为和生活方式的问题。而健康促进是一项社会策略和社会行为,重点解决社会动员、社会倡导和相关部门协调问题。健康教育和健康促进的区别点可归纳为以下两方面。

1. 范畴不一 健康教育是以健康为中心的全民教育,通过社会人群的参与,改变其认知态度和价值观念,从而使其自觉采取有益于健康的行为和生活方式。而健康促进是在健康教育的基础上,进一步从组织、政治、经济和法律等方面提供支持性环境,使其对行为改变的作用比较持久并带有约束性。也就是说,健康促进不仅是卫生部门的事业,而且是一项要求全社会参与和多部门合作的社会系统工程。

2. 途径不一 健康教育是通过改善健康危险行为教育,开发个体自我健康管理能力,最终达到维持健康;而健康促进是通过制定促进个体或群体健康的相关法规、制度、环境建设等,推动生活实践,最终达到维持健康。

健康促进包含健康教育,健康教育是实现健康促进的有效方法。健康教育是健康促进的先导和基础,健康促进如不以健康教育为先导,则健康促进是无源之水、无本之木,而健康教育如不向健康促进发展,其作用就会受到极大限制。

四、健康教育与健康促进的任务与作用

(一)健康教育与健康促进的任务

健康教育与健康促进的任务是使人们在任何地方、任何时候都能更早、更方便、更愉快地做出健康的选择,可以通过建立促进健康的公共政策、创造支持性环境、强化社区行动、发展个人技能和调整保健服务方向"五大行动领域"来实现。

(二)健康教育与健康促进的作用

1. 实现"人人享有健康保健"目标的重要策略 《阿拉木图宣言》指出"健康教育是所有卫生问题、预防方法及控制措施中最为重要的,是能否实现初级卫生保健任务的关键。"如联合国儿童基金会的健康教育项目、我国"全国亿万农民健康促进行动"等在促进政策支持、各部门间合作及保证广大群众参与实现"人人享有健康保健"起到重要的作用。

2. 提高人群自我保健意识和能力 通过健康教育与健康促进使公众了解和掌握自我保健知识,如防治性病、艾滋病、结核及重大传染病;普及慢性非传染性疾病防治知识,倡导健康文明的生活方式,提高个人的自我保健能力。

3. 降低疾病的发病率和医疗费用 健康教育是一项低投入、高产出、高效益的保健措施。人们只要改变不良的行为方式及生活习惯,如健康饮食、经常活动和戒烟等,就可以降低疾病的发病率和死亡率,减少医疗费用支出。

五、护士在健康教育中的作用

护士的重要职责是"预防疾病、促进健康、维护健康和恢复健康",在健康教育中护士有着举足轻重的作用:

(一)为服务对象提供有关健康的信息

护士根据服务对象的不同特点和需要,为其提供有关预防疾病、促进健康的信息。将健康知识传播给公众,唤起人们对自己及社会的健康责任感,使其投入到卫生保健活动中,以提高公众的健康水平。

(二)帮助服务对象识别影响健康的危险因素

通过健康教育护士可以帮助服务对象认识危害个体健康的可控的危险因素,如吸烟、喝酒、不良生活方式和行为等,同时还需要考虑年龄、遗传等不可控的危险因素。

(三)帮助服务对象确定存在的健康问题

护士通过对服务对象及其家庭和社区进行全面评估,帮助其认识现存的和潜在的健康问题。

(四)帮助服务对象制订促进健康的计划

护士根据服务对象的不同特点、健康问题及需求,确定优先解决的问题,制定目标以及促进健康和效果评价计划。

(五)指导服务对象采纳健康行为

护士应为服务对象提供有关卫生保健的知识和技能,帮助其合理利用资源,建立健康的生活方式。如鼓励肥胖者采取均衡饮食、适当活动,逐步减肥至标准体重等,提高人群自我保健能力。

(六)开展健康教育的研究

健康教育是涉及多学科领域的交叉学科,在我国健康教育还是一门非常年轻的学科,需要不断地完善及提高。在进行健康教育实践过程中,必须注意健康教育的科学研究,如不同

人群、不同地域健康教育需求的研究、教育方法与手段的研究、教育形式研究、教育效果研究、教育体制研究等。并将研究成果推广应用,提高教育质量,更好地为广大群众服务。

第二节　健康相关行为改变理论

健康相关行为是指个体和群体与健康和疾病有关的行为,受到遗传、心理、自然与社会环境等众多因素的影响,是一种复杂的活动。因此,健康相关行为的改变也是一个相当复杂的过程。因此需要了解和研究人们的健康相关行为的形成、发展和改变的规律,为采取有针对性的健康教育干预措施提供证据和理论指导。本节主要介绍几种比较成熟且应用较多的行为改变理论模式,包括知信行模式、健康信念模式、保健教育过程模式、合理行为理论和计划行为理论。

一、知信行模式

知信行模式(knowledge attitude belief practice,KABP/KAP)是知识、态度、信念和行为的简称,是行为改变比较成熟的模式,其实质是认知理论在健康教育中的应用。

（一）模式的组成

知信行模式将人们行为的改变分为获取知识、产生信念、形成行为三个连续的过程:

1. 知　知识和学习:主要指人们对卫生保健知识和卫生服务信息的知晓和理解。

2. 信　信念和态度:主要指对健康信息的相信,对健康价值的态度。

3. 行　行为:主要指摒弃危害健康行为、建立健康行为等行为改变的过程。

其中知是基础,信是动力,行是目标。卫生保健知识和信息是建立积极、正确的信念与态度的基础,而信念和态度则是行为改变的动力,最终主动地改变危害健康的行为,形成促进健康的行为。

（二）知信行模式在健康教育中的应用

知信行模式是较为成熟的行为改变模式,以建立预防艾滋病的健康行为模式为例(图10-1)。教育者通过各种途径和方法将艾滋病的严重性、传播途径和预防措施等知识传授给健康教育对象,健康教育对象接受知识后经过思考,加强了保护自己和他人健康的责任感,确立了杜绝艾滋病传播途径的行为就能预防艾滋病的信念,在强烈的信念支配下,能够摒弃与艾滋病相关的危险行为。

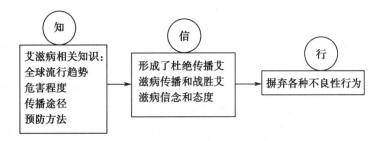

图 10-1　艾滋病健康教育——知信行模式

知、信、行三者间虽然存在因果关系,但没有必然性。人们从接受知识转化到行为改变是一个非常复杂的过程,在这一过程中,有许多因素会影响知识向行为顺利转化与维持。知识是行为转变的必要条件,但不是充分条件,即知识是行为转化所必不可少的,但有了知识却并不一定会引起行为转变。在信念确立以后,如果没有坚决转变态度的前提,实现行为转变的目标必定会失败。因此,在进行健康教育时,信念的确立和态度的改变是两大关键步骤。

二、健康信念模式

健康信念模式(health belief model,HBM)于1958年首先由霍克巴姆(Hochbaum)提出,1984年经贝克(Becker)等学者修改完善,是用社会心理学方法解释健康相关行为的重要理论模式。

（一）模式的组成

健康信念模式主要由3部分组成:个体的健康信念、影响及制约因素、提示因素。

1. 健康信念　健康信念(health belief)即个体对健康的认识和观点。人们要接受医学建议而采取某种有益健康的行为或放弃某种危害健康的行为,需要具有以下几个方面的认知。

（1）知觉到易感性(perceived susceptibility):指行为者对自己罹患某种疾病或出现某种健康问题的可能性的判断。

（2）知觉到严重性(perceived severity):疾病的严重性包括疾病对身体健康的不良影响,如死亡、伤残、疼痛等,也包括疾病引起的心理、社会后果,如经济负担、工作问题、家庭和社会关系受影响等。

（3）感知到益处(perceived benefits):指个体对采纳行为后能带来的益处的主观判断。

（4）感知到障碍(perceived barriers):个体对采纳健康行为会面临的障碍的主观判断,包括有形成本和心理成本。如有些预防行为可能花费较大、可能带来副作用、不愉快感、与日常生活的时间安排有冲突、不方便等。

（5）自我效能(self-efficacy):是个体对自己能力的评价和判断,即是否相信自己有能力控制内外因素而成功采纳健康行为,并取得期望结果。决定自我效能的因素不仅来自行为者的内心和能力,有时也来自客观条件,如经济条件和社会支持等。

2. 影响及制约因素　影响及制约因素(modifying factors)包括人口学因素、社会心理学因素和结构性因素等。人口学因素如年龄、性别、人种等;社会心理学因素如人格特点、社会阶层、文化程度、职业等;结构性因素如个体所具有的疾病与健康知识、以前患此病的经历等。不同特征的人采纳健康行为的可能性不同,教育程度及社会地位高、老年人、曾经患过该病的人会比较愿意采取所建议的预防性行为。

3. 提示因素　提示因素(cues to action)即行动的线索或意向,指促使或诱发健康行为发生的因素。包括外部线索如他人的提醒、报刊杂志的宣传、同事或朋友的患病等;内部线索如自觉身体不适。提示因素越多,人们采纳健康行为的可能性越大。

（二）健康信念模式在健康教育中的应用

健康信念模式是基于信念可以改变行为的逻辑推理,最常用于各种健康相关行为改变的一种模式,以建立预防糖尿病的健康行为模式为例(图10-2)。

健康信念模式基于对一次性行为的研究而建立,但目前与慢性非传染性疾病和慢性传染性疾病相联系的多数行为危险因素的作用时间长,且多数能给行为者带来某种"收益",对这样的情况,健康信念模式常常不能给予很好的解释和预测。近年来发展起来的保护动机理论(protection motivation theory)在健康信念模式的基础上增加了内部回报和外部回报两个因素。

1. 内部回报(intrinsic rewards)　实施有害健康行为所带来的主观的愉快感受,如吸烟所致快感。

2. 外部回报(extrinsic rewards)　实施有害健康行为所带来的某种客观"好处",如吸烟

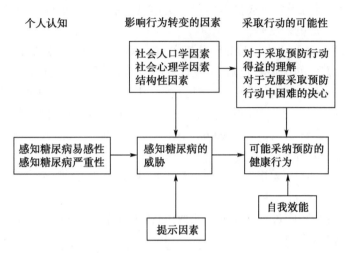

图 10-2　糖尿病健康教育——健康信念模式

所带来的社交便利。

这两个因素与健康"收益"有关,与健康相关行为的改善相悖。在健康教育实践中必须充分评估这两个因素,以便更好地解释和预测健康相关行为。

三、保健教育过程模式

保健教育过程模式(PROCEDE-PROCEED Model)由美国学者劳伦斯·格林(Lawrence W Green)于 1980 年首先提出,并于 20 世纪 90 年代完善,该模式用于指导保健计划实施及评价。该模式特点:一是从"结果"入手的程序,用演绎的方法进行推理思考,从最终的结果追溯至最初的原因;二是考虑影响健康的多重因素。PRECEDE 是 predisposing,reinforcing and enabling constructs in educational/environmental diagnosis and evaluation 的英文缩写,指在教育、环境诊断和评价中应用倾向、促成及强化因素。PROCEED 是 policy regulatory and organizational constructs in educational and environmental development 的英文缩写,指执行教育、环境干预中应用政策、法规和组织的手段。

(一) 模式的组成

保健教育过程模式主要由 3 个阶段、7 个基本步骤组成。

1. 评估阶段(PRECEDE 阶段)　又称诊断阶段,包括社会学评估、流行病学评估、行为及环境评估、教育及组织评估、行政管理及政策评估。

(1) 社会学评估:通过估测目标人群生活质量入手,评估其健康需求、健康问题及影响因素,如社区的经济水平、医疗卫生保健服务、居民生活状况、个体水平如个人卫生行为、生物、遗传等。

(2) 流行病学评估:确定社会学问题后,通过对流行病学资料如发病率、死亡率、致残率等进行调查、研究,确定人群特定的健康问题和目标。

(3) 行为及环境评估:确认导致疾病和健康问题发生和发展的危险行为及环境因素,确定哪些因素可变性大,哪些因素应该优先干预。

(4) 教育及组织评估:制定教育与组织策略以促进行为和环境的改变。影响行为与环境的因素很多,归纳起来可分为 3 类,即倾向因素(predisposing)、促成因素(enabling)及强化因素(reinforcing)。倾向因素:指有助于或阻碍个体或群体动机改变的因素,包括知识、态度、信念、价值观等。促成因素:指支持或阻碍个体或群体行为改变的相关因素,包括技能、资源等。强化因素:指对于个体或群体健康行为改变后,各方面正性和负性的反馈,如奖励或惩罚、同伴影响、父母的态度等。

（5）行政管理及政策评估:即判断、分析实施健康教育或保健计划过程中行政管理方面的能力、资源、政策方面的优势与缺陷,实施计划的范围、组织形式、方法等。

2. 执行阶段(PROCEED 阶段) 指应用政策、法规和组织的手段对教育和环境进行干预。实施工作包括以下5个环节:制定实施工作时间表(schedule)、控制实施质量(control of quality)、建立实施的组织机构(organization)、组织和培训实施工作人员(person)、配备和购置所需的设备物品(equipment)。

3. 评价阶段 评价是健康教育的一个重要组成部分,目的是评价教育的效果,及时发现和纠正偏差,以保证教育效果。

（1）过程评价:在实施过程中对项目计划的各个环节进行评价,包括对计划项目的目的、实施方法、影响因素等的评价。

（2）效果评价:可分为近期效果、中期效果和远期效果评价。近期效果评价主要包括参与者认知(知识、态度、信念)、促成因素(资源、技术等)的评价。中期效果评价主要包括行为目标是否达到,如依从性行为、生活方式等。远期效果评价主要包括相应的指标是否达成,如成本-效益和成本-效果。

（二）保健教育过程模式在健康教育中的应用

保健教育过程模式常用来指导健康教育和健康促进计划或规划的制定、实施及评估。如高血压健康促进规划(图10-3)、城市社区健康教育与健康促进计划等。

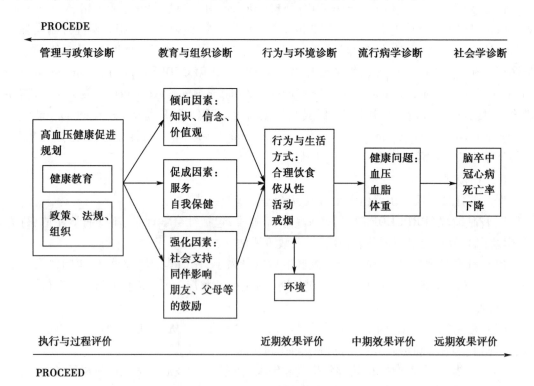

图 10-3 高血压健康促进规划

制定科学计划和规划是有效地实施健康教育活动的首要任务,是实现目标的行动纲领,也是评价效果的依据。因此护理人员在参与制订计划或规划前,要明确为什么要制订该计划,并对影响健康的因素做出判断,从而帮助确立干预手段和目标。

用于指导健康教育和健康促进的其他模式还有健康促进模式、行为转变阶段模式、保健系统模式、恐惧驱使模式、自我调节模式、压力与适应模式等。

四、合理行为理论和计划行为理论

合理行为理论(theory of reasoned action,TRA)由美国学者 Fishbein 于 1975 年首次提出,此后与美国学者 Ajzen 进一步修订完善,于 1991 年形成了计划行为理论(theory of planed behavior,TPB)。此理论注重行为发生过程中的心理因素,是目前指导健康教育实践的重要理论。

（一）理论的基本内容

1. 合理行为理论　合理行为理论认为,决定某行为是否发生的心理过程中,最直接的因素是人们是否打算实施这个行为,即有无行为意向。而决定行为意向最重要的因素是个人对此行为的态度和主观行为规范。其中态度是由个人对预期行为结果的相信程度和对这种结果的价值判断来决定的。当个人对行为结果有正性评价时,对这种行为就会产生积极的态度。主观行为规范是由个人的信仰决定的,例如根据某些重要人物对这件事是赞成还是反对,再结合个人对这些重要人物的依从性来决定。当在一个人心目中占有非常重要位置的人希望他去做某件事,而他又愿意满足这个人的愿望时,他对做这件事就有了正向的看法。合理行为理论建立了动机、态度、信仰、主观行为规范、行为意向等各因素和行为之间的联系框架(图 10-4)。

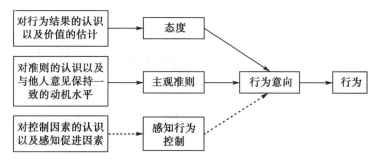

未加虚线箭头所指的关系,该图为合理行为理论,
加入虚线箭头所指的关系后,该图为计划行为理论

图 10-4　合理行为理论和计划行为理论

2. 计划行为理论　合理行为理论是建立在实施行为的各种客观条件已经完全具备,行为实施只取决于个人意愿的假设基础上的。但事实上,个人的许多行为会受到一些重要的客观条件的影响,对于这些行为,合理行为理论无法提供较好的解释。于是 Ajzen 在合理行为理论的基础上增加了知觉行为控制因素,提出了计划行为理论(图 10-4)。

计划行为理论认为所有可能影响行为的因素都是经由行为意向来间接影响行为的表现。而行为意向受到三项相关因素的影响,其一是源自于个人本身的"态度"(attitude),即对于采取某项特定行为所抱持的"态度";其二是源自于外在的"主观规范"(subjective norm),即会影响个人采取某项特定行为的"主观规范";最后是源自于"知觉行为控制"(perceived behavioral control),即个人对于完成某行为的困难或容易程度的信念,并认为它可以反映过去的经验和预期的障碍。当个人认为他所拥有的资源和机会越多,预期的障碍越小,对行为的知觉行为控制因素就越强。

（二）合理行为理论和计划行为理论在健康教育中的应用

合理行为理论和计划行为理论重视决定动机的认知因素,即信念和价值,个人以及社会文化等因素（如人格、智力、经验、年龄、性别、文化背景等）通过影响行为信念,间接影响行为态度、主观规范和知觉行为控制,并最终影响行为意向和行为。该理论已成功应用于预测和解释一系列健康相关行为和意向,如吸烟、酗酒、卫生服务利用、体育锻炼、药物滥用、安全头盔和安全带的使用等。因此健康教育者从行为信念、社会规范信念、知觉行为控制相关因素中筛选出能够改变的重要因素,加以干预,从而达到促进研究对象采取健康行为的目的。

第三节　健康教育的原则、程序与方法

健康教育是一项复杂的、系统的教育活动,健康教育工作成效大小与组织、管理、实施等各环节息息相关,要使健康教育达到最佳效果,必须遵循一定的规律和原则,按照科学的程序和方法开展。

一、健康教育的原则

（一）科学性

健康教育的内容必须有科学依据,引用数据必须真实、准确,并注意应用新的科学研究结果;健康教育实施者必须具备扎实的医学专业知识,以严谨、科学的态度进行健康教育。

（二）可行性

健康教育对象的不良行为和生活方式受社会习俗、文化背景、经济条件、卫生服务等影响。改变个人或群体的行为和生活方式不能依靠简单说教或个人良好愿望实现,必须考虑制约因素,建立符合当地经济、社会、文化及风俗习惯的健康教育项目,促进健康教育目标的实现。

（三）启发性

健康教育不能靠强制的手段,而是通过启发教育。采取多种启发教育方式,如用生动的案例,组织同类患者或人群交流经验与教训,让人们理解不健康行为的危害性,形成自觉的健康意识和习惯。

（四）针对性

在制订健康教育计划时,应对健康教育对象进行全面评估,根据教育对象的年龄、性别、健康状况、文化背景、学习需要及能力各不同,制订因人而异且重点突出的计划。

（五）规律性

健康教育要按照教育对象的认知、思维和记忆规律,由简到繁、由浅入深、从具体到抽象,循序渐进,尽量调动人的多种感官。一般来说,每次学习活动应该建立在上一次学习的基础之上,内容不宜过多,难度不宜过大,要反复多次教育,逐渐积累以达到良好的教育效果。

（六）通俗性

开展健康教育工作时,教育对象范围广,其文化层次多种,但很多疾病病理知识较为学术化,照本宣科无法更好地提高健康教育实效性。因此,尽量采用公众化、通俗易懂的语言,避免过多地使用医学术语,才能使人群理解健康教育的内容,以保证教学效果。

（七）合作性

健康教育活动不仅需要教育对象、教育者参与,也需要家庭、社会支持系统如父母、子女、同事、朋友的合作参与,以帮助教育对象采取健康的行为。

（八）多样性

健康知识较为抽象,应注意教育方法、教具等的多样性。可以适当运用现代技术手段,

如影像、动画、照片等生动、形象、直观地展示教育内容,提高教育效果。

（九）行政性

健康行为并非完全属于个人的责任,更重要的是政府、卫生和其他社会经济部门、非政府与志愿者组织等的协调行动,推动全民健康促进活动。如果没有各部门、团体、组织等组成的具有凝聚力的机构的重视与参与,健康促进的使命是难以完成的。

二、健康教育的程序

健康教育程序由四个步骤组成,即诊断、计划、实施与评价,实施健康教育是一个连续不断的过程。

（一）健康教育诊断

健康教育诊断是指在面对人群健康问题时,通过系统地调查、测量来收集各种有关资料,并对这些资料进行分析、归纳、推理、判断,确定或推测与此健康问题有关的行为和行为影响因素,以及获取健康资源的过程,为确立教育干预目标、策略和措施提供基本依据。当代健康教育领域最有代表性、也被最广泛应用的健康教育诊断模式是 PRECEDE-PROCEED 模式,也称格林模式。

1. 健康教育诊断的基本步骤 根据格林模式,健康教育诊断包括社会诊断、流行病学诊断、行为与环境诊断、教育与生态诊断、管理与政策诊断 5 个步骤。

（1）社会诊断:社会诊断的主要内容是目标社区或对象人群的社会环境和生存质量,包括影响生存质量的健康问题。

（2）流行病学诊断:流行病学诊断的主要任务是客观地确定目标人群的主要健康问题以及引起健康问题的行为因素和环境因素,与社会学诊断有互补性。

（3）行为与环境诊断:行为与环境诊断的目的是确定导致目标人群疾病/健康问题发生的行为与生活方式危险因素。

（4）教育与生态诊断:教育与生态诊断的目的在于分析和调查导致行为/行为群的危险因素,为制定健康教育干预策略提供基本依据。

（5）管理与政策诊断:是分析组织机构内可能促进或干扰健康促进项目发展的政策、资源和情境。

2. 健康教育诊断资料的收集和分析 诊断须建立在资料收集、分析和评价基础上。健康教育诊断资料的收集方法包括问卷调查法、观察法、访谈法、参与式快速评估、专题小组讨论法、选题小组工作法等;健康教育诊断资料分析方法可以分为定量资料分析和定性资料分析两类。

（二）健康教育计划

健康教育计划是指健康教育组织机构通过科学的预测,提出在未来一段时间内所要达到的健康教育目标及实现这一目标的方法、途径等活动的过程。科学、设计周密的计划是健康教育活动进行的前提条件。计划设计有以下基本步骤。

1. 选择和确定优先项目和优先干预的行为因素 确定优先项目和优先干预的健康问题和行为问题,是为了用最少的投入获取最佳效益。需求往往相互关联,一项优先的需求满足后往往可以解决多个问题。确定优先项目一般遵循重要性、可变性和有效性的三原则。

2. 制订计划目标 一旦确立了优先项目,就需要确定该项目的目的和目标。目的是指在执行某项健康教育计划后预期达到的最终结果,是一个总体的努力方向。目标是目的的具体体现,用具体指标描述,目标要求具有可测量性。

3. 确定干预策略 制定干预策略是根据项目目标(目的)、对象人群特征、环境条件和资源情况等选择最佳的干预途径、方法以及时间、空间和人群组合。策略一般分为教育策略、社会策略、环境策略和资源策略。

4. 设计干预内容、方法和日程 教育内容包括知识、态度、信念和价值观的教育;健康教育的干预方法一般为综合方法;科学的时间进度表有利于项目实施过程的把控,有利于按时完成各阶段的实施工作。

5. 干预活动组织网络与人员队伍建设 组织网络与工作人员队伍是项目成功与否的关键,必须根据工作需要形成多层次、有多部门参与的网络组织,参与人员应以专业人员为主体,吸收网络组织中其他部门人员。网络中应包括政府部门、大众传播部门、教育部门、社区基层单位、医疗卫生部门等。

6. 健康教育计划制订其他内容 确定干预活动预算、确定监测与评价计划以及对项目计划的评价是健康教育计划制订的必备内容。

（三）健康教育实施

健康教育实施是将健康教育计划转化为健康教育工作团队在对象人群中的健康传播、教育和干预活动。按照计划去实现目标、获得效果的过程,也是促进健康、预防疾病和保持健康的必要手段。对象人群因此会发生"知、信、行"改变,对象人群所在的环境会因此向有利于健康的方向转变。因此,健康教育实施是健康教育项目实现其目标的关键步骤。

健康教育实施的 SCOPE 模式(schedule,control of quality,organization,person,equipment)是一种计划实施的模式,对健康教育实施工作进行有效的理论指导,将实施工作分为 5 个基本环节。

1. 制定实施的工作时间表 实施时间表不是一个简单的时间计划,而是一个以时间为引线排列出各项实施工作的内容、具体负责人员、监测指标、经费预算、特殊需求等内容的一个综合执行计划表。

2. 实施活动的质量控制 质量控制是与健康教育干预实施相伴行的技术保障与监督,包括工作进度监测、活动内容监测、活动开展状况的监测、对象人群知信行及有关危险因素的监测和经费使用监测。

3. 组建实施项目的组织机构 健康教育实施的首要任务是建立领导实施工作的领导机构和实施的执行机构,确立协作单位并与之建立协作关系,若没有相应的组织保障是难以取得明显效果的。

4. 组织和培训实施人员 在健康教育项目实施阶段,首先要确定适宜的人员队伍,一般护士为最理想的实施人员,然后确定项目实施人员应掌握与实施计划有关的知识与能力。培训内容通常包括管理知识、专业知识和专业技能。

5. 配备必要的健康教育设备和材料 常用的健康教育设备包括音像设备、交通工具、印刷设备、办公设备、医疗器材和教学设备等;健康教育材料包括实物模型(人体结构模型、实物模型、模拟情境)、印刷材料(折页、加快信息宣传单、健康手册)以及承载健康教育信息的日常用品(水杯、扑克、衣物、纸巾、日历)等。

（四）健康教育评价

健康教育评价是一个系统地收集、分析、表达资料的过程,也是对教育活动做出客观判断的过程,贯穿于健康教育活动的始终。根据内容、指标和研究方法不同,健康教育评价可分为以下 5 类:

1. 形成评价 指健康教育计划的设计和实施提供信息过程。形成评价是对项目计划进行的评价活动,是一个完善项目计划,避免工作失误的过程,使计划更科学、更完善,在计划实施过程中及时纠正偏差,保证计划具有最大的成功机会。包括评价计划设计阶段进行目标人群选择、策略确定、方法设计等,目的在于使计划符合实际情况。

2. 过程评价 指对实施阶段过程中的评价。过程评价起始于健康教育计划实施开始之时,贯穿于计划执行的全过程,包括针对个体的评价内容(哪些个体参与了健康教育项目? 运用了哪些干预策略和活动? 对象人群对各项干预活动的参与情况如何?)、针对组织的评价内容(项目涉及哪些组织? 各组织间如何沟通的? 是否需要对参与的组织进行调整?)、针对政策和环境的评价内容(涉及哪一层政府? 具体涉及的部门? 在项目执行过程中政策环境方面是否有变化?)。

3. 效应评价 效应评价是对目标人群因健康教育所导致的相关行为及其影响因素的变化进行评价,主要包括倾向因素、促成因素、强化因素和健康相关行为4个方面。

4. 结局评价 指实施健康教育后,对目标人群健康状况乃至生活质量发生变化的判断。对于不同的健康问题,从接受知识到行为改变,最终出现健康状况变化,所需要的时间长短不一。故结局评价是远期效果评价,主要包括生存质量指数、日常活动量表、生活满意度指数等。

5. 总结评价 总结评价是指形成评价、过程评价、效应评价和结局评价的综合以及对各方面资料做出总结性的概括,能全面反映健康教育项目的成功之处与不足,以总结经验教训,为今后的计划制订和项目决策提供准确的科学依据。

三、健康教育的方法

健康教育的方法有多种,教育者可依据教育目的、教育对象的特点,选择相应的方法。健康教育工作中较常采用的教育方法有以下几种:

（一）专题讲座法

专题讲座法是教育者根据学习者的某种需要,针对某一专题有组织、有准备地以口头语言系统向学习者传授知识的健康教育活动。这种方法教育者直接面对学习者,使比较多的目标人群同时接受信息,是最常用的健康教育方法。

专题讲座法的优点是活动容易组织和控制、信息量大、传递便利,缺点为不利于学习者主动学习。

具体方法及注意事项:

1. 评估教育需求、确定讲座主题 讲座前,了解讲座对象,分析学习者的特点和健康需求,选择具有实用性、吸引力的主题。

2. 做好有针对性和充分的备课 在专题讲座前,应预先了解学习者的人数、教育程度、职业等基本资料,进行有针对性的备课,应用恰当的表达方式,把深奥的医学科学知识通俗化。

3. 做好讲授环境的布置 配合讲座提供适宜的视听教具,如电视机、录像机、幻灯机等,材料和器材要事先安装好、准备好,以确保正常运行。尽量提供安静、光线充足、温度适宜的学习环境。

4. 讲授内容科学、语言生动、方法多样 讲授的内容应科学、严谨,概念、原理、观点必须正确;讲授的语言应生动、艺术,条理清晰、重点分明、通俗易懂,鼓励听众提问,形成双向沟通,注意调动学习者的学习兴趣和热情;讲授的方法应灵活、多样,最好配有文字资料、幻灯、图片以帮助理解。

5. 控制时间,给予答疑和小结 时间不宜过长,一般以30～60分钟为宜。鼓励学习者提问,并进行答疑。讲座最后,教育者应对讲座内容进行小结以强化重点,加深学习者的印象,注重反馈评价。

（二）讨论法

讨论法是指针对学习者的共同需要或某一健康问题,以小组或团体的方式进行信息沟通、经验交流,以获取健康知识的学习方法。

讨论法的优点是学习者是互动主体,将被动学习化为主动学习;通过提问、探讨和争辩,相互启发、取长补短,加深对问题的认识及了解,有利于态度或行为的改变。缺点是讨论法比较难于组织和控制,如果引导及控制不好,可能会出现有人过于主导,而有人较为被动或出现小组讨论离题的现象;获得的知识是零碎的,缺乏系统性,不利于学习者系统地掌握知识和提高技能。

具体方法及注意事项:

1. 确立讨论主题,拟定讨论提纲 确定讨论目的和主题,讨论主题应是参加人员共同关心和感兴趣的问题。讨论提纲可起到备忘录的作用,使讨论不脱离既定的目标和内容,提纲内容要通知给每一位参加讨论的人员。

2. 确定参加人数,做好分组 尽量选择年龄、健康状况、教育程度等背景相似的人组成同一小组,以 6~8 人为宜。

3. 选择合适的场地,安排座位 讨论的环境应舒适、不受外界干扰,最好安置易于移动的桌椅。座位应围成圆形或马蹄形,以利于学习者面对面的交流。

4. 协调组织讨论过程 教育者在开始时先介绍参加人员及宣布讨论规则,如把握讨论主题和发言时间、互相尊重,讲究礼仪,不要随意打断别人的发言等;注意调节讨论气氛,适时给予引导、提示、鼓励和肯定,保证讨论顺利进行。

5. 讨论结束时作出总结 在结束时对讨论结果进行简短的归纳总结,总结要简要、明确,肯定讨论的效果,最后注意征求参加人员的意见和建议,以便及时改进工作。

（三）示范演示法

示范演示法是教育者通过具体动作范例,使学习者直接感知所要学习的技能的结构、顺序和要领的教学方法。

示范演示法的优点是形象、具体、直接和真实,能够使受教育者获得感性认识,来说明和印证所传授的知识或所示教的技能,形成正确、深刻的印象。缺点是示范演示法有时受教学条件的限制,如场地受限或示教用具不足。

具体方法及注意事项:

1. 示范演示前要精心准备 示范演示之前,准备好教具,检查设备是否处于完好状态。技能演示要尽量先做预演以确保效果。

2. 示范演示过程要严密组织,提高示范效果 示范演示时位置要合适;示范动作不宜太快,复杂的动作应分解,适当配合讲授或谈话,引导学习者观察和思考,必要时利用视听教具如视频资料等,以提高示范效果。

3. 示范演示结束要及时总结 示范演示结束,要作出一个明确的结论,安排一定的时间让学习者练习,示范者给予耐心指导;让学习者表演或充当教师进行示范,便于了解和评价掌握的情况。

（四）同伴教育

同伴教育(peer education)亦称同辈教学、朋辈辅导或同辈辅导,是指具有相同背景、相似经历或由于某些原因而具有共同语言的人在一起分享信息、观念或行为技能,以实现教育目标的一种教育形式。同伴教育通常采用小组讨论、角色扮演等参与性和互动性较强的形式进行教育,实质上是一种特殊的合作学习方式。同伴教育已被广泛应用于青少年、老人、妇女及其他特定人群的生理保健、疾病康复、传染性疾病的预防,及酗酒、吸毒、自杀等行为或问题的干预。

同伴教育的优点是遵循了人们习以为常的分享知识和技能的方法,非常自然;能用来教育那些运用传统教育方法难以接近或奏效的人群;同伴在传授信息方面比专业人员更有优势,同时能充当正确行为的典范,影响受教育者,也会使同伴教育者自身获得进步。缺点是合格的同伴教育者难以招募。

具体方法及注意事项:

1. 征募同伴教育者 同伴教育者要求具有与教育者相似的语言、近似的生活环境、形似的价值观,同时能作为被教育者的健康行为表率。同伴教育者还应思路清晰、善于表达、充满自信、具有感召力,有一定的精力和时间投入健康教育工作。

2. 培训同伴教育者 通过培训,应使同伴教育者了解本次健康教育活动的目标、干预策略和措施,掌握与健康内容有关的保健知识和技能等。

3. 实施同伴教育 同伴教育者应根据培训计划,在活动开始前,注意场地、桌椅、仪器设备等的准备和调试。活动中,应注意营造一个积极、平等、开放的活动氛围,以利于分享和交流信息。

4. 评价同伴教育 可采用研究者评价、同伴教育对象评价、同伴教育自我评价等形式,评价内容侧重于同伴教育的实施过程质量、同伴教育者的工作能力、同伴教育的效果。

(五)自我导向学习

自我导向学习(self-directed learning)是指个体在他人或没有他人的帮助下,均能以个人责任为出发点,诊断健康需求,形成学习目标,寻找学习资源,选择、安排、执行恰当的学习计划,评估学习成果,以达到自我实现健康目标的学习方式。

1. 自我导向学习的类型 根据学习内容的弹性和学习者之间的互动性,将自我导向式学习分为独立式学习、个人式学习、集体式学习和小团体式学习。

(1)独立式学习:指学习者自己独立进行学习,在学习内容的选择上有很大的自主性,如查找资料、请教他人。

(2)个人式学习:同样是自学,但学习内容弹性较小,如跟着广播、电视中的电化教育一起学习。

(3)集体式学习:指与他人一起学习,课程内容是既定的,如参加培训班。

(4)小团体式学习:指自愿参加学习组织,大家共同学习、资源共享,互通有无,学习内容的弹性很大,学习效果较好。

2. 具体方法及注意事项 以小团体式自我导向学习为例。

(1)建立开放、和谐的团体氛围:在学习活动之初,在老师或个别成员的帮助和引导下,相互介绍、彼此认识,消除陌生感,建立良好的团体氛围。

(2)诊断学习需求,设立学习目标:在老师的引导下,每个成员诊断自己的学习需求,拟定学习目标。

(3)成立学习小组,收集学习资料:团体成员自愿结成若干学习小组,以6~8人为宜,小组成员共同形成学习契约,各自寻找资源,收集资料,共同分享,组内学习。

(4)组织小团体学习活动,学习成果展示:通过一段时间的学习,各小组间将学习成果进行集中展示,组间互相交流,互通有无。

(5)学习成果评估:在小团体学习活动结束之前,进行成果评估,帮助学习者确认自己的学习收获和成果,为进一步学习树立信心和提供参考。

(六)新媒体技术在健康教育中的应用

新媒体(new media)是利用数字技术,通过计算机网络、无线通信网、卫星等渠道,以及电脑、手机、数字电视机等终端,向用户提供信息和服务的传播形态。随着新媒体技术的快速发展,给健康教育传播提供了更多优质平台。如微信、微博等。

1. 微信　随着微信公众号、朋友圈、视频号的兴起,微信已成为手机新媒体领域健康传播的最大阵地。如医院、社区及相关部门建立自己的公众号,并通过公众号传播健康知识,微信平台上传播的健康内容,以图、文、音频、视频相结合的形式,使学习者利用碎片化的时间,获取自己所需的健康知识。

2. 微博　微博是手机新媒体兴起后,最早发力的健康传播平台。教育者开通官方账号,自主发布科学健康知识信息博文,接受相关部门监督。此种方式方便、简单、实用,可视频、音频、图片及文字等多元素组合,适用于对健康知识有需求的人群使用。

3. 基于手机终端的健康相关 APP 应用　APP 为移动互联网时代的健康知识传播提供了很好的平台。手机用户在使用 APP 的同时也传播了资讯,调动了人们对应用的关注度,超越了单纯的口口传播,能使健康资讯快速传播。

（张丽娟　李　爽）

扫一扫,
测一测

复习思考题

1. 患者,男,35 岁。右上腹胀闷,纳差,口苦,乏力,睡眠欠佳。有脂肪肝病史,平时饮食不规律,饥饱无时,吸烟约 12 支/日。请根据患者情况,运用所学知识为患者制订一份健康教育计划。

2. 请使用健康信念模式理论,从健康信念的角度分析"普通感冒"和"艾滋病"的易感性和严重性。

3. 手机新媒体技术有哪些传播特点？ 与传统媒体相比,它在健康教育领域有哪些优势？

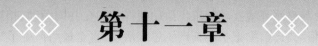

第十一章

护 理 伦 理

学习目标

识记：

1. 能陈述护理伦理的基本原则、规范与范畴。

2. 能陈述护理道德修养的途径和方法。

理解：

1. 能解释护理道德和护理道德修养的概念。

2. 能说明职业道德、护理道德的内涵及作用。

3. 能举例说明常见的生命伦理学难题及处理方法。

4. 能描述护理伦理学的研究对象。

5. 能描述护理道德修养的意义。

应用：

1. 能运用护理道德修养的途径和方法在专业学习与实践中有意识的提升自我护理道德修养水平。

2. 能结合所学知识分析、判断护理活动中的伦理问题。

护理学作为健康学科中一门独立的学科,其研究目标是人类健康,基本任务是维护健康、预防疾病、恢复健康和减轻痛苦,这就决定了护理实践必须以人为本,护士在为患者提供护理服务时不仅应具有高尚的护理道德,还应具有正确处理伦理问题的能力。学习和研究护理伦理学,系统掌握护理领域中的伦理要求,培养并实践高尚的护理道德,对提高护理服务质量、促进护理学学科发展具有重要意义。

第一节 概 述

道德是人类社会的一种重要意识形态,是调节社会生活实践中各种人际关系的心理意识、原则规范和行为活动的总和。伦理是在总体上研究各种道德现象,是人们道德观的理论化和系统化。护理伦理学是伦理学的分支学科,是研究护理道德的科学。学习、研究护理伦理学应首先学习道德、伦理的基本知识。

一、道德与职业道德

(一) 道德

1. 道德的概念 道德(morality)萌芽产生于人类早期的劳作和简单的交往。在原始社会,长期的群居以及与自然环境互动的求生活动使得人们在共同劳动、相互交往过程中逐渐产生许多共同的习俗与方式,由记忆逐渐产生思维活动,直至最后产生了"观念与思想"。在以上因素的共同作用下,人对其所属群体产生认同感、归属感及仰慕感,并逐渐产生了人类最早的道德观念。

在我国古代典籍中,道德一词很早就有记载。最初"道"与"德"是分开使用的。道,本义是指道路,后来引申出客观规律性的道理、准则、规范等;德,本义通"得",原意为获得,是对"道"的认识、践行而后有所得,"德,外得于人,内得于己也"。春秋战国时期,荀子在《劝学》中就提到"故学至乎礼而止矣,夫是谓道德至极",意思是说学习做人做事,一切行为都合乎礼的规定,那么就达到了道德的最高境界。这表明"道德"一词在当时就具有了道德理想、道德规范、道德品质等丰富的含义。英文中的 morality(道德)源于拉丁文"mores",表示风俗、习俗、性格之意,后演变为道德规范、行为品质和善恶评判等意思。

马克思主义的诞生为研究社会道德现象提供了科学的世界观和方法论。马克思认为:"良心是由人的知识和全部生活方式来决定的。"恩格斯指出:"一切以往的道德论归根结底都是当时的社会经济状况的产物。"因此,道德是人们在社会生活实践中形成并由社会经济关系决定,以人们的内心信念、社会舆论以及传统习俗维系并以善恶标准进行评价,用以调节人与人、人与自然关系的行为规范体系,包括了各种行为准则、行为规范和心理意识的总和。对此定义可从以下几个方面进行理解:

(1)道德的本质:道德是一种意识形态,属于上层建筑,是由经济基础决定的。阶级社会中的道德一般都具有阶级性,这是道德的一般本质;道德可调节利益关系,这是道德的特殊本质。

(2)道德的评价标准:道德是以善恶作为评价标准。"善",一般是指利于他人、利于社会、使社会幸福的高尚行为,称为道德行为;"恶",则是指那些危害他人、危害社会的卑劣行为,称为不道德行为。

(3)道德的评价方式:道德依靠内心信念、社会舆论以及传统习俗的非强制性力量维系,与政治、法律的强制性评价方式明显不同。

2. 道德的结构 道德是人类社会特有的现象,是由道德活动、道德关系和道德意识三个要素构成的系统。

(1)道德活动:是指人们依据一定的道德观念、道德原则和道德规范所进行的各种具有善恶意义的群体活动和个人行为,包括道德教育、道德修养以及道德评价等。

(2)道德关系:是指在一定的道德意识、道德原则与道德规范支配下形成,并以某种特有的方式存在的特殊且相对稳定的社会关系体系。道德关系是可以进行善恶评价的利益关系,大致可概括为三层关系:个人与个人、个人与群体、群体与群体。

(3)道德意识:是人们在道德活动和道德关系中形成的思想、观点、理论、规范等具有善恶价值取向的各种心理过程和主观认识,包括个人道德意识和社会道德意识。

以上三个要素相互制约、相互渗透、相互联系。道德活动和道德关系是形成道德意识的客观基础,而形成的道德意识又起着指导、制约道德活动以及改变道德关系的作用。

3. 道德的功能 道德的功能主要表现在认识、评价、教育、调节和平衡五个方面。道德能够帮助人们正确地认识并调节社会生活中的各种关系、道德规范与原则,维持人类生存环境的动态平衡,通过对周围社会现象"善"与"恶"的评价,培养人们良好的道德意识、道德品质和道德行为,使之协调一致、和谐有序地相处。

(二)职业道德

1. 职业道德的概念 职业道德(professional morality)也称行业道德,是指人们在从事一定职业时必须遵守的与职业工作和职业活动相适应的道德准则、道德情操和道德品质的总和。职业道德是整个社会的主要组成部分,是一般社会道德在职业生活中的具体体现。

2. 职业道德的基本内容　职业道德在范围上有专业性,但在内容上具有相对稳定性,基本内容主要包括以下七个方面。

(1) 职业理想(professional ideal):是从业人员根据个人条件、职业发展和社会要求而为自己设立的职业奋斗目标。职业理想受个人的世界观、人生观、价值观及其职业期待、职业目标等因素影响。

(2) 职业态度(professional attitude):是指从业人员对待职业以及与职业相关的人、事、物的内在感受、情感和意向,具体表现为在生产过程中客观状态和行为方式。职业理想受个人、家庭、职业和社会等多种因素影响。

(3) 职业责任(professional duty):是指人们在一定职业活动中所承担的特定职责,包括了从业人员应做的工作和应承担的义务。职业职责包括从业人员所在的企事业单位责任和从业人员责任两个方面。国家与企事业单位之间、企事业单位与从业人员之间均存在责、权、利的关系,应在责任的主导下使三者相结合并统一起来。

(4) 职业纪律(professional discipline):是指从业人员在执业过程中必须遵守的行为规范和行业准则。职业纪律是法律性与道德性的统一,是职业道德的重要表现形式。

(5) 职业良心(professional conscience):是指从业人员对职业责任的自觉认识,也是源自其内心的对从事职业的根本认识和看法,潜在影响着从业者的职业道德,是从业者思想和情操的重要精神支柱。

(6) 职业情感(professional emotion):是指从业人员对自己所从事职业的较为稳定主观体验,是人们对职业内省化的心情心境和外在化的情绪表现。职业情感从低到高分为三个层次,分别为职业认同感、职业荣誉感和职业敬业感。

(7) 职业作风(professional style):是指从业人员在其职业实践中所表现出来的惯性行为。职业作风的优良与否直接决定了从业人员及其所从事的职业在公众心目中的形象。

(三) 道德与职业道德的关系

职业道德是道德的组成部分,道德是整体,职业道德是部分,职业道德是道德的特殊表现形式。道德与职业道德相互影响、相互促进,良好的社会道德有助于职业道德的构建,职业道德规范的构建又能促进社会道德的完善。

二、伦理与伦理学

(一) 伦理的内涵

在中国词源中,"伦"本义为类、辈、关系、次序;"理"表示道理、原理、条理、法则。英文中的 ethics(伦理)源于古希腊 ethos,意为外在的风俗、习惯和内在的品行、品德。现实意义上的伦理是指人们处理相互关系时应遵循的道理和准则,具有处理人与人之间关系的规范和协调人与人之间关系的行为准则这两层含义。

在日常生活中,"伦理"与"道德"多数情况下可以通用,共同表达了"行为应该如何"的含义,但它们是有差异的。道德侧重于反映人们求善的个人实践,常用以表述具体的道德行为和道德规范;伦理侧重于反映人们求善的社会理念,常用以表述道德思想、理论和原则等。

(二) 伦理学

伦理学(ethics)亦称道德哲学,是现代哲学的一个分支,是对人类道德生活进行系统思考和研究的一门科学。伦理学以道德现象为研究对象,探讨道德的起源、本质、社会作用以及发展规律。

笔记栏

伦理学是一门古老的道德哲学。自古以来,中外历代思想家均从各自的时代要求和阶级利益出发,围绕着各种社会道德现象进行研究。我国春秋战国时期著名的思想家、教育家孔丘(公元前551—公元前479)所著《论语》是我国第一本规范伦理学著作。与西方相比,中国传统伦理思想更为重视人伦关系、精神境界、人道精神、整体观念、修养践履和推己及人等。

伦理学的基本问题是道德和利益的关系问题,包括两方面的内容,一是利益和道德何者为第一性、何者为第二性的问题;二是个人利益、他人利益和社会整体利益谁服从谁的问题。

第二节　生命伦理学

随着现代医学新技术、新方法的发展,从 20 世纪 60 年代起,道德问题、卫生资源分配问题日益突出,导致了"生命伦理学运动"的兴起。生命伦理学(bioethics)也称为生物医学伦理学(biomedical ethics),是伦理学的一个分支,在医学伦理学基础上迅速发展,现已成为一门具有重要理论意义和社会现实意义的令人瞩目的科学。

一、生命伦理学的概念

1969 年,美国纽约建立了一个社会伦理学和生命科学研究所,即海斯汀中心(The Hastings Center)。1971 年,美国威斯康星大学教授波特(Van Pansselar Potter)在其著作《生命伦理学:通往未来的桥梁》中最早提出"生命伦理学"一词,他在书中称生命伦理学"是利用生命科学以改善人们生活质量的事业,同时有助于我们确定目标,更好地理解人和世界的本质,因此它是生存的科学,有助于人们对幸福和创造性的生命开处方"。1978 年美国肯尼迪伦理研究中心出版了《生命伦理学百科全书》,主编莱克(Reich)认为:"生命伦理学是对生命科学和卫生保健领域中人类行为的系统研究,并用道德价值和原则检验此范围内人的行为。"20 世纪 80 年代起,北美、西欧、日本等地区和国家相继出现了有关生命伦理学的研究中心。我国生命伦理学起步于 20 世纪 80 年代。随着生命伦理学的深入发展,人们从新的伦理视野进一步研究生命体和生命过程、卫生保健和人类行为关系,更加认识到生命伦理学在现代生活中的现实意义。

目前,生命伦理学的定义还未统一,但多数学者认为:生命伦理学是根据道德价值和原则对生命科学和卫生保健领域内人类行为进行系统研究的科学。生命伦理学的主要问题包括:患者权利和知情同意、生殖伦理问题、安乐死和脑死亡伦理问题以及卫生资源分配的伦理问题等。

二、常见的生命伦理学难题及处理

高新医学技术已将生命科学带入一个日新月异的崭新时代,如人类生殖技术、基因和克隆技术、胚胎干细胞研究及人体试验等,使医学产生了前所未有的能力,人类受益匪浅。但是,医学实践中的伦理道德难题更是不断出现,对传统伦理道德观念产生了严重的挑战,需要人们认真思考,谨慎地做出选择。

（一）安乐死的伦理学问题

1. 安乐死定义　安乐死"euthanasia"一词来源于希腊语,意为无痛苦、幸福的死亡,是一种无痛苦的、有尊严的人类理想的死亡状态,类似中国文化中的寿终正寝、无疾而终。19 世纪起,安乐死作为一种减轻临终者痛苦的特殊医护措施在实践中应用。现代医学将安乐死具体定义为:患不治之症的患者在濒死的状态下,由于精神和躯体的极端痛苦,在患者和家属的合理要求下,依据法律规定,经医生鉴定认可,对其停止救治或用人为的方法使患者无痛苦地终结生命的全过程。

安乐死的本质不是决定生与死,而是决定死亡过程的痛苦与否,其目的在于通过人为地控制避免死亡过程中痛苦的折磨,维护人最后的尊严。安乐死的适用范围也包含两层含义:一是已进入死亡过程的人;二是身心存在痛苦,两层含义必须同时满足,即为"存在痛苦的在死者"。

2. 安乐死分类 按照采取的方式可分为主动安乐死与被动安乐死。主动安乐死(active euthanasia)指救治无望的患者痛苦难耐,根据患者本人或家属的要求,医务人员采取措施主动结束患者的生命或加速死亡过程。被动安乐死(passive euthanasia)指救治无望的患者痛苦难耐,医务人员根据患者或家属的主观意愿,不再进行积极治疗,仅给予减轻痛苦的维持治疗,任其自然死亡。

此外,安乐死还可根据患者同意的方式分为自愿安乐死和非自愿安乐死。

3. 安乐死的伦理争议

(1)支持安乐死的观点认为:①有利于维护人的尊严。每个人都有对自己的身体和生命负责的权利,当死亡不可避免、患者又痛苦不堪时,通过安乐死结束患者的痛苦是一种人道的选择;②有利于合理分配医疗卫生资源。实施安乐死可将有限的资源进行合理的分配,应用到急需之处或可治性疾病上,是一种公益的选择;③有利于构建积极的生死观。安乐死是对人的生存意义的最好体现,是人们重视自己生命质量及价值的体现,对其进行推广是一种社会文明的标志;④有利于保护人权。人有生命权,也同样有死亡的权力,包括选择死亡方式的权利。

(2)反对安乐死的观点认为:①安乐死违背了人道原则。人的生命是神圣的,任何人都有生的权利,此权利是神圣不可侵犯的。实施安乐死极有可能导致患者错失三个机会:病情自然改善的机会;继续治疗可望恢复的机会;新技术、新方法的出现使疾病得到治疗的机会;②安乐死违背了医务人员的职业道德。医务人员的职责是救死扶伤,只有延长生命的义务,而无"促死"的权利。医务人员决不能轻易放弃患者而任其死亡,实施安乐死是一种慈善杀人,为医德所不容;③安乐死有碍于医学科学的发展。从发展的眼光看,真正的不治之症是不存在的,今天的不治之症于明天定会成为可治之症,但是需要长期的医疗实践。实施安乐死可使医学对目前不可救治的疾病妥协和投降,而不积极争取攻克,这样势必会削弱医学对不治之症的努力,进而影响医学科学的发展。

安乐死问题是一个涉及社会意识、文化背景、风俗习惯、医学、法律、科学发展等多方面、多学科的问题,需要进行全面的综合分析,才可能对其做出科学的道德评价。20世纪50年代以来,国际上开始了管理安乐死立法问题的讨论。目前,包括我国在内的大多数国家禁止实施安乐死。

(二)人类辅助生殖技术的伦理学问题

生殖技术,又称辅助生殖技术(assisted reproductive technology,ART),是指用医学技术和方法代替人类自然生殖过程中的某一步骤或全部过程,以达到受孕目的的技术。目前,辅助生殖技术主要有人工授精和体外受精等。生殖技术的发展,改变了人们传统的生育观念,在为不孕、不育夫妇带来福音的同时也带来一系列复杂的伦理学问题。

1. 人工授精(artificial insemination,AI) 是以人工的方法将取出体外的精子经处理后植入女性子宫腔使其受孕的一种技术。根据精子来源不同,分为同源人工授精(丈夫精液人工授精)和异源人工授精(供精人工授精)。

(1)人工授精的伦理价值:人工授精的伦理价值是应充分肯定的,包括:①解决不孕不育问题,主要解决男性的不育问题;②实现优生优育,使得遗传病患者的家庭也能够获得"自己的"健康的后代;③提供生殖保险,利用现代技术把生殖细胞或受精卵、胚胎进行冷冻保存备用。

（2）人工授精的伦理问题:虽然人工授精是一种造福人类的技术,但是它也引发了一些伦理难题,主要有以下几方面:

1）人工授精打破了传统生育观念:传统观念认为,婚姻是生育的合法前提,生儿育女是婚姻的必然结果,是维持婚姻美满的重要纽带。人工授精割裂了生育与婚姻的关系,无需夫妻间的性行为就可生育后代。特别是供精人工授精,使用第三者的精子,而将丈夫排斥在生儿育女行为之外,强烈冲击着传统婚姻观和生育观念,因而可能对婚姻产生不良的影响。

2）人工授精对亲子关系的冲击:采用供精人工授精从客观上造成了血缘关系的混乱。供精人工授精所生的孩子在客观上有两个父亲:一位是提供给他（她）一半遗传物质的生物学父亲;一位养育他（她）并为社会所公认的社会学父亲。生物学父亲与社会学父亲分离,产生了"究竟谁是真正的父亲?""哪个父亲对孩子具有道义上和法律上的权利和义务?"等问题。人的权利应归属于人的社会属性,社会属性是判断某人是否有做父亲权利的主要因素。权利与义务是对等的,亲代完成抚养子代的义务才具有相应的权利;仅有生物学或遗传学的联系而没有尽抚养的义务是不具有相应权利的。因此,我们一般认为供精人工授精所生孩子的父亲是其社会学父亲,社会学父亲也应视其为自然出生的子女。

3）精液的商品化:精液商品化问题在学术界存在着激烈的伦理纷争。赞成者认为:①精液商品化可解决精液供给不足的问题;②精液具有再生性,可以同血液一样成为商品。但大多数学者持反对态度。反对者认为:①精液商品化可能促使供精者为牟利反复多次供精,从而埋下血亲通婚的隐患;②由于利益的驱动,某些供精者可能隐瞒自己患遗传性或传染性疾病,从而影响后代身体素质;③精液商品化可能会带来其他人体组织、器官商品化的连锁反应。目前,国内外大多数学者认为,有生育能力的健康男性自愿捐出精液,以帮助满足不孕夫妇的生育愿望,是蕴含着深刻的人道主义精神,是值得称赞的人道行为,而"以精换金"的行为是不符合伦理道德的。

2. 体外受精　是采用人工的方法使精子和卵子在体外（如试管等器皿）结合形成胚泡并培养,然后植入子宫妊娠发育的一种生殖技术。

（1）体外受精的伦理价值:体外受精技术主要用于解决妇女不孕及男子精子缺少等问题。此外,体外受精风险较小,还可以做基因筛查,将遗传学与优生学紧密联系以造福人类。

（2）体外受精的伦理问题:体外受精产生了比人工授精复杂得多的社会、伦理问题。集中表现在以下三个方面:

1）父母身份的伦理问题:根据精子供者、卵子供者及怀孕者是否为配偶三个因素,体外授精最多可使孩子有 3 个母亲,2 个父亲。3 个母亲分别为遗传母亲、妊娠母亲及养育母亲,三者合一为完全母亲。2 个父亲则有遗传父亲与养育父亲,二者合一为完全父亲。遗传父母和妊娠母亲一般属"生物父母",养育父母则属于"社会父母"。五人中,哪种父母对孩子具有道德和法律上的义务与权利? 一般认为,对这一问题原则上应坚持父母—子女之间的法律原则,即抚养—赡养原则,养育比遗传物质更重要,孩子的父母应为"社会父母"。

2）代孕的伦理问题:代孕技术作为一项辅助生殖技术存在诸多伦理争议,引起社会热议。代理孕母即代人妊娠的妇女,最早出现于 20 世纪 70 年代末期的西方,她们或用自己的卵子人工授精妊娠,或用他人的受精卵植入自己的子宫,分娩后孩子交别人抚养。目前有关代理母亲的道德伦理问题争议很复杂。一方面,代理孕母可以满足那些因妻子患有较严重遗传病或者特殊不孕症的家庭希望养育孩子的愿望,尤其是养育一个具有夫妻一方基因的孩子的愿望。另一方面,代理孕母的出现带来了不少伦理问题。问题之一是大多数代理母亲是为了金钱而生育,靠"出租子宫"赚钱,把子宫变成赚钱的机器,使婴儿成为了商品,因此,大多数人认为这是一种不道德、不符合伦理的行为。第二个问题是亲子感情问题。这种做法淡化了母子关系,甚至会影响胎儿的健康成长及正常的社会心理。目前,世界上大多数国家反对代理孕母行为,更禁止商业性代理孕母。

🔍 **知识链接**

人类辅助生殖技术和人类精子库伦理原则

为安全、有效、合理地实施人类辅助生殖技术,保障个人、家庭以及后代的健康和利益,维护社会公益,我国于 2003 年 10 月 1 日起正式实施了《人类辅助生殖技术和人类精子库伦理原则》,包含了有利于患者原则(有利于供受者原则)、知情同意原则、保护后代原则、社会公益原则、保密原则、严防商业化原则和伦理监督原则等七大原则。

（三）器官移植的伦理学问题

器官移植技术是 20 世纪最为重要的医学成就之一。器官移植(organ transplantation)是指通过手术用健康的器官置换因损坏、丧失功能而无法医治的脏器,从而使生命个体重新获得正常的生理功能,达到某种治疗目的或挽救患者的生命。根据不同的分类方法可将器官移植分为不同的类型,如根据移植对象不同,可分为自体移植和异体移植;根据器官来源的物种不同,分为同种移植和异种移植;根据移植部位不同,分为原位移植和异位移植;根据同种供体是活体还是尸体又可分为活体器官移植和尸体器官移植。

1954 年,美国波士顿医院外科医生约瑟夫·默瑞(Joseph Murray)首次在一对同卵双生兄弟之间进行肾脏移植手术并获成功,开创了器官移植的新时代。我国首例器官移植手术是由著名医学专家吴阶平教授于 1960 年实施的肾移植。我国器官移植技术进展较快且日趋成熟,已成为世界第二大器官移植大国。

1. 器官移植的伦理价值　随着器官移植技术的日益完善,此技术已成为治疗器官衰竭的一项有效手段,挽救了成千上万患者的生命,为他们带来生的希望。

2. 器官移植的伦理问题　器官移植技术为许多器官衰竭的患者提供了新的生存机会,但同时也冲击着人们的传统观念,提出了许多尖锐的伦理问题和争论。目前,有关器官移植问题的伦理争议主要集中于以下几点:

（1）供者的伦理学问题:器官移植的最大难题是供体来源问题。人体器官供体可分为三种形式:活体器官、尸体器官和胎儿器官,但是无论从死人或活人身上摘取器官,都存在伦理学问题。如中国人传统伦理思想认为"身体发肤,受之父母,不得毁伤,孝之始也。"保持身体的完整性很重要,是不可违逆的孝道。

由于供体器官严重缺乏阻碍了器官移植的发展,目前有一些国家和地区已开展了异种器官移植的临床试验,即将动物的器官移植到人体上的研究。为了解决异种之间移植器官的排异问题,科学家们甚至培育出带有人类基因的转基因动物。异种器官移植引起了更为复杂和敏感的伦理难题。

（2）受体的伦理学问题:面对移植器官"供不应求",受体伦理学的基本问题主要集中在两方面:一是谁有资格做出分配决定;二是做出分配决定时应遵循什么标准。伦理学家们普遍认为,应依据供者意愿、医学标准和社会价值标准进行综合判断。供者意愿是尊重供者把自己的组织或器官捐给谁的意愿,是首要标准。医学标准是医务人员根据医学发展水平和自身医学经验对患者器官移植的适应证、禁忌证、心理社会调整能力等方面进行全面的评估和判断,这是生命质量标准,体现了"需要决定一切"的最基础的公平原则。社会标准主要是综合曾经的捐献者或其近亲属的优先权、登记的先后顺序、地域远近以及受体的地位作用、社会价值等因素加以判断。

为确保器官分配公平、公正、高效,各国都在积极建立和完善器官协调分配系统。2019 年 3 月 1 日,我国国家卫生健康委员会印发了《人体捐献器官获取与分配管理规定》。《规定》强调,捐献器官的分配应当符合医疗需要,遵循公平、公正和公开的原则。捐献器官必须通过器官分配系统进行分配,任何机构、组织和个人不得在器官分配系统外擅自分配捐献器官。

（四）护理科研的伦理学问题

护理科学研究是医学科研领域中一个重要方面,旨在用科学的方法探求维护和促进人类健康的规律和方法,指导护理实践,为提高人类健康服务。护理科研伦理是指在进行护理科研中应遵守的道德准则。它既是护理科研得以顺利进行的重要保证,也是护理科研质量的道德保障。

1. 护理科研中的学术不端行为　所谓学术不端行为是指学术研究过程中违背违反学术共同体行为规范、抄袭剽窃、弄虚作假以及其他违背公共行为准则的不当科研行为。在科学研究选题、项目申请、研究实施、成果发表及鉴定等阶段均可存在学术不端行为。主要表现为:

（1）选题以"利己"为标准:对自己有利的科研课题趋之若鹜,不考虑国家、社会和人民的需要及利益。

（2）申报以"立项"为标准:夸大科研项目的理论意义和实用价值;杜撰课题前期研究基础;忽视项目研究存在的利益冲突;窃取他人学术思想或研究计划。

（3）实施以"完成"为标准:弄虚作假,骗取伦理审查;重结果,轻过程,伪造没有实施的研究活动;伪造、篡改、隐瞒实验数据或结果。

（4）论文以"发表"为标准:抄袭、剽窃他人论文;盲目追求论文数量;一稿多投;发表不成熟、可信性和可靠性不高的成果,以获取优先权。

（5）成果以"获奖"为标准:对研究成果本身价值的失实夸大;评议中出具虚假的效益报告;收买评议人,使其做出不切实际的评价结果。

2. 护理科研的伦理规范

（1）动机端正:进行科学研究的动机与目的支配着科研人员的一切行动,指引着科研的方向。护理科研的根本目的在于探寻促进健康、预防疾病、维护健康和减轻痛苦的方法与策略,更新护理理论,改进护理技术,提高护理质量与生命质量,为人类健康服务。护理科研工作者只有确立了纯正的动机和崇高的目标,才能不计较个人得失,不图个人名利,发挥出最大的潜力,勇往直前并献身科研工作。如果护理科研不是出于上述目的,而是为了一己私利,是为科研界所排斥的。

（2）实事求是:实事求是是科学的生命与灵魂,是科学研究必须遵守的道德底线。科研人员必须以严肃认真、一丝不苟的态度对待每一个数据、每一道程序。科学研究来不得半点虚假,任何有意无意的歪曲事实、伪造数据、捏造研究成果都可能严重危害人的健康,甚至危及人的生命。没有严谨求实的科研作风,永远也探求不到科学的真谛。因此,护理人员进行科学研究时必须态度严肃、作风严谨、尊重科学、实事求是,这既是研究者的基本道德,也是护理人员成才的基石和提高科研能力的阶梯。

（3）团结协作:科学研究是一种团队活动,完成科研需要团队力量,形成成果需要集体智慧,团体协作意识是促进护理科研发展的重要因素。团结协作精神具体体现在:第一,协作者之间应互相尊重、关系平等、学术民主;第二,协作者之间资源共享、互相支持、以诚相待;第三,成果分配公平合理,杜绝个人独享。

(4) 资源共享:护理科研是为人类生命健康服务的事业,它的每一个进展、发现和成果都是为了人类健康谋利益,为了护理学科的发展和进步。鉴于共同的研究目的,在从事同一研究工作的系统和个人之间提倡互通情报、互通有无,在仪器设备、信息资料等方面资源共享、不谋私利,把造福人类的道德选择始终放在第一位。当然,为了保证研究的知识产权,对研究工作和内容暂时保密是允许的,也是符合科研道德的。

(五) 人体实验的伦理学问题

1. 人体实验　人体实验是以人体作为受试对象,用科学的实验手段,有控制地对受试者进行观察和研究的方法。人体实验是医学研究极为重要的实践环节,是医学研究成果从动物实验到临床应用的必经过程。

2. 人体实验的伦理价值　人体实验是医学发展的基础和前提之一。任何一种医学新技术、新药物在进入临床应用之前必先经过人体实验并证实其利大于害。中国古代就有"神农尝百草,一日而遇七十毒"的传说。近现代医学发展中,哈维血循环的发现、詹纳牛痘接种的发明,天花的人工免疫等均是人体实验的结果。科学的动物实验和人体实验已成为发展医学科学的关键,而且,动物实验不能取代人体实验。因此,人体实验的医学价值和道德价值是无可非议的。

3. 人体实验的伦理问题　对人体实验道德观念上的分歧主要是因为人体实验本身所存在的矛盾所致。

(1) 主动与被动的矛盾:虽然人体实验的受试者通常是自愿的,但往往不清楚或不完全清楚实验的目的、要求与方法,而实验者清楚实验的目的、要求与方法,所以受试者是被动或带有盲目性进行试验的。

(2) 自愿与强迫的矛盾:人体实验的受试者均应自愿,但自愿本身也可有强迫的成分。

(3) 利与弊的矛盾:人体实验中利弊是对立统一的关系,利中有弊,弊中有利。例如一种新药的实验,最初的受益者往往是受试者,但受试者同时也承担一定的风险。

4. 伦理审查　为保护人的生命和健康,维护人的尊严,尊重和保护受试者的合法权益,规范涉及人的生物医学研究伦理审查工作,我国于 2016 年 12 月 1 日起施行《涉及人的生物医学研究伦理审查办法》(简称《办法》)。《办法》明确规定伦理审查应当遵守国家法律法规规定,在研究中尊重受试者的自主意愿,同时遵守有益、不伤害以及公正的原则,并对伦理委员会的设立与职责、伦理审查的原则与操作规程、知情同意的实施、监督管理以及法律责任等方面给出了详细的规定。

第三节　护理伦理学

护理伦理是护理人员在其执行活动中,正确处理护士之间、护士与他人之间、护士与社会之间关系的行为准则及规范的总和,是评价护理人员的客观标准,影响着护理人员的心理和意识。

一、护理伦理学概述

护理伦理学最初只是医学伦理学的组成部分,随着护理学成为一门独立的学科,护理伦

笔记栏

理学也从医学伦理学中分离出来,逐渐形成一门新兴独立学科。

（一）护理伦理学

1. 护理伦理学的概念 护理伦理学（nursing ethics）是以护理道德为研究对象,运用一般伦理学的原理指导护理学科活动和临床护理实践的科学。

2. 护理伦理学的研究对象

（1）护士与患者之间的关系:护士与患者之间的关系是整个护理活动中最基本的关系,和谐、融洽、协调的护患关系可以提高护理质量、提高工作效率、提高患者对护理工作的满意度,有利于营造良好的社会心理气氛,促使这个群体构建一种稳定、融洽的秩序。因此,护士与患者之间的关系是护理伦理学的核心问题和主要研究对象。

（2）护士之间及其与其他医务人员之间的关系:在护理工作中,护士与护士的关系、护士与医生、医技人员、行政管理人员以及后勤人员之间产生的广泛性联系即为护士之间及其与其他医务人员之间的关系。这种多维关系构成了医务工作者的整体。他们彼此之间是否相互尊重、相互信任、相互支持及密切协作,将会直接影响集体力量的发挥及医护质量的提高,也将直接影响护理工作的开展。因此,护理伦理学将护士之间及其与其他医务人员之间的关系作为重要的研究内容。

（3）护士与社会之间的关系:护士职业的存在是社会需要的结果,一切护理实践都不可能脱离社会大环境而独立存在。因此,护士在实践中对许多问题的处理,不仅要考虑到具体服务对象或局部的利益,还必须顾及社会整体的利益,包括对他人、对后代的利益得失。而且,护士作为社会的成员,还要履行一系列的社会义务。因此,护士与社会之间的关系必然成为护理伦理学研究的对象。

（4）护士与护理科学、医学科学发展之间的关系:为了更好地为人类健康服务,护士不仅要利用现有的知识与技术,更需坚持科学研究,探寻护理新理论、新技术。这就要求护理研究人员必须具备高尚的科研道德,促进护理学科不断发展。此外,随着高新技术在临床实践中的应用和拓展,延长了人们的生命、提高了人们的生命质量,但同时也提出一些新的伦理难题,如人体实验、基因技术、人工生殖技术等,是医护人员不可回避的道德选择问题。因此,护士与护理科学、医学科学发展之间的关系也已成为护理伦理学研究的对象。

3. 护理伦理学的研究内容 护理人员在护理学科活动和临床护理实践中面临的各种道德问题,就是护理伦理学研究的基本内容。

（1）护理道德基本理论:包括护理道德的形成、本质和发展规律;护理道德的特点与社会作用;护理道德的理论基础及范畴;护理道德与护理学、伦理学、医学、社会学等相关学科之间的关系等。

（2）护理道德规范体系:包括护理道德的基本原则、规范和范畴。护士在不同领域、不同护理方式、不同学科的具体道德规范和要求等。

（3）护理道德实践活动:包括护理道德教育、护理道德修养及护理道德评价等。

（4）护理道德的难题与困境:包括在医学高新技术的运用和拓展中产生的、用现有的护理道德规范难以解决或进行护理道德选择时左右为难的问题。

（二）护理道德

1. 护理道德的概念 护理道德是护理人员的职业道德,是社会道德在护理领域中的具体体现。简单来讲,护理道德就是护士在履行职责过程中应遵循的,用以调节、处理各种道德关系的行为准则和道德规范的总和。

2. 护理道德的特点 护理道德作为一种独立的职业道德,除具备一般职业道德的职业性、规范性、稳定性和适用性等特点外,还具备了一些自身的特点。

（1）广泛性和社会性：护理学的研究与实践已发展至"以人的健康为中心"的阶段，使得护理实践范围不断延伸，服务对象已扩展为社会的所有人群，护理人员为他们提供健康教育、保健咨询、家庭医疗保健等各种形式的护理服务。因此，护理工作具有很强的广泛性和社会性特征。

（2）自觉性和自律性：在护理实践中，护理人员运用专业理论知识和技能主动地、自觉地为服务对象提供身心全面的照顾。在实施护理措施时，为了确保服务对象的生命安全，护理人员还需自觉、自愿地遵守各种规章制度。此外，当独自进行护理工作时，护理人员更需谨慎自己的思想和行为，严格自律，不做有违职业道德、有损服务对象利益的事情。

（3）发展性和进取性：随着社会的不断发展，护理实践内容会随着人们的需求不断变化与更新，护理道德也会随之不断进行自我更新和完善，才能促进护理学科的发展。同时也要求护理人员能够对护理事业始终保持积极进取、与时俱进的职业态度，不断研究，不断创新，不断发展。

（4）道德关系的多维性：护理人员在工作时，需与服务对象、家属、医生、同行、其他医务人员、行政管理人员及后勤服务人员等建立多层次、多渠道的人际关系，体现了护理道德关系的多维性。护理人员的道德水准对处理好以上各种关系起着重要的作用。

3. 护理道德的作用

（1）为护理人员提供行动指南：护理道德来源于护理实践，对护理实践中的护理行为起着调节和规范的重要作用。

（2）有利于提高护理质量：护理质量的高低很大程度上取决于护理人员的道德水准。护理人员以护理道德作为行动指南，保持对护理事业的忠诚感、责任感，不断提高专业素质，护理质量即会随之不断提高。

（3）有利于提升护理专业的社会地位：护理道德是提升护理专业社会地位的关键内容。护理专业要获得更高的社会赞同和社会地位，就需要全体护理人员的共同努力。需要我们自觉遵守护理道德，不断提高护理质量，对社会、对人的生命怀有强烈的道德责任感，树立起一种值得信赖的职业形象。

（4）有利于护理人际关系的维系：良好的护理道德是建立和谐的人际关系的桥梁。

二、护理伦理学的基本原则、规范及范畴

护理伦理学的基本原则、基本规范和基本范畴是指导护理行为的准则，理解并领悟这些内容，有助于护士把握职业精神，提升职业素养，确立职业信仰。

（一）护理伦理学基本原则

护理伦理学基本原则是护士在护理实践中的行为准则，包括尊重原则、不伤害原则、有利原则与公正原则。

1. 尊重原则（principle of respect） 是指在护理实践中，护士应尊重患者及其家属独立平等的人格尊严，还包括尊重患者的自主权利。

（1）尊重患者的生命：生命是人的根本利益所在，理应得到尊重。尊重患者的生命，要尽力救治患者，维护其生命的存在；给予良好的照护提高患者生命质量，维护其生命价值。

（2）尊重患者及家属的人格尊严：人格尊严是个人确立自我存在价值的标志，应不被歧视或不被忽视。患者及家属具有基本的人格尊严，应该受到护士的尊重与维护。主要表现为患者的身体及风俗习惯应该受到尊重，患者就医时应得到一视同仁的对待。

人格权是一个人出生时即享有并应该得到肯定和保护的权利，包括生命权、健康权、名誉权、隐私权、肖像权、遗体权等。患者及家属享有法律赋予的各种人格权利，护士在护理实

践中应予以尊重和维护。

（3）尊重患者的自主权：自主权即个体做自我决定的权利，患者自主权是患者享有的一项重要权利。在医疗实践中，医护人员应尊重患者对有关自己医疗护理问题的自由决定和行动。护士在为患者提供护理服务时，必须主动向患者及家属提供护理活动的详细信息，征求患者及家属的意见，并尊重患者和家属的自主权。在贯彻自主原则时，护士也不能因尊重患者的自主权而放弃、推诿或减轻自己的护理道德责任，应该对自主原则灵活运用，使自己的行为更符合道德规范。患者的自主权不是绝对的，只适用于那些能做出理性决定的患者，对于因身体或心理原因不具有自主决定能力的患者，如婴幼儿、意识丧失、精神障碍等患者，护士应体现主动保护、恢复健康的作用。

2. 不伤害原则（principle of nonmaleficence） 是指护士在为患者提供护理措施时，其动机和结果均应避免对患者的身心造成不应有的损害。不伤害原则是护理伦理原则的底线。"不伤害"不等于"无伤害"，在护理实践活动中，要做到对患者完全无伤害是很困难的，因为医疗伤害是临床医学实践中无法根除的产物。但是，护理人员应该努力使不可避免的伤害减少到最低限度。

不伤害原则对护理人员的具体要求：①培养为患者利益和健康服务的正确动机和意向；②在实施护理服务过程中客观、正确地进行伤害、风险和受益的评估；③为患者提供病情需求的最符合伦理道德的护理实践活动。

3. 有利原则（principle of beneficence） 是指医疗护理行为的动机与结果均有利于患者，强调一切行为是为患者的利益着想。有利原则分为两个层次：较低层次是不伤害患者，较高层次则是为患者谋利益。所以，有利原则是比不伤害原则内容更广泛、层次更高的护理伦理原则。有利原则要求护理人员在护理实践中做到：①树立全面的利益观，真诚关心患者，同时兼顾患者的客观利益（止痛、恢复健康、节约费用等）和主观利益（合理的心理需求、正当的社会需求等）；②为患者提供最佳护理措施，维护患者的利益，尽量使患者受益；③把患者的利益放在首位，当患者利益与科学利益、医生利益发生冲突时，应首先考虑患者利益；④坚持公益原则，将有利于患者同时有利于他人及社会利益有机统一起来。

4. 公正原则（principle of justice） 公正，即公平正直、不偏私。在现代护理伦理观中，公正原则包括公平地对待患者和公正地分配卫生资源两层含义。

（1）公平对待患者：对待患者应一视同仁。护理人员在对待患者时，不因民族、国籍、职业、经济、文化、社会地位等差异而区别对待，要做到一视同仁，平等对待。具体应做到：①对患者的人格尊严要同等尊重；②平等地护理每一位患者，尊重每一位患者的合理需求并尽力予以满足；③每个公民都有享受公正的基本医疗保健的权利，应力求做到人人享有基本的医疗保健。

（2）公正合理地分配卫生资源：卫生资源是指提供医疗卫生保健所需的人力、物力和财力。公正原则是卫生资源分配的准则。护理人员应根据公正的原则，行使自己的权利，尽力实现患者基本医疗和护理的平等。

（二）护理伦理学基本规范

伦理规范（ethical code）是指在一定的社会关系中，人们需要普遍遵循的行为准则。护理伦理学基本规范（nursing ethical code）是在护理伦理理论和基本原则的指导下制定的，护士在实践活动中用以调整各种人际关系时应遵守的行为准则。护理伦理规范来源于实践，服务于实践，它对护士在工作中的"有所为，有所不为"都有明确而具体的规定。

1. 热爱专业，恪尽职守 热爱护理事业是护士积极进取，不断提高业务技能，一心一意做好护理工作的动力源泉。恪尽职守要求护士在履行救死扶伤的职责时不仅兢兢业业,还要全心全意地为患者健康提供专业服务。

2. 尊重患者,一视同仁　尊重患者是护士应遵守的护理基本规范,包括尊重患者的人格、权利和生命价值。护士在为服务对象提供护理照顾时,应做到一视同仁,不能根据自己的需求、价值取向、个人好恶等区别对待,厚此薄彼。

3. 刻苦钻研,精益求精　刻苦钻研是护士对待护理工作的基本态度。护士一方面需更新理论知识,刻苦钻研,不断学习,优化知识结构;另一方面对护理技术要精益求精,坚持学习、钻研新技术,不断提高业务水平,为服务对象提供优质的护理服务。

4. 文明礼貌,举止端庄　文明礼貌和举止端庄是护士实现护理道德规范的主要途径,有助于建立护士和患者之间的依赖感和安全感。在护理实践中,护士应注意到自己的一言一行、一举一动都反映着自身的道德修养水平,影响着护理工作中的各种人际关系,也影响着护理质量和医院形象。因此,护士要以端庄典雅的气度,沉着冷静的举止,和蔼礼貌的语言,认真细心的态度来体现护理的职业美。

5. 言语贴切,保守秘密　语言是人们交流思想和情感的重要手段,护士对服务对象良好的愿望、诚挚的关怀、热情的态度、细心的解答都要通过语言来表达。护士运用良好、恰当的语言可以安抚服务对象情绪,改善心态,增强战胜疾病的信心;而恶劣的、刺激性言语会引起服务对象紧张恐惧的情绪、不良的心理反应,可导致病情恶化,影响疗效。所以,护士应不断提高自己的语言修养,学会恰当地运用口头语言与形体语言。此外,护士还要谨守保密原则,不能随便泄露服务对象的个人隐私和信息,避免对服务对象造成不必要的伤害。

6. 廉洁奉公,遵纪守法　护士要维护服务对象的利益和安全,全心全意地服务于人民,树立患者的利益高于一切的观念,绝不能乘人之危利用职务之便谋求个人的私利。现代护理还要求护士充当服务对象的代言人及保护人的角色,面对有损服务对象合法权益的事,应主持公道,并坚决加以抵制。

7. 互尊互学,团结协作　现代医学的发展使得医院各专业之间既有分工又有协作,紧密联系,密切配合,同事之间应互学互助,团结协作。特别是整体护理的开展,更需要全体医护人员共同努力,致力于服务对象的治疗、护理和康复。在服务对象利益高于一切的前提下,护士和医院其他人员应顾全大局,相互尊重,相互支持,相互理解,团结一致为服务对象提供高质量的医疗护理服务,努力推进生命科学的发展。

（三）护理伦理学基本范畴

在哲学中,范畴是反映客观事物本质属性和发展规律的基本概念,是经过实践证明,并内化、积淀为人类的思维成果,从而具有高度的概括性和稳定性。护理伦理学基本范畴（nursing ethical category）是指能够反映护理伦理学普遍本质的基本概念,主要包括:

1. 权利（right）　包括服务对象的权利和护理人员的权利。护理人员的权利是指维护、保证患者权利和健康权利的实现。

2. 义务（obligation）　护理伦理范畴的义务是指护士自觉地履行防病治病、救死扶伤,维护人们健康的道德责任。学习并懂得自身应尽的道德义务,将履行道德义务变为自己的内心信念,在自觉自愿履行道德义务中,道德境界也得到了不断的完善和升华。

3. 情感（feeling）　护理伦理情感是护士在实践中根据护理伦理原则、规范处理各种人际关系,评价护理行为时所产生的一种情感体验。护理伦理情感主要包括同情感、责任感和事业感。"恻隐之心"是人类最基本的情感之一,同情感则是护理人员最起码的伦理情感。同情感进一步升华为责任感,把"促进健康、预防疾病,恢复健康,减轻痛苦"视为义不容辞的责任。事业感又是责任感的进一步升华,是更高层次的护理伦理情感,是愿把自己毕生的精力奉献给护理事业的使命感,真正实现全心全意为人民身心健康服务的护理伦理原则。

4. 良心(conscience)　护士的良心是指护理人员在实践中,对自己的职业行为负有的道德责任感、道德评价力和自制力。良心的实质就是自律,是护士发自内心深处的护理道德观念、情感、意志和信念在个人意识中的统一。护士应具体做到:①在任何情况下,都要选择最有利于患者的护理行为;②护理行为受良心的监督,是否符合护理道德要求;③护理行为之后对自己做出评价,不断改进护理行为,提高护理质量。在任何情况下都应接受良心的监督,决不做任何有损于服务对象的事情。

5. 审慎(circumspection)　护理伦理范畴的审慎是指护士在护理实践前详尽周密的思考与实践中小心谨慎的行为。审慎是护士履行道德义务时高度责任心和强烈事业心的具体体现,既是一种道德作风,也是良心的外在表现。护理人员在工作中需注意语言审慎和行为审慎。审慎的作用包括:①在护理实践中能够防止护理差错、事故的发生,提高护理质量;②有利于积累经验,提高业务水平;③有利于培养良好的职业道德,它是每个护士不可缺少的道德修养;④有利于建立和谐的护患关系,审慎的语言会畅通护患之间的沟通与交流,审慎的行为会赢得病人对护士的信任。

6. 保密(secrecy)　即保守秘密,是指护士要保守患者的隐私和秘密,是一种保护性措施。保守秘密与尊重患者的人格、权利紧密联系,是对护士的基本要求,包括保守患者的秘密和对危重病情的患者保守秘密两个方面。

7. 荣誉(honor)　是指护士履行了自己的职业义务之后,得到社会舆论的承认和褒奖。它不仅是社会对护理人员道德义务的社会价值的客观评价,也是护理人员对自己职业行为的社会价值产生的满足感。忠实履行自己的义务是护士获得荣誉的前提,护士只有立足于热爱护理事业,对患者高度负责,全心全意为人民健康服务,才能获得荣誉和褒奖。

8. 幸福(happiness)　护理伦理范畴的幸福,是指护士在为患者健康服务的过程中付出了辛勤的劳动、挽救了患者的生命、减轻了患者的痛苦、促进了患者的健康,从而实现了从事护理事业的人生价值而感受到的精神满足。护理伦理幸福最为重要的三个方面是:物质生活和精神生活的统一、个人幸福和集体幸福的统一、创造幸福和享受幸福的统一。

🔍 知识链接

中国护士伦理准则

2008 年,全国护理伦理学专业委员会在广州成立。2010 年,专委会提出了编写《护士伦理准则》的倡议,并得到了国内外护理、医学伦理学专家学者们的大力支持。历经4 年,《护士伦理准则》于 2014 年正式发表。2015 年,中国生命关怀协会人文护理专业委员会在广州成立,其成立后的一项重要职责就是修改、完善《护士伦理准则》并在临床推广运用。2020 年,修改后的《护士伦理准则》正式发表,包括总则、护士与护理对象、护士与合作者、护士与专业、护士与社会、护士与环境、护士自身修养等七章二十四条内容。

三、护理道德修养

护理道德修养是护理道德活动的一种重要形式,也是培养护士高尚职业情操的重要途径。

（一）护理道德修养的含义

人的道德品质不是与生俱来的，而是经过后天培养形成的。护理人员的道德品质则是道德修养的结果。护理道德修养（nursing moral cultivation）是指护士在护理实践中经过自我教育、自我锻炼和自我提高的过程，并由此形成的护理道德情操和达到的护理道德水平。

（二）护理道德修养的意义

1. 护理道德修养是提高护理道德水平的内在因素　培养护理人员具有高尚的道德品质，护理道德教育是外在因素，而护理道德修养是内在因素。护理道德教育只有通过受教育者的主观努力，才能更好地发挥作用；只有同护理人员道德修养结合起来，才能真正有利于提高护理道德水平。

2. 护理道德修养是提高护理服务质量的重要保障　现代护理学的发展，对护理人员的道德修养水平提出了更多、更高的要求。护理服务质量的提高，除了需要依靠护理学科的发展，更要以护理人员的道德修养作为保障。护士道德修养的提高，有助于培养强烈的事业心、责任感和使命感，专业技能精益求精，更好地完成护理工作，促进护理质量的提高。

3. 护理道德修养是促进护理人才成长的必要条件　一个合格的护理人才，必须同时具备过硬的专业能力和高尚的护理道德品质，二者缺一不可。在校学习的护理专业学生正处在护理道德品质形成的重要阶段，需要引导和启发他们在主观上重视道德修养，在学习生活中自觉地进行护理道德的修养，不断提高自己的护理道德品质，逐步成长为高素质的护理人才。

（三）护理道德修养的途径和方法

1. 加强学习　学习科学文化知识和思想理论是护士进行道德修养的基本条件。一方面要学习科学的思想理论，并转化为个人的思想觉悟和品德，保证自己的护理道德方向正确；另一方面，要学习科学文化知识，提高自身的专业素质，转化为观察问题和处理问题的能力。

2. 躬行实践　护理道德实践是护理道德修养的最根本的途径和方法。护理道德修养重在将理论与实践相统一，言与行相一致。通过护理实践，护理人员才能真正理解道德的内涵，才能及时发现自己的道德缺陷并加以弥补和纠正。只有在实践中有的放矢地进行护理道德的修养，才能不断提高自己的道德品质。

3. 经常自省　自省，即自我反省，是通过反思自己的所思所行是否符合相关的道德要求和行为准则，通过自我检查、自我评价、自我批评、自我整改从而提升道德水平的方法，是培养良好护理道德品质的重要方法。护士在护理实践中，应经常自省，通过写日记、做记录、在头脑中"过电影"等方式回忆和检查自己的言行，判断是否符合护理道德的原则和规范，发现思想和行为中的不良倾向，及时修正自己的行为与过失，在自我批评中不断提升护理道德修养。

4. 持之以恒　护士良好道德品质的形成与完善是长期的、甚至是终生的任务，必须坚持不懈、持之以恒。护理道德修养一经放弃，必会出现道德滑坡或倒退的现象。在遇到困难与挫折时，更要有持之以恒的信心和坚韧不拔的毅力，才能培养高尚的护理道德品质。

5. 力行慎独　"慎独"既是一种道德修养方法，也是一种崇高的道德境界。护士经常会在无人监督下独自工作，工作好坏和行为善恶须由自己的良心评判，但却关系到患者的生命安危。因此，慎独是对护士护理道德水平的考验。护士的道德修养要达到"慎独"的境界，需要从以下几个方面进行培养：第一，提高对护理道德修养的认识，自觉进行修养；第二，打消一切侥幸、省事的念头；第三，从小事做起，时时警醒，防微杜渐。

案例分析

案例:李红教授是福建医科大学护理学院原院长、福建省立医院副院长,是第 47 届南丁格尔奖章获奖者中唯一的一位中国护士。工作 29 年来,李红教授始终将个人理想与护理事业发展紧密联系。在临床护理中,她时刻关心病人疾苦,全心全意服务患者,脚踏实地、勤奋工作、精益求精、无私奉献;在教学一线,她注重言传身教,让学生领悟到护士可以通过平凡的工作来实现自身价值,可以在护理实践中让知识得到应用、让思想得到升华。此外,李红教授还致力于护理学学科的发展,带领团队在国内率先尝试专科护士培养,并较早地建立了护理人力资源管理评价指标体系等创新性工作。

问题:在上述材料中,我们从李红教授身上看到了哪些护理伦理规范?作为护理事业的接班人,应如何学习李红教授崇高的道德精神,自觉提升自身的护理道德修养?

分析:

1. 李红教授的先进事迹体现了热爱专业、恪尽职守,尊重患者、一视同仁,刻苦钻研、精益求精,互尊互学、团结协作等护理伦理规范。

2. 作为护理事业的接班人,我们应该从以下几方面提升自己的护理道德修养水平:加强科学文化知识和思想理论的学习;重视护理道德实践,理论与实践相统一,言与行相一致;经常自省,及时修正自己的行为与过失;坚持不懈、持之以恒地完善自己良好的道德品质;努力达到"慎独"的道德境界。

扫一扫,
测一测

（刘　芳）

复习思考题

1. 护理道德在护理实践中发挥着哪些作用?

2. 在护理实践中,护理人员如何遵循不伤害原则?

3. 你如何看待器官移植中供体器官分配应遵循公平原则进行的问题?

4. 在学习生活中,如何培养自己的"慎独"品质?

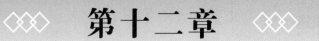

第十二章

护理与法律

学习目标

识记：

1. 能正确陈述法律的特征和分类。

2. 能正确陈述医疗卫生法的基本原则及法律责任。

3. 能正确陈述护理相关法律法规。

理解：

1. 能准确解释法律、医疗纠纷、医疗差错和医疗事故的概念。

2. 能准确说明医疗损害责任的归责和免责。

3. 能准确归纳医疗纠纷的处理要点。

4. 能准确解释护理立法的意义。

5. 能准确归纳护理人员的法律责任。

应用：

1. 能应用所学知识，根据实际案例分析护理工作中的法律问题。

2. 能自觉遵纪守法，保护护患双方的合法权益。

在卫生服务体系中，护理人员承担着重要的防病治病及预防保健的责任，护理人员的角色和功能范围不断扩大。随着法制的逐步健全及卫生法规的不断完善，人们的法制意识不断增强，护理人员在提供护理服务的过程中涉及许多潜在法律问题。因此，护理中的法律问题已引起护理界的高度重视，护理人员应加强法律知识的学习，应用法律手段规范、调节各种护理活动，维护患者及自身的合法权益，提高护理质量。

第一节　医疗卫生法律法规

法律是由国家立法机关制定，由国家强制力保证实施，规定其统辖范围内全体社会成员权利和义务，对全体社会成员具有普遍约束力的社会规范。在社会生活中，个人与团体的行为必须与国家所制定的法律规范相一致，否则将受到法律的制裁。医疗卫生法是指在调整和保护人体生命健康活动中形成的各种社会关系的法律规范的总称。医疗卫生法是国家意志和利益在卫生领域中的具体体现，它通过对人们在医学发展和保护人体健康的实践中各种权利与义务的规定，调整、确认、保护和发展各种卫生法律关系和医疗卫生秩序，是国家进行卫生管理的重要工具。为确保护理行为符合法律规范，避免发生法律纠纷，护理人员必须学习法律及医疗卫生法规的相关基本知识。

一、法律概述

（一）法律的概念

法律来源于拉丁语"jurisprudential"，指调整人类行为的社会规范。法律有广义及狭义之分，广义的法律泛指国家制定或认可并由国家强制力保证执行的行为规则；狭义的法律指国家立法机关制定的规范性文件。可见，广义的法律除了国家立法机关制定的规范性文件以外，还包括其他国家机关制定或认可的行为规则。法律的目的在于维护统治阶级的社会关系和社会秩序，是统治阶级实现其统治的一项重要工具。

（二）法律的特征

1. 法律是国家制定或认可的行为规范　法律由国家制定或认可，表明法律具有国家意志的形式，有权威性，使法律区别于其他社会规范。法律的制定或认可是法产生的两种方式。

2. 法律是调整行为关系的社会规范　法律的这一特征表明了法律与上层建筑中的思想意识以及国家、政党这些政治组织的决议的区别。一般来说，法律由法律原则、法律概念、法律技术性规定以及法律规范四个要素组成。从逻辑上说，每一法律规范由行为模式和法律后果两部分组成。作为一种社会规范，法律具有规范性和概括性的属性。

3. 法律以权利和义务为主要内容　法律以权利及义务双向规定为内容。法律规范中的行为模式是以授权、禁止及命令的形式明确、肯定而具体地规定人们的权利及义务。法律规定人们在一定情况下可以做什么、必须做什么、禁止做什么以及相应行为的法律后果，并通过国家强制力保证这些权利和义务的实现。

4. 法律具有普遍性、明确性和肯定性　法律在国家权力管辖范围内对任何人均具有约束效力，体现了法律的公正性；同时法律一般都以具体的形式，明确地、肯定地为人们的行为提供标准，而不是模糊的、伸缩性很大的社会规范。如法律以具体的条文形式规定公民达到多大年龄可享有选举权、多大年龄才能结婚等。

5. 依靠国家强制力保证实施　国家强制力是指国家暴力机关采取强制措施强迫违法行为人承担法律责任以此来保障法律实施。国家暴力机关主要包括军队、警察、监狱、法庭等。国家强制力使法律获得了对全社会的普遍约束力。

（三）法律的分类

根据不同的标准，法律可有不同的分类体系。

1. 根据法律的创制与适用主体不同分为国内法和国际法　国内法是指由特定国家创制并适用于本国主权管辖范围内的法律，包括宪法、民法、刑法、行政法、诉讼法等；国际法是由参与国际关系的国家通过协议制定或公认的并适用于国家之间的法律。

2. 根据法律的效力、内容和制定程序不同分为根本法与普通法　根本法即宪法，它规定了国家基本的政治制度和社会制度、公民的基本权利和义务、国家机关的设置和职权等内容，是一国法律中具有最高法律效力或地位的法律；普通法是指宪法以外的其他法律，其法律效力和地位低于宪法。

3. 根据适用范围的不同分为一般法和特别法　一般法是指针对一般人、一般事和一般行为适用的，在全国范围内均有效的法律；特别法是指仅对特定的部分人、特定事、特定地域、特定时间有效的法律，如戒严法、兵役法、教师法等。一般情况下，在同一领域，法律适用遵循特别法优于一般法的原则。

4. 根据法律规定内容的不同分为实体法和程序法　实体法是指规定主要权利和义务的法律，如民法、刑法、行政法等；程序法是指保障权利和义务得以实施的具体程序的法律，如民事诉讼法、刑事诉讼法等。

5. 根据法律的创制和表达形式的不同分为成文法与不成文法　成文法是指由国家机

关制定和颁布,以文字形式表现的法律,故又称制定法;不成文法是指由国家认可其具有法律效力但不具备条文形式的法律,包括习惯法、判例法等。

二、医疗卫生法规的概念

医疗卫生法是我国法律体系的重要组成部分,是由国家制定或认可,并由国家强制力保证实施的、在调整和保护人体生命健康活动中形成的各种社会关系的法律规范的总称。

医疗卫生法律法规是一个法律条文系统,其表现形式有国家立法机关正式颁布的规范性文件,也包括非正式立法机关颁布的在其管辖范围内具有法的效力的规范性决定、条例、办法等。具体包括以下几类:

（一）医疗卫生法律

是指经全国人大及其常委会制定的规范性文件,调整医疗卫生活动的效力仅次于宪法,是在《中华人民共和国宪法》指导下制定的规范性文件,如《中华人民共和国执业医师法》《中华人民共和国药品管理法》《中华人民共和国中医药法》《中华人民共和国基本医疗卫生与健康促进法》等。

（二）医疗卫生行政法规

是指国家最高行政机关即国务院所制定的规范性文件,其法律效力仅次于宪法和法律。国务院制定的行政法规不得与宪法和法律相抵触。如《医疗机构管理条例》《医疗纠纷预防和处理条例》(见附录十一)等。

（三）地方性医疗卫生法规

是指省、自治区、直辖市及省会所在地的市和经国务院批准的较大的市的各级人民代表大会及其常务委员会,依法制定和批准的有关医疗卫生工作的规范性文件。

（四）医疗卫生行政规章

卫生行政规章依照其制定机关不同分为两类:一类是国务院卫生行政部门及承担医药卫生管理职能的其他部门在其职权范围内制定的规范性文件,如《护士执业注册管理办法》《医院感染管理办法》等;另一类是省、自治区、直辖市以及省、自治区人民政府所在地和经国务院批准的较大的市的人民政府依照法定程序制定的有关地区卫生管理方面的规范性文件。

（五）国际卫生条约

是指我国与外国缔结或者我国加入并生效的国际法规范性文件。如《1961年麻醉品单一公约》《国际卫生条例》《联合国禁止非法贩运麻醉药品和精神药品公约》等。

知识链接

中医药发展的里程碑——中医药立法

中医药是中华民族的瑰宝,是我国医药卫生体系的特色和优势,是国家医药卫生事业的重要组成部分。2016年12月25日,全国人民代表大会常务委员会通过了《中华人民共和国中医药法》,自2017年7月1日正式实施。《中医药法》的通过是中医药发展史上具有里程碑意义的大事。该法明确了中医药的重要地位、发展方针和扶持措施,改革完善了中医医师、中医诊所和中药等方面的管理制度,同时对实践中存在的突出问题作了有针对性的规定,有利于规范中医药从业行为,保障医疗安全和中药质量,提升中医药的全球影响力,为进一步促进中医药事业健康发展提供了法律保障。

笔记栏

三、医疗卫生法规的基本原则

医疗卫生法的基本原则,是体现在各种卫生法律、法规之中,对调整保护人体生命健康而发生的各种社会关系具有普遍指导意义的准则,它贯穿于医疗卫生立法、医疗卫生司法和医疗卫生守法等一切医疗卫生活动中。医疗卫生法的基本原则包括:

（一）卫生保护

保护人体生命健康,是我国一切医疗卫生工作和医疗卫生立法的根本宗旨和最终目的。健康权主要表现为自然人享有保持生理功能正常及其健康状况不受侵犯的权利。其内容主要包括健康保持权和特定情形下的健康利益支配权。健康权是公民享有的一项最基本人权,是公民享有一切权利的基础之一,如果健康权得不到保障,公民的其他权利就无法实现或很难实现。根据这一原则,我国每个人都依法享有改善卫生条件,获得基本医疗保健的权利。

（二）预防为主

首先,预防为主是由卫生工作的性质所决定的。预防在本质上是积极主动地与疾病做斗争,其目的是建立和改善生产和生活环境,保护人体健康,防止疾病的发生和流行。其次,预防为主是由我国经济水平决定的。我国医疗保障水平不高,人们的医疗费用支付能力较低。所以,医疗卫生工作的重点应放在预防上,无病防病,有病治病,防治结合,是预防为主原则的总要求。

（三）公平

是指以利益均衡作为价值判断标准来配置卫生资源,协调卫生保健活动,以便每个社会成员普遍能得到卫生保健。公平原则的基本要求是合理配置可使用的卫生资源,人人享有平等使用卫生资源的权利,获得最高可能的健康水平。

（四）保护社会健康

协调个人利益与社会健康利益的关系,是世界各国卫生法公认的目标。人具有社会性,既参与社会分工和合作,也要对社会承担一定的义务,即个人在行使自己的权利时,不得损害社会健康利益。这种对社会整体利益的保护有可能是对个人权利的限制,如对某些传染病患者的隔离、法律规定患有某些疾病的人不得参加接触直接入口食品的工作、禁止酒后驾车等。

（五）患者自主选择

是指患者具有对有关自己疾病的医疗问题做出合理的并表示负责的自我决定权。它包括:①自己决定选择医疗机构、医生及其医疗服务的方式;②除法律、法规另有规定外,患者有权自主决定接受或不接受某一项医疗服务;③患者有权拒绝医疗机构的非医疗性服务等。

四、医疗卫生法律关系的构成

（一）医疗卫生法律关系的概念

法律关系是根据法律规范产生的,以主体间的权利与义务关系的形式表现出来的一种社会关系。简单地说,就是人们在法律上的权利与义务关系。医疗卫生法律关系是指由医疗卫生法所调整的国家机关、企事业单位和其他社会团体之间,它们的内部机构以及它们与公民之间在医疗卫生管理监督和医疗卫生预防保健服务过程中所形成的权利和义务关系。

（二）医疗卫生法律关系的构成要素

医疗卫生法律关系的构成要素,是指构成每一个具体的卫生法律关系必须具备的因素。任何一个卫生法律关系的构成必须具备主体、客体、内容三个相互联系的基本要素,缺一不可。

1. 医疗卫生法律关系的主体　是指医疗卫生活动的参与者,是在医疗卫生法律关系中享受权利、承担义务的自然人、法人、其他社会组织。依照医疗卫生法的规定,医疗卫生法律关系的主体包括国家卫生行政机关、各级各类医疗机构、食品药品的生产经营单位、社会团体、公民等。

2. 医疗卫生法律关系的客体　是指在医疗卫生法律关系中权利和义务的指向对象,是联系医疗卫生活动中权利和义务的关键因素。我国医疗卫生法律、法规最高的价值是保护公民的生命健康权,所以医疗卫生法律关系中的客体都承载了生命健康这一利益。它包括:

（1）公民的生命健康权利:我国医疗卫生法律、法规明确规定了公民的生命健康权是卫生法律关系的重要保护客体,是卫生法律关系的最高层次的客体。

（2）行为:是指卫生法律关系主体中权利主体行使权利和义务主体履行义务所进行的活动,如医药企业生产药品的计量标准、医疗护理服务等。

（3）物:是指进行各种医疗和卫生管理工作中需要的生产资料和生活资料,如药品、食品、医疗器械等。

（4）智力成果或精神产品:主体从事智力活动所取得的成果,如医疗卫生技术发明、专利、学术著作等。

3. 医疗卫生法律关系的内容　是指医疗卫生法律关系的主体依法享有的权利及承担的义务。法律权利是指卫生法律、法规和规章对双方当事人所赋予的实现己方意愿的可能性,它表现为权利人有权做出符合法律规定的某种行为或有权要求对方依法做出某种行为,以满足己方的意志;法律义务是指法律规定的义务人应当按照权利人的要求做出或不做出一定行为,以满足权利人利益的法律手段。

五、医疗卫生法律责任

医疗卫生法律责任是指医疗卫生法律关系主体由于违反医疗卫生法律法规所规定的义务或约定义务,对其违法违约行为应承担的带有强制性的法律后果。根据违法行为的性质和社会危害程度的不同,卫生法律责任可分为行政责任、民事责任、刑事责任三种。

（一）行政责任

是指医疗卫生机构、卫生工作人员等卫生法律主体,违反卫生法中有关卫生行政管理方面的规范,尚未构成犯罪所应承担的法律后果。卫生行政责任主要包括行政处罚和行政处分两种形式。行政处罚包括警告、罚款、没收违法所得、没收非法财物、责令停产停业、暂扣或吊销许可证等。行政处分包括警告、记过、记大过、降级、降职、撤职、留用察看和开除 8 种形式。

（二）民事责任

是指医疗卫生机构、卫生工作人员或从事与卫生事业有关的机构违反了卫生法律规定,所应承担的损害赔偿责任。根据《民法典》规定,承担民事责任的方式主要有:停止侵害,排除妨碍,消除危险,返还财产,恢复原状,修理、重作、更换,继续履行,赔偿损失,支付违约金,消除影响、恢复名誉,赔礼道歉 11 种。

（三）刑事责任

是指行为人实施了违反卫生法律法规的行为,严重侵害了卫生管理秩序及公民的生命健康权益,构成犯罪,依《刑法》所应承担的法律后果。我国《刑法》对违反卫生法的犯罪行为所应承担的刑事责任包括:生产销售假药罪,生产销售有毒有害食品罪,妨害传染病防治罪,非法采集血液、制作供应血液制品罪,医疗事故罪,非法行医罪,非法进行节育手术罪等。

六、医疗纠纷与医疗损害

随着我国社会经济及医疗卫生事业的发展，人们对医疗服务的要求越来越高，自我保护意识和维权意识不断增强。有关医疗纠纷时有曝光，引起了社会对医疗纠纷问题的普遍关注。为了预防和妥善处理医疗纠纷，维护医疗秩序，保障医疗护理安全，护理人员应知晓医疗纠纷中的相关概念，为建立法律思维奠定基础。

（一）医疗纠纷

1. 医疗纠纷的概念 是指医患双方因诊疗活动引发的争议。医疗纠纷具有以下特点：必须是发生于医方和患方之间的纠纷，必须是因诊疗活动而起，必须存在争议。

2. 医疗纠纷的处理 为了预防和妥善处理医疗纠纷，保护医患双方的合法权益，国务院于2018年7月31日颁布《医疗纠纷预防和处理条例》，同年10月1日施行。

（1）发生医疗纠纷后的告知：发生医疗纠纷，医疗机构应当告知患者或者其近亲属下列事项：解决医疗纠纷的合法途径；有关病历资料、现场实物封存和启封的规定；有关病历资料查阅、复制的规定。患者死亡的，还应当告知其近亲属有关尸检的规定。

（2）医疗纠纷的处理途径：发生医疗纠纷，医患双方可以通过下列途径解决：双方自愿协商；申请人民调解；申请行政调解；向人民法院提起诉讼；法律、法规规定的其他途径。

（3）病历资料和现场实物的封存：发生医疗纠纷需要封存、启封病历资料的，应当在医患双方在场的情况下进行。封存的病历资料可以是原件，也可以是复制件，由医疗机构保管。病历尚未完成需要封存的，对已完成病历先行封存；病历按照规定完成后，再对后续完成部分进行封存。医疗机构应当对封存的病历开列封存清单，由医患双方签字或者盖章，各执一份。疑似输液、输血、注射、用药等引起不良后果的，医患双方应当共同对现场实物进行封存、启封，封存的现场实物由医疗机构保管。疑似输血引起不良后果，需要对血液进行封存保留的，医疗机构应当通知提供该血液的血站派员到场。

（4）尸检及尸体处理：患者死亡，医患双方对死因有异议的，应当在患者死亡后48小时内进行尸检；具备尸体冻存条件的，可以延长至7日。尸检应当经死者近亲属同意并签字，拒绝签字的，视为死者近亲属不同意进行尸检。不同意或者拖延尸检，超过规定时间，影响对死因判定的，由不同意或者拖延的一方承担责任。

3. 医疗纠纷中的鉴定 医疗纠纷人民调解委员会调解医疗纠纷，需要进行医疗损害鉴定以明确责任的，由医患双方共同委托医学会或者司法鉴定机构进行鉴定，也可以经医患双方同意，由医疗纠纷人民调解委员会委托鉴定。医疗损害鉴定意见应详述下列内容：是否存在医疗损害以及损害程度；是否存在医疗过错；医疗过错与医疗损害是否存在因果关系；医疗过错在医疗损害中的责任程度。

（二）医疗损害

1. 医疗损害的概念 是指医疗机构及其医务人员的过错或缺陷医疗产品，对患者造成的身体上或精神上的损害。过错是指因故意或过失而损害他人利益的违法行为。缺陷是指产品存在可能危及人体健康和人身财产安全的不合理危险。

2. 医疗损害责任的归责 自2021年1月1日起施行的《中华人民共和国民法典》第七编第六章（见附录十二）对医疗损害责任进行了明确规定。患者在诊疗活动中受到损害，医疗机构或者其医务人员有过错的，由医疗机构承担赔偿责任。患者在诊疗活动中受到损害，有下列情形之一的，推定医疗机构有过错：违反法律、行政法规、规章以及其他有关诊疗规范的规定；隐匿或者拒绝提供与纠纷有关的病历资料；遗失、伪造、篡改或者违法销毁病历资料。

3. 医疗损害责任的免责　患者在诊疗活动中受到损害,有下列情形之一的,医疗机构不承担赔偿责任:患者或者其近亲属不配合医疗机构进行符合诊疗规范的诊疗;医务人员在抢救生命垂危的患者等紧急情况下已经尽到合理诊疗义务;限于当时的医疗水平难以诊疗。

（三）医疗事故

1. 医疗事故的概念　是指医疗机构及其医务人员在医疗活动中,违反医疗卫生管理法律、行政法规、部门规章和诊疗护理规范、常规,过失造成患者人身损害的事故。

2. 医疗事故的分级　根据对患者人身造成的损害程度,医疗事故分为四级:造成患者死亡、重度残疾的医疗事故为一级医疗事故;造成患者中度残疾、器官组织损伤导致严重功能障碍的医疗事故为二级医疗事故;造成患者轻度残疾、器官组织损伤导致一般功能障碍的医疗事故为三级医疗事故;造成患者明显人身损害的其他后果的医疗事故为四级医疗事故。

3. 医疗事故的处理　对诊疗活动中医疗事故的行政调查处理,依照《医疗事故处理条例》的相关规定执行。《医疗事故处理条例》第五十五条规定"医疗机构发生医疗事故的,由卫生行政部门根据医疗事故等级和情节,给予警告;情节严重的,责令限期停业整顿直至由原发证部门吊销执业许可证,对负有责任的医务人员依照刑法关于医疗事故罪的规定,依法追究刑事责任;尚不够刑事处罚的,依法给予行政处分或者纪律处分"。根据《刑法》第三百三十五条规定,如果医务人员由于严重不负责任,造成就诊人员死亡或严重损害就诊人员身体健康,则构成医疗事故罪,处三年以下有期徒刑或拘役。

课堂互动

结合《医疗纠纷预防和处理条例》的规定,请讨论如何预防医疗纠纷?

第二节　护理立法

立法是指由特定的国家机关,依据一定的职权和程序,制定、修改、废止和解释法的活动。护理法是有关护理人员从业资格、权利义务、执业责任和行为规范的法律。护理立法就是国家通过立法程序制定包含上述内容的法律。

一、护理立法概况

（一）国际护理立法概况

护理立法始于 20 世纪初。随着护理学的不断发展,护理工作范围不断扩大,护理实践中涉及的法律问题也越来越多。

为了规范护理工作、强化医疗护理工作管理、进一步提高护理质量、保证护理专业化方向发展,各国先后颁布了适合本国政治、经济、文化特点的护理法。1903 年,美国的北卡罗来纳州、纽约、纽泽西和维吉尼亚州颁布了《护士执业法》,规定凡从事护理工作的人员,必须完成护理专业培训课程,通过州注册护士考试,取得注册护士执照。1919 年,英国制定并颁布了《英国护理法》。1921 年,荷兰也颁布了护理法。随后欧美各国都开始颁布护理相关法律,建立以法律为基础的护理保障体系。1947 年,国际护士委员会发表了一系列有关护理立法的著作。1948 年,日本正式公布了护士法。1953 年,世界卫生组织发表了第一份有关护理立法的研究报告。1968年,国际护士委员会特别成立了一个专家委员会,制定了护理立法历史上具有重要地位的文件——《系统制定护理法规指导大纲》,这部大纲为各国制定护理相关法律提供了权威性的指导。根据世界卫生组织2000年对121个国家的调查资料,其中78个国家制定了护士法、护理人员法或护理法。主要规定的内容包括:护士的准入条件;护士的执业范围和执业规则;护士的权利和义务;护理机构的设立规则;护士的继续教育等。

（二）中国护理立法概况

中华人民共和国成立以后,随着医疗卫生的发展,护理事业也得到迅速发展。针对护理行业,我国也先后颁布了一系列法令、指示、答复、暂行办法、暂行规定、管理办法等文件。

1956年,卫生部拟定了《国家卫生技术人员职务名称和职务晋升暂行条例(草案)》。1979年,卫生部颁布《卫生技术人员职称及晋升条例(试行)》《关于加强护理工作的意见》和《关于加强护理教育工作的意见》。1982年,卫生部颁布《医院工作制度》及《医院工作人员职责》,对护理工作制度有了较为明确的规定,也对医院内护理人员的分工和职权有了规定。1993年,卫生部颁布《中华人民共和国护士管理办法》,自1994年1月1日开始实施,提出我国护士执业资格考试制度和执业许可制度。1997年,卫生部颁布《关于进一步加强护理工作的通知》《继续护理学教育实行办法》。2008年,国务院颁布《护士条例》,卫生部颁布《护士执业注册管理办法》,均于2008年5月12日起实施。2010年,卫生部、人力资源和社会保障部颁布《护士执业资格考试办法》。2020年和2021年,国务院和国家卫生健康委员会分别对《护士条例》和《护士执业注册管理办法》的部分条款进行了修订。

二、护理立法的意义

（一）护理立法是我国法治工作推进的重要环节

法治社会要求各行业有法可依、有法必依,立法是实现"有法可依"的重要程序。护理工作是社会活动的重要组成部分,也是医疗工作中不可缺少的一环。

（二）为护理人员提供最大限度的保护和支持

护理立法是护理人员受到法律保护的前提,通过护理立法,护理人员的地位、职责范围及作用有了法律依据。护理人员在法律范围内履行权利和义务时,可最大限度受到法律的保护和支持。

（三）促进护理教育及护理学科的发展

通过护理立法,建立一套与护理专业特点相结合的法律制度,为护理人才培养及护理活动的开展制定了法律标准。护理法规定了护士的资格、注册、执业范围等要求,护理人员需不断学习新知识、新技术,从而促进护理学科的发展。

（四）有利于维护所有服务对象的合法权益

护理人员应依法履行自己的义务,不得以任何借口拒绝护理或抢救患者。对违反卫生法律法规者,服务对象有权依法追究行为人的法律责任,从而最大限度的保护服务对象的合法权益。

三、护理相关法律法规

我国现行法律体系中,与护理相关的法律法规包括以下几类:

1. 由国家立法机关制定颁布的法律文件　目前这一层次的护理法尚空缺,与护理相关的卫生法包括《执业医师法》《母婴保健法》等。

2. 由国务院制定颁布的规范性文件　如目前我国最高的护理专业法《护士条例》等。

3. 由政府或地方主管部门制定的部门规章　如卫生部、人力资源和社会保障部联合颁布的《护士执业资格考试办法》等。

4. 由卫生行政部门以及专业团体针对本行业的特点,制定的各种诊疗护理规范、常规,如《医疗护理操作常规》《查对制度》《隔离制度》等。

5. 对护理工作有重要指导意义的其他法律法规　如劳动法、职业安全法、教育法以及医疗机构所制定的规章制度等。

第三节　护理工作中的法律问题

随着法制化社会的推进,人们的医疗安全意识不断提高。作为护理人员,应熟知我国医疗卫生法律、法规,准确理解护理人员职责的法律范围,掌握护理工作程序及操作标准。在护理执业中正确认识和及时发现潜在的法律问题,避免法律纠纷的产生,依法维护自己及患者的权益。

一、护士的法律地位及法律依据

（一）执业注册与执业考试制度

我国实行护士执业统一管理,建立护士执业资格考试制度和护士执业许可制度,以法律手段保证护理质量及人们的就医安全。凡申请护士执业者必须通过统一执业考试,考试合格者再经过护士执业注册而成为法律意义上的护士,才能从事护理活动,履行保护生命、减轻痛苦、增进健康的职责,并享有护士的权利。

（二）护理质量标准

护理质量标准限定了护士职责的法律范围,为护士在执业活动中提供了法律标准。护理质量标准一般来源于以下几个方面:

1. 护理法规　由国家或地方政府所制定的护理法规,向人们展示护理法的各项法律条款。护士在执业中违反了护理法律、法规,可依据相应法律条款追究护士的法律责任。

2. 专业团体的规范标准　由护理专业团体如中华护理学会依据法律所制定的各种护理标准及操作规范。护士根据自己的专业知识,正确判断依法能做什么,不能做什么,各项护理措施的操作程序和注意事项等。

3. 工作单位的有关要求、政策及制度　为了规范护理行为和提高医院的护理质量,所有医疗机构都有对护理工作具体的规范要求和护理标准手册。护士应了解自己单位的规章制度,并严格按照护理标准进行执业活动。

以上不同来源的护理质量标准都对护理实践具有重要的指导意义。虽然专业团体的规范要求及工作机构的有关政策、制度不具有正规的法律权威,但这些条款是维护正常医疗秩序和保证护士和患者合法权益的依据之一,具有一定的法律效力。

二、护理工作中的违法与犯罪

（一）侵权

侵权是指侵害了国家、集体或者他人财产及人身权利,包括生命权、健康权、隐私权、知情同意权、名誉权、肖像权、知识产权等,给他人造成损失的行为。护理侵权是指医疗机构的护理人员在从事诊疗护理等活动中因不法行为或技能的不合理和欠缺而侵害患者合法权利,依据法律规定需承担法律责任的违法行为。

护理侵权行为的构成要素包括:护理侵权行为主体必须是取得《中华人民共和国护士执业证书》并经卫生主管部门注册的护士;护理行为具有违法性;护士主观上存在过错,过错包括故意和过失;必须存在损害事实;违法行为与损害事实之间具有因果关系。护理侵权行为中最为常见的是过失过错,如果护士应当预见自己的行为可能产生造成患者人身损害的后果,因为疏忽大意而没有预见或者已经预见而轻信能够避免,则属于过失过错。

护理侵权行为的基本形式包括:侵犯患者的生命健康权、隐私权、自由权、知情同意权、财产权等。如护士在工作中未严格执行查对制度错误用药,导致患者身体损伤,即侵犯了患者的生命健康权;在进行导尿、灌肠等操作时,不注意遮挡,暴露患者身体隐私部位,或护理人员者未经患者同意公开其病历资料,给患者身心造成损害,均应视为侵犯了患者的隐私权;手术前未向患者说明潜在风险,侵犯了患者的知情同意权。护理侵权行为给患者造成的人身损害时,侵权人所承担的法律责任与其过错程度及损害结果有直接关系。如果侵权人过错程度低,损害结果轻,对侵权行为可通过调解、赔礼、赔物及赔款等民事方式解决;如果侵权人过错程度高、损害结果严重,将构成犯罪。

（二）犯罪

犯罪是指危害社会、触犯国家刑律,应当受到法律惩处的行为。犯罪可根据行为人主观心理状态的不同而分为故意犯罪和过失犯罪。故意犯罪指明知自己的行为会发生危害社会的结果,并且希望或者放任这种结果发生,从而构成犯罪的。例如护士若利用职务之便,将盐酸哌替啶、吗啡类药物提供给不法分子倒卖或吸毒者使用,即构成犯罪。过失犯罪指应当预见自己的行为可能发生危害社会的结果,因为疏忽大意而没有预见,或者已经预见而轻信能够避免,以致发生这种结果而构成犯罪。医疗事故罪属于典型的业务过失犯罪。例如注射青霉素出现过敏反应可导致死亡,护士必须在注射前给患者做皮试。如果护士没有给患者做皮试,导致患者死亡,则属于犯罪。

（三）收礼与受贿

护理人员的职责是救死扶伤,采取各种有效措施减轻患者痛苦,帮助患者恢复健康,应获得法律规定的报酬。但护理人员借工作之便主动向患者家属索要大额现金、物品等不义之财,就构成受贿罪。

三、护理人员的法律责任与举证责任

（一）护理人员的法律责任

《护士条例》明确规定,护士在执业活动中,应当遵守法律、法规、规章和诊疗技术规范的规定;发现患者病情危急,应当立即通知医师;在紧急情况下为抢救垂危患者生命,应当先行实施必要的紧急救护;发现医嘱违反法律、法规、规章或者诊疗技术规范规定的,应当及时向开具医嘱的医师提出;尊重、关心、爱护患者,保护患者的隐私;有义务参与公共卫生和疾病预防控制工作。如果护士在执业活动中,违反医疗卫生法律法规、技术操作规程,造成医疗损害,应承担法律责任。

1. 处理及执行医嘱　医嘱是医生拟定治疗、检查等计划的书面嘱咐,也是护士执行治疗护理的重要依据。为了更好地保护自己和患者,护士在执行医嘱时应注意以下几个方面:①护士应一丝不苟,严格执行医嘱。执行医嘱时,应仔细核查,确认无误后方可实施,不得随意篡改或无故不执行医嘱。②患者对医嘱提出疑问时,护士应仔细核实医嘱的准确性。

③患者病情发生变化时,护士应及时通知医生,并根据专业知识及临床经验判断是否暂停医嘱。④慎重对待口头医嘱,一般情况下不执行口头医嘱或电话医嘱,在抢救等特殊情况下,必须执行口头医嘱时,护士应向医生重复一遍医嘱,双方确信无误后方可执行。抢救结束后,尽快记录医嘱的执行时间、内容、患者当时的病情,并督促医生及时补上书面医嘱。⑤慎对"必要时"医嘱,此种医嘱是由护士决定是否使用和具体使用时间。一般出现在术前使用安眠药或术后使用止痛药等情况,护士需要判断和确认是否真正到了"必要时",是否可以使用该药物。⑥如果发现医嘱有明显的错误,护士有权拒绝执行,并按规定提出或者报告。若明知医嘱违反了相关法律、法规、规章或者诊疗技术规范规定,可能对患者造成损害,却不提出质疑,仍然执行错误医嘱,由此造成的严重后果,护士与医生共同承担法律责任。因此,护士不仅要熟练掌握护理的相关知识和技能,还要熟悉科室的医疗护理程序、药物的作用、副作用及使用方法,才能及时发现医嘱中存在的问题。

2. 实施护理措施　护士应根据自己岗位的工作要求实施护理,任何护理活动应严格依据规范要求进行。超出自己职能范围或没有按照规范要求实施的护理活动,而对患者产生了伤害,护士将负相应的法律责任。在进行护理操作前,护士应严格执行查对制度,确信无误后方可实施。如果委派他人实施护理时,须明确被委托人有胜任此项工作的资格、能力及知识,即全面衡量,适当委派。否则,由此产生的后果,委派者负法律责任。

在医疗护理过程中,患者有获得关于自己疾病病因、治疗护理方法、医疗风险等信息,并经过自身的判断,做出选择的权利。护士在诊疗护理活动中应当向患者说明病情和医疗护理措施。需要实施手术、特殊检查、特殊治疗的,应当及时向患者具体说明医疗风险、替代医疗方案等情况,并取得其明确同意;不能或者不宜向患者说明的,应当向患者的近亲属说明,并取得其明确同意。按照《民法典》规定,医务人员未尽到规定的说明义务,造成患者损害的,医疗机构应当承担赔偿责任。

3. 书写护理记录　护理记录是护士针对患者所进行的一系列护理活动的真实反映,它不仅是衡量护理人员专业水平和技术水平高低的重要资料,也是医生观察疗效、调整治疗方案的主要依据。在出现医疗纠纷时,护理记录等病历资料将成为法律证据,为法律部门进行司法鉴定、技术鉴定、分清责任提供法律依据。《民法典》规定,医疗机构及其医务人员应当按照规定填写并妥善保管病历资料,患者要求查阅、复制法律规定的病历资料的,医疗机构应当及时提供。因此,护理记录应客观、真实、及时、准确,字迹工整、清晰,不得丢失、涂改、伪造或销毁,因抢救患者,未能及时书写病历的,在抢救结束6小时内及时补记。

4. 麻醉药品及其他物品的管理　麻醉药品是指列入麻醉药品目录的药品和其他物质,这里主要是指盐酸哌替啶、吗啡等药物,临床限用于晚期癌症、手术后等中重度疼痛患者的镇痛治疗。为了及时方便用药,手术室、病房等科室按规定存有一定数量的麻醉药品,这些麻醉药品由专人锁于专柜内保管,护士凭医嘱领取及使用药物。如护士违反相关规定,窃取、盗卖或自己使用这些药物,这种行为事实已构成贩毒、吸毒罪。

另外,护士还负责保管各种贵重物品、医疗用品和办公用品等。如护士利用工作之便,将这些物品占为己有,情节严重者,将以盗窃公共财产罪被起诉。

5. 患者出入院的管理　护士根据法律职责,严格执行医院的规章制度,做好患者出入院工作。当护士接待急诊需抢救的危重患者时,应熟练运用自己的专业知识、技能和临床经验,创造各种抢救条件,配合医生积极救治。若因护士拒绝、不积极参与或工作拖沓而导致患者伤残或死亡,将承担相应的法律责任。

患者经住院治疗护理,大多数患者病情好转或痊愈后根据医生建议出院,但少数患者由于各种原因拒绝继续住院治疗而自动要求出院,这类患者常有焦虑、烦躁等不良情绪,护士应耐心说服患者。如果患者或其法定监护人坚决要求出院,应该让患者或其法定监护人在自动出院一栏上签字,同时做好相关护理记录,并协助患者办理出院手续。

6. 患者死亡及有关问题的处理　遗嘱是患者死亡前的最后嘱托,包括自书遗嘱、代书遗嘱、打印遗嘱、录音录像遗嘱、口头遗嘱和公证遗嘱6种形式。如果护士作为遗嘱的见证人,应注意以下几点:①代书遗嘱、打印遗嘱、录音录像遗嘱和口头遗嘱应有两个以上见证人在场见证;②见证人必须听到或看到,并记录遗嘱的内容;③见证人必须在遗嘱上签名或在录音录像中记录姓名或肖像;④注意患者立遗嘱时应意识完全清醒,有良好的判断和决策能力;⑤护士是遗嘱的受益人时,不能作为见证人,否则易产生道德及法律上的争端。

患者经医生检查确认死亡后,护士应填写有关卡片,做好详细准确的护理记录,特别是死亡的时间;同时,将尸体移至太平间。如患者生前同意尸检,捐献自己遗体或组织器官时,应有患者及家属签字的书面文件。如患者死亡时身旁无亲友,其遗物应至少两人在场的情况下清点、记录,并交病房负责人妥善保管。

安乐死在我国没有法律依据,护士在任何情况下都不能对患者实施安乐死。

（二）护生的法律责任

护生进入临床实习时,应严格按照学校、医疗机构和专业团体的规章制度、操作规范进行护理工作。从法律上讲,护生只能在专业老师或注册护士的指导下,严格按照护理操作规范对患者实施护理。如果脱离专业老师或注册护士的监督指导,擅自进行护理工作并给患者造成损害,护生应负相应的法律责任。

带教老师对护生负有指导和监督的责任,如果对护生指派的护理工作超出了其能力范围,发生护理差错或事故,带教老师、护生及所在的医疗机构都要负相应的法律责任。

（三）举证责任

1. 举证责任　是指诉讼当事人对其主张的事实,提供证据予以证明及证明不了时需要承担的一种法律责任。《关于民事诉讼证据的若干规定》第二条规定,当事人对自己提出的诉讼请求所能依据的事实或者反驳对方的诉讼请求所依据的事实有责任提供证据加以证明,没有证据或者证据不足以证明当事人的事实主张的,由负有举证责任的当事人承担不利后果。举证责任包括两方面的含义,一是行为意义上的举证责任,即对特定事实主张提供证据予以证明的责任;二是结果意义上的举证责任,即不尽举证义务者承担不利法律后果。

2. 举证责任倒置　是指提出主张的一方当事人不负举证责任,而由对方当事人就某种事实存在或不存在承担举证责任,如果其不能就此举证证明,就推定原告事实成立的一种举证责任分配形式。由于医疗护理行为专业性强,从有利于患者的角度出发,2002年4月1日生效的《最高人民法院关于民事诉讼证据的若干规定》第四条明确:"因医疗行为引起的侵权诉讼,由医疗机构就医疗行为与损害结果之间不存在因果关系及不存在医疗过错承担举证责任。",即举证责任倒置。也就是当患者提出诉讼,由医方列举事实及证据材料,证明自己的医疗行为没有过错,否则医方就要承担责任。

3. 举证责任分配的演变　举证责任倒置制度虽然很好的保护了患方,但同时也给医方造成了不小压力,给医患矛盾的升级带来了一定的影响。2020年5月1日最高人民法院新修订了《关于民事诉讼证据的若干规定》,正式删除了关于医疗诉讼案件中"举证责任倒置"的规定,确定了医疗损害责任纠纷继续适用"谁主张、谁举证"的一般规则。患方可以借助医疗损害鉴定来证明自己的主张,《最高人民法院关于审理医疗损害责任纠纷案件适用法律若干问题的解释》规定,"患者无法提交医疗机构及其医务人员有过错、诊疗行为与损害之间具有因果关系的证据,依法提出医疗损害鉴定申请的,人民法院应予准许"。《民法典》规定,患者在诊疗活动中受到损害,医疗机构隐匿或者拒绝提供与纠纷有关的病历资料,或遗失、伪造、篡改或者违法销毁病历资料,推定医疗机构有过错。因此,护士在按照程序依法执业的同时,要保留好病历资料等相关的法律证据,以证明自己的护理行为是合法的。

四、护理工作中法律问题的防范

随着我国医疗卫生法律法规不断完善,就医人员的自我保护、自我维权意识逐步加强,作为护士应增加法律意识和执业风险意识,维护患者及自身的合法权益,防止法律纠纷的产生。

（一）增强法律意识

随着社会的进步,科技的发展,生活水平的提高,公众对护理需求日益增加。护士的角色功能范围扩大,涉及的法律问题日渐增多,护士应加强法律知识的学习,熟知与自身工作密切相关的法律、法规、规章及技术规范,依法履行自己的职责。

（二）选择安全工作环境

提供高质量的护理服务需要一个有保障的安全环境:①根据患者数量及病情的轻重安排合理数量的执业护士;②制定护理质量安全管理制度、操作规程标准及相应的监督机制;③提供的仪器处于完好状态;④所有护理人员都有机会接受继续教育,使护理人员掌握新知识和新技术,了解最新的质量标准及要求。

（三）建立良好护患关系 护理人员运用专业知识和技能为患者提供高质量的整体护理服务,获得患者的认同。在护理实践中,做到以患者为中心,加强人文关怀,尊重患者的人格、尊严及价值观,关心、爱护患者,与患者建立良好的护患关系。

（四）规范护理行为

护士在工作中应严格执行专业团体及工作单位的护理操作规程及质量标准要求,恪守职业道德,以确保患者安全,预防医疗纠纷的发生。

（五）做好护理记录

护理记录及时、准确,不得提前或拖延,更不能漏记、错记,维持最新资料;对患者的主诉和行为应客观、真实的描述;有书写错误时应在错误处用所书写的钢笔在错误字上划双线,然后进行修改,并在上面签字,保证原记录清楚;记录的内容重点突出,使用医学术语,避免使用含糊不清或易引起法律纠纷的词语;各项护理记录应逐项逐页填写,记录前后不留空白,以防添加;护理文件不得丢失、损坏或销毁。及时、准确、完整的护理记录能够为医务人员提供全面动态的患者病情,同时避免在医疗纠纷或医疗事故处理中承担举证不能的责任。

（六）及时沟通信息

在护理工作中,护士应运用良好的沟通技巧,获得患者的健康资料,解决健康问题,满足患者的身心需求;并与医生及其他医务工作者沟通,及时交流与患者治疗及护理有关的情况,营造和谐的治疗环境,促进患者的康复。

（七）参加职业保险

职业保险指专业从业者定期向保险公司交纳一定数量的保险费,在职业保险范围内一旦发生事故,由保险公司向受害者支付相应的赔偿。职业保险虽然不能完全消除护士在医疗纠纷或医疗事故中的责任,但在一定程度上减轻了护士的经济损失和压力,是护士保护自己切身利益的重要措施之一。

案例分析

案例:患者,女,因偏瘫到某医院进行康复治疗。上午 11:40 静脉输液,13:20 患者烦躁不安,四肢抽搐,两眼上翻,并不断呕吐。13:30 发现液体内有絮状物,报告医生,给予地西泮 5mg 和甲氧氯普胺 10mg 肌内注射,没有对变质药物采取相应措施。危重患者护理记录单显示,静脉输液操作由实习护士杜某单独完成,并冒签护士吕某的姓名。患者经药物治疗后病情加重,现呈亚植物状态。

问题:护生违反了哪些法律法规?

分析:

1. 违反了《护士条例》中部分规定。杜某是实习护士,不是法律意义上的护士,不能独立对患者实施护理,只能在带教老师或专业护士的监督指导下进行操作。

2. 实习护士杜某冒签护士吕某的姓名,违反了医院病历书写的相关规定。护理记录不得丢失、涂改、伪造或销毁。

3. 杜某未认真履行"查对"制度,对药品的质量没有认真检查,给高某身体造成了损害,应承担护生的法律责任。

4. 医疗技术鉴定结果:高某的损害与该院的治疗存在因果关系。院方在医疗活动中存在过错,且被告方未能提供任何反驳原告主张的证据,原告目前的状况与其病情的发展也有一定原因,所以被告负主要责任。

（张璐姣）

复习思考题

1. 医疗纠纷的概念及其特点是什么?

2. 如何防止护理工作中法律问题的发生?

3. 患者,李某,男,62 岁,颅内压增高,按照诊疗护理常规,颅内压增高的患者应静脉快速滴注甘露醇,但医生开医嘱时由于疏忽将静滴错写成口服,而护士也未发现其中的错误,按照医嘱给患者执行口服,导致患者出现严重腹泻。请分析该护士的行为存在什么过失?如何避免类似事件发生?

附录一

护 士 条 例

（2008 年 1 月 31 日国务院令第 517 号公布。根据 2020 年 3 月 27 日《国务院关于修改和废止部分行政法规的决定》修订）

第一章 总 则

第一条 为了维护护士的合法权益，规范护理行为，促进护理事业发展，保障医疗安全和人体健康，制定本条例。

第二条 本条例所称护士，是指经执业注册取得护士执业证书，依照本条例规定从事护理活动，履行保护生命、减轻痛苦、增进健康职责的卫生技术人员。

第三条 护士人格尊严、人身安全不受侵犯。护士依法履行职责，受法律保护。全社会应当尊重护士。

第四条 国务院有关部门、县级以上地方人民政府及其有关部门以及乡（镇）人民政府应当采取措施，改善护士的工作条件，保障护士待遇，加强护士队伍建设，促进护理事业健康发展。国务院有关部门和县级以上地方人民政府应当采取措施，鼓励护士到农村、基层医疗卫生机构工作。

第五条 国务院卫生主管部门负责全国的护士监督管理工作。县级以上地方人民政府卫生主管部门负责本行政区域的护士监督管理工作。

第六条 国务院有关部门对在护理工作中做出杰出贡献的护士，应当授予全国卫生系统先进工作者荣誉称号或者颁发白求恩奖章，受到表彰、奖励的护士享受省部级劳动模范、先进工作者待遇；对长期从事护理工作的护士应当颁发荣誉证书。具体办法由国务院有关部门制定。

县级以上地方人民政府及其有关部门对本行政区域内做出突出贡献的护士，按照省、自治区、直辖市人民政府的有关规定给予表彰、奖励。

第二章 执 业 注 册

第七条 护士执业，应当经执业注册取得护士执业证书。

申请护士执业注册，应当具备下列条件：

（一）具有完全民事行为能力；

（二）在中等职业学校、高等学校完成国务院教育主管部门和国务院卫生主管部门规定的普通全日制 3 年以上的护理、助产专业课程学习，包括在教学、综合医院完成 8 个月以上护理临床实习，并取得相应学历证书；

（三）通过国务院卫生主管部门组织的护士执业资格考试；

（四）符合国务院卫生主管部门规定的健康标准。

护士执业注册申请,应当自通过护士执业资格考试之日起 3 年内提出;逾期提出申请的,除应当具备前款第(一)项、第(二)项和第(四)项规定条件外,还应当在符合国务院卫生主管部门规定条件的医疗卫生机构接受 3 个月临床护理培训并考核合格。护士执业资格考试办法由国务院卫生主管部门会同国务院人事部门制定。

第八条 申请护士执业注册的,应当向批准设立拟执业医疗机构或者为该医疗机构备案的卫生主管部门提出申请。收到申请的卫生主管部门应当自收到申请之日起 20 个工作日内做出决定,对具备本条例规定条件的,准予注册,并发给护士执业证书;对不具备本条例规定条件的,不予注册,并书面说明理由。

护士执业注册有效期为 5 年。

第九条 护士在其执业注册有效期内变更执业地点的,应当向批准设立拟执业医疗机构或者为该医疗机构备案的卫生主管部门报告。收到报告的卫生主管部门应当自收到报告之日起 7 个工作日内为其办理变更手续。护士跨省、自治区、直辖市变更执业地点的,收到报告的卫生主管部门还应当向其原注册部门通报。

第十条 护士执业注册有效期届满需要继续执业的,应当在护士执业注册有效期届满前 30 日向批准设立执业医疗机构或者为该医疗机构备案的卫生主管部门申请延续注册。收到申请的卫生主管部门对具备本条例规定条件的,准予延续,延续执业注册有效期为 5 年;对不具备本条例规定条件的,不予延续,并书面说明理由。

护士有行政许可法规定的应当予以注销执业注册情形的,原注册部门应当依照行政许可法的规定注销其执业注册。

第十一条 县级以上地方人民政府卫生主管部门应当建立本行政区域的护士执业良好记录和不良记录,并将该记录记入护士执业信息系统。

护士执业良好记录包括护士受到的表彰、奖励以及完成政府指令性任务的情况等内容。护士执业不良记录包括护士因违反本条例以及其他卫生管理法律、法规、规章或者诊疗技术规范的规定受到行政处罚、处分的情况等内容。

第三章 权利和义务

第十二条 护士执业,有按照国家有关规定获取工资报酬、享受福利待遇、参加社会保险的权利。任何单位或者个人不得克扣护士工资,降低或者取消护士福利等待遇。

第十三条 护士执业,有获得与其所从事的护理工作相适应的卫生防护、医疗保健服务的权利。从事直接接触有毒有害物质、有感染传染病危险工作的护士,有依照有关法律、行政法规的规定接受职业健康监护的权利;患职业病的,有依照有关法律、行政法规的规定获得赔偿的权利。

第十四条 护士有按照国家有关规定获得与本人业务能力和学术水平相应的专业技术职务、职称的权利;有参加专业培训、从事学术研究和交流、参加行业协会和专业学术团体的权利。

第十五条 护士有获得疾病诊疗、护理相关信息的权利和其他与履行护理职责相关的权利,可以对医疗卫生机构和卫生主管部门的工作提出意见和建议。

第十六条 护士执业,应当遵守法律、法规、规章和诊疗技术规范的规定。

第十七条 护士在执业活动中,发现患者病情危急,应当立即通知医师;在紧急情况下为抢救垂危患者生命,应当先行实施必要的紧急救护。

护士发现医嘱违反法律、法规、规章或者诊疗技术规范规定的,应当及时向开具医嘱的医师提出;必要时,应当向该医师所在科室的负责人或者医疗卫生机构负责医疗服务管理的人员报告。

第十八条 护士应当尊重、关心、爱护患者,保护患者的隐私。

第十九条　护士有义务参与公共卫生和疾病预防控制工作。发生自然灾害、公共卫生事件等严重威胁公众生命健康的突发事件,护士应当服从县级以上人民政府卫生主管部门或者所在医疗卫生机构的安排,参加医疗救护。

第四章　医疗卫生机构的职责

第二十条　医疗卫生机构配备护士的数量不得低于国务院卫生主管部门规定的护士配备标准。

第二十一条　医疗卫生机构不得允许下列人员在本机构从事诊疗技术规范规定的护理活动:

(一)未取得护士执业证书的人员;

(二)未依照本条例第九条的规定办理执业地点变更手续的护士;

(三)护士执业注册有效期届满未延续执业注册的护士。

在教学、综合医院进行护理临床实习的人员应当在护士指导下开展有关工作。

第二十二条　医疗卫生机构应当为护士提供卫生防护用品,并采取有效的卫生防护措施和医疗保健措施。

第二十三条　医疗卫生机构应当执行国家有关工资、福利待遇等规定,按照国家有关规定为在本机构从事护理工作的护士足额缴纳社会保险费用,保障护士的合法权益。

对在艰苦边远地区工作,或者从事直接接触有毒有害物质、有感染传染病危险工作的护士,所在医疗卫生机构应当按照国家有关规定给予津贴。

第二十四条　医疗卫生机构应当制定、实施本机构护士在职培训计划,并保证护士接受培训。

护士培训应当注重新知识、新技术的应用;根据临床专科护理发展和专科护理岗位的需要,开展对护士的专科护理培训。

第二十五条　医疗卫生机构应当按照国务院卫生主管部门的规定,设置专门机构或者配备专(兼)职人员负责护理管理工作。

第二十六条　医疗卫生机构应当建立护士岗位责任制并进行监督检查。

护士因不履行职责或者违反职业道德受到投诉的,其所在医疗卫生机构应当进行调查。经查证属实的,医疗卫生机构应当对护士做出处理,并将调查处理情况告知投诉人。

第五章　法　律　责　任

第二十七条　卫生主管部门的工作人员未依照本条例规定履行职责,在护士监督管理工作中滥用职权、徇私舞弊,或者有其他失职、渎职行为的,依法给予处分;构成犯罪的,依法追究刑事责任。

第二十八条　医疗卫生机构有下列情形之一的,由县级以上地方人民政府卫生主管部门依据职责分工责令限期改正,给予警告;逾期不改正的,根据国务院卫生主管部门规定的护士配备标准和在医疗卫生机构合法执业的护士数量核减其诊疗科目,或者暂停其6个月以上1年以下执业活动;国家举办的医疗卫生机构有下列情形之一、情节严重的,还应当对负有责任的主管人员和其他直接责任人员依法给予处分:

(一)违反本条例规定,护士的配备数量低于国务院卫生主管部门规定的护士配备标准的;

(二)允许未取得护士执业证书的人员或者允许未依照本条例规定办理执业地点变更手续、延续执业注册有效期的护士在本机构从事诊疗技术规范规定的护理活动的。

第二十九条　医疗卫生机构有下列情形之一的,依照有关法律、行政法规的规定给予处罚;国家举办的医疗卫生机构有下列情形之一、情节严重的,还应当对负有责任的主管人员和其他直接责任人员依法给予处分:

(一)未执行国家有关工资、福利待遇等规定的;

(二)对在本机构从事护理工作的护士,未按照国家有关规定足额缴纳社会保险费用的;

（三）未为护士提供卫生防护用品，或者未采取有效的卫生防护措施、医疗保健措施的；

（四）对在艰苦边远地区工作，或者从事直接接触有毒有害物质、有感染传染病危险工作的护士，未按照国家有关规定给予津贴的。

第三十条 医疗卫生机构有下列情形之一的，由县级以上地方人民政府卫生主管部门依据职责分工责令限期改正，给予警告：

（一）未制定、实施本机构护士在职培训计划或者未保证护士接受培训的；

（二）未依照本条例规定履行护士管理职责的。

第三十一条 护士在执业活动中有下列情形之一的，由县级以上地方人民政府卫生主管部门依据职责分工责令改正，给予警告；情节严重的，暂停其6个月以上1年以下执业活动，直至由原发证部门吊销其护士执业证书：

（一）发现患者病情危急未立即通知医师的；

（二）发现医嘱违反法律、法规、规章或者诊疗技术规范的规定，未依照本条例第十七条的规定提出或者报告的；

（三）泄露患者隐私的；

（四）发生自然灾害、公共卫生事件等严重威胁公众生命健康的突发事件，不服从安排参加医疗救护的。

护士在执业活动中造成医疗事故的，依照医疗事故处理的有关规定承担法律责任。

第三十二条 护士被吊销执业证书的，自执业证书被吊销之日起2年内不得申请执业注册。

第三十三条 扰乱医疗秩序，阻碍护士依法开展执业活动，侮辱、威胁、殴打护士，或者有其他侵犯护士合法权益行为的，由公安机关依照治安管理处罚法的规定给予处罚；构成犯罪的，依法追究刑事责任。

第六章 附 则

第三十四条 本条例施行前按照国家有关规定已经取得护士执业证书或者护理专业技术职称、从事护理活动的人员，经执业地省、自治区、直辖市人民政府卫生主管部门审核合格，换领护士执业证书。

本条例施行前，尚未达到护士配备标准的医疗卫生机构，应当按照国务院卫生主管部门规定的实施步骤，自本条例施行之日起3年内达到护士配备标准。

第三十五条 本条例自2008年5月12日起施行。

附录二

护理学类教学质量国家标准

1 概述

为全面贯彻落实《国家中长期教育改革和发展规划纲要（2010—2020 年）》，遵循教育部《关于全面提高高等教育质量的若干意见》的要求，深化高等学校本科护理学专业教学改革，提高护理学人才培养质量，根据教育部高等教育司举办的高等学校本科专业类教学质量国家标准研制工作会议精神，参照《本科医学教育标准—护理学专业》，制定本标准。

本标准以护理学本科教育为主要适用对象，针对我国本科护理教育的基本情况提出要求。本标准既适用于全国各护理院校（系、专业），也认同不同地区和各护理院校（系、专业）之间的差异，尊重各护理院校（系、专业）依法自主办学的权利。各高校可根据自身的定位和办学特色，根据本标准制定护理学专业的教学质量标准，可对本标准中的条目进行细化规定，但不得低于本标准的相关基本要求。鼓励各高校高于本标准办学。本标准适用于护理学专业，助产专业可以参照执行。

办学标准分为基本标准和发展标准两个层次。

基本标准是护理学本科教育的最基本要求和必须达到的标准。各高校的本科护理学专业都必须据此制定教育目标和教育计划，建立教育评估体系和教学质量监控保障机制。基本标准以"必须"这一词语表示。

发展标准是护理学本科教育提高办学质量的要求和应该力争达到的标准。各高校的护理学本科专业应据此进行教育教学改革，提高人才培养质量，促进护理学专业的可持续发展。发展标准以"应当"这一词语表示。

2 适用专业范围

2.1 专业类代码

护理学类（1011）

2.2 本标准适用的专业

护理学（101101）

3 护理学专业本科毕业生应达到的基本要求

护理学专业本科教育的培养目标是培养适应我国社会主义现代化建设和卫生保健事业发展需要，德、智、体、美全面发展，比较系统地掌握护理学的基础理论、基本知识和基本技能，具有基本的临床护理工作能力，初步的教学能力、管理能力、科研能力及创新能力，能在各类医疗卫生、保健机构从事护理和预防保健工作的专业人才。护理学专业本科教育的培养目标如下：

3.1 思想道德与职业态度目标

（1）树立科学的世界观和人生观，热爱祖国，忠于人民，对护理学科有正确的认识，对其发展具有责任感，初步形成以维护和促进人类健康为己任的专业价值观。

（2）关爱生命，尊重护理对象的价值观、文化习俗、个人信仰和权利，平等、博爱，体现人道主义精神和全心全意为护理对象的健康服务的专业精神。

（3）具有科学精神、慎独修养、严谨求实的工作态度和符合职业道德标准的职业行为。

（4）树立依法行护的法律观念，遵从医疗护理相关法规，自觉将专业行为纳入法律和伦理允许的范围内，具有运用相关法规保护护理对象和自身权益的意识。

（5）尊重同事和其他卫生保健专业人员，具有良好的团队精神和跨学科合作的意识。

（6）具有创新精神和创业意识，树立终身学习的观念，具有主动获取新知识、不断进行自我完善和推动专业发展的态度。

（7）初步形成科学的质疑态度和批判反思精神，具有循证实践、勇于修正自己或他人错误的态度。

（8）在应用各种护理技术时应充分考虑护理对象及家属权益，对于不能胜任或不能安全处理的护理问题，应具有寻求上级护士帮助的意识。

（9）初步形成成本效益观念，具有利用一切可利用资源，以最低的医疗成本获取护理对象最佳健康水平的意识。

3.2　知识目标

（1）掌握与护理学相关的自然科学、人文社会科学的基础知识和科学方法。

（2）掌握护理学基础理论和基本知识。

（3）掌握人体的正常结构、功能，人的心理状态及其发展变化。

（4）掌握生命各阶段常见病、多发病、急危重症护理对象的护理知识。

（5）掌握常见传染病的预防、控制和管理知识。

（6）掌握基本的药理知识、临床用药及药品管理知识。

（7）熟悉影响健康与疾病的生物、心理、社会因素及其评估和干预方法。

（8）熟悉不同护理对象的基本心理需要及常见临床心理问题的评估和干预方法。

（9）熟悉不同人群卫生保健的知识和方法，包括健康教育、疾病预防、疾病康复和临终关怀的有关知识。

（10）了解国家卫生工作的基本方针、政策和法规。

（11）了解我国传统医学的基础知识及护理的基本方法。

（12）了解护理学科的发展动态及趋势。

3.3　技能目标

（1）具有在护理专业实践中有效沟通与合作的能力。

（2）具有运用多学科知识进行护理评估、制订护理计划及对护理对象实施整体护理的基本能力。

（3）掌握基础护理技术、急救护理技术、专科护理基本技术和具有配合实施常用诊疗技术的能力。

（4）具有常见病、多发病的病情观察和护理能力。

（5）具有配合急危重症的抢救和突发事件的应急救护的初步能力。

（6）具有从事社区护理的基本能力，能在各种环境中为个体、家庭及社区提供与其文化相一致的健康保健服务。

（7）具有初步运用批判性思维和临床决策的能力，以保证安全有效的专业实践。

（8）具有初步从事临床教学的能力。

（9）掌握文献检索、资料收集的基本方法，具有运用现代信息技术有效获取和利用护理学专业信息的能力。

（10）具有运用一门外语阅读护理学文献和简单交流的能力。

（11）具有自主学习和创新发展的基本能力,能够适应不断变化的社会健康保健需求。

4　护理学专业本科教育办学标准

4.1　宗旨与结果

4.1.1　宗旨及目标

基本标准：

护理学院(系)必须执行国家教育方针,依据社会对护理学专业的期望与区域发展的需要,明确办学宗旨及目标,包括办学定位、办学理念、发展规划、培养目标和质量标准等。

4.1.2　宗旨及目标的确定

基本标准：

护理学院(系)必须通过各利益方的认真讨论确定办学宗旨及目标,得到上级主管部门(所属教育部门、卫生部门)的批准,使全院(系)师生知晓。

［注释］

办学宗旨及目标可以包括本地区、本校的政策和特殊性问题。

利益方包括学校的领导、护理学院(系)的行政管理人员、教职人员、学生、用人单位以及政府主管部门或学校的主办者。

4.1.3　资源配置

基本标准：

护理学院(系)必须根据自身的发展要求,依法自主制订课程计划及实施方案,合理规划人员聘用和教育资源配置。应重视学科交叉与渗透对护理学发展的促进作用,努力加强与校内各学科间的合作,获得学校人文社会科学学科和自然科学学科的学术支持。

4.1.4　教育结果

基本标准：

护理学院(系)必须根据"毕业生应达到的基本要求",制定合适的培养目标和教育计划。通过教育计划的实施和学业成绩评定,确定学生在有效修业期内完成学业,达到上述毕业基本要求,颁发毕业证书,符合学位授予条件者,授予理学学士学位。

4.1.5　学制和学位

（1）学制

4年。

（2）授予学位

理学学士。

4.2　教育计划

护理学院(系)制订的教育计划应与培养目标相适应,注意课程设置与教学方法的协调,注重创新创业能力的培养,调动教师的主观能动性,提高学生主动学习的积极性。

4.2.1　课程计划

基本标准：

（1）护理学院(系)必须依据医学模式的转变、卫生保健服务的需要和护理学科的发展,制订符合本院(系)实际的课程计划。

（2）课程计划必须明确课程目标、课程设置模式及基本要求,制订课程计划需教师、学生及相关领域专家的参与和理解。

（3）课程计划必须体现重视基础、培养能力、提高素质和发展个性的原则。

（4）课程设置包括必修课程、选修课程和实践教学体系。必修课程和选修课程的比例可根据学校情况确定。实践教学体系必须包括实验教学、临床见习和临床实习。

发展标准：

（1）护理学院（系）应当积极开展课程改革研究，合理整合课程内容，实现课程体系的整体优化。

（2）课程计划应当体现本学院（系）的特色或优势。

4.2.2 主要课程

基本标准：

（1）公共基础课程

护理学院（系）必须在课程计划中安排合理的公共基础课程，为学生学习护理学的基础理论、基本知识和基本技能奠定基础。

［注释］

公共基础课程通常包括思想政治理论、计算机、外语、政治、哲学、法律、体育、军事理论等，以及包含这些内容的整合课程。

（2）医学基础课程

基本标准：

护理学院（系）必须在课程计划中安排必要的医学基础课程，为学生学习护理学专业课程打下基础。

发展标准：

护理学院（系）应当积极开设旨在提高学生综合运用医学基础知识能力的创新性、整合性课程。

［注释］

医学基础课程包括人体解剖学、生理学、组织胚胎学、生物化学、医学免疫学、病原生物学、病理学（病理生理学和病理解剖学）、药理学、医学统计学/生物统计学等，以及包含这些内容的整合课程。

（3）护理学专业课程

基本标准：

护理学院（系）必须在课程计划中安排护理学专业课程及相应的实验教学和临床实践教学。

发展标准：

护理学院（系）应当积极开设旨在提高学生综合运用专业知识能力开展整体护理的整合性、创新性课程。

［注释］

护理学专业课程包括护理学基础、健康评估、内科护理学、外科护理学、妇产科护理学、儿科护理学、老年护理学、急危重症护理学、精神科护理学、社区护理学、护理研究等，以及包含这些内容的整合课程和临床见习。

（4）护理人文社会科学课程

基本标准：

护理学院（系）必须在课程计划中安排一定比例的护理人文社会科学课程旨在培养学生关爱生命、尊重护理对象的职业精神和态度。

发展标准：

护理学院（系）应当积极开设旨在培养科学创新的精神和能力的整合性、创新性课程，以适应护理学发展和现代卫生保健服务的需求。

［注释］

护理人文社会科学课程包括护理伦理学、护理心理学、护理管理学、护理教育学、人际沟通和礼仪等，以及包含这些内容的整合课程。

（5）护理学专业实践

基本标准：

护理学院（系）必须在课程计划中制订实习计划和标准，使学生早期、持续接触临床；安排不少于40周的毕业实习，确保学生获得足够的护理学实践技能。

发展标准：

护理学院（系）应当积极开展实践教学改革研究，加强学生的创新能力教育，提高教学质量。

［注释］

实习科目包括内科、外科、妇产科、儿科、急诊科、重症监护室、精神科、社区卫生服务中心等。护理学实践技能包括护理学基本技术和专科护理技术、常用诊疗技术的配合、健康评估技术、常见病与多发病的病情观察；运用护理程序实施整体护理、急危重症的抢救配合、常见慢性病的预防及康复护理等；具有批判性思维和临床决策与沟通能力、健康教育能力和护理对象管理能力等。

4.2.3 教学方法

基本标准：

（1）护理学院（系）必须积极开展以学生为中心、以提高学生自主学习能力和创新能力为目的的教学方法改革，关注人文关怀品质和沟通协作能力的养成，注重批判性、创新性思维和自我发展能力的培养。

（2）护理学院（系）必须重视教学方法的改革，包括教与学的方法，根据教学内容合理采用多种教学方法。

发展标准：

护理学院（系）应当积极开展教学方法改革研究，合理采用以问题为基础的教学、案例教学、小组教学等教学方法，开展探究性、研究性、自主性学习。

［注释］

教学方法包括讨论式、问题式、情境教学等启发式教学方法。进入专业课程教学阶段，鼓励采用小班、小组、床边等多种教学方式。

4.2.4 科学方法教育

基本标准：

（1）护理学院（系）必须在教学期间实施科学教育方法，注重学生科学思维和创新思维的养成，初步学会应用科学研究的基本方法。

（2）护理学院（系）必须通过完成毕业论文（设计）的形式，使学生熟悉科学研究的基本程序和方法。

［注释］

毕业论文（设计）可以采用多种形式，如个案报告、文献综述、科研论文等，但不论何种形式，均应体现培养学生在临床实践的过程中发现问题、解决问题的能力的宗旨。

4.2.5 课程计划管理

基本标准：

（1）护理学院（系）必须有专门的职能机构负责课程计划管理，职能机构在院（系）领导下组织、制订和实施课程计划，并定期完成信息意见反馈、计划调整等具体工作。

（2）护理学院（系）的课程计划管理必须尊重相关领域专家、教师、学生和其他利益方代表的意见。

4.2.6 与毕业后继续护理学教育的联系

基本标准：

护理学院（系）必须考虑教育计划与毕业后继续护理学教育有效衔接，定期与毕业后教育机构、毕业生用人单位沟通,获得对教育计划的反馈意见,保证毕业生具备接受和获取继续护理学教育的能力。

［注释］

毕业后继续护理学教育是指本专业的规范化培训、岗位培训和护理学继续教育。

毕业后教育机构包括护理行业组织和医疗卫生管理部门。

4.3　学生成绩评定

4.3.1　学业成绩评定体系

基本标准:

(1) 护理学院(系)必须建立全面考核学生学业成绩的评定体系和评定标准。

(2) 护理学院(系)必须对学业考核类型及成绩评定方法有明确的规定和说明,全面评价学生的知识、态度和技能。

发展标准:

护理学院(系)应当积极开展评价方法的研究,探讨各种成绩评测方式的有机组合。

［注释］

评定体系包括形成性评定和终结性评定体系。形成性评定包括测验、观察记录、查阅实习手册等;终结性评定体系包括课程结束考试、毕业综合考试等。

4.3.2　考试和学习的关系

基本标准:

(1) 考试内容必须针对培养目标和课程的目的与要求,有利于促进学生的学习和发展。

(2) 考试频次和方式的选择必须注意发挥考试对学生学习的导向作用,注意采用综合考试的方法,以鼓励学生融会贯通地学习。

发展标准:

(1) 应当提倡制订多元化考核方案,鼓励学生个性发展;提倡学生自我评估,促进学生自主学习能力的形成。

(2) 应当鼓励运用标准化病人、标准案例、客观结构化考试等方式综合测评学生的专业能力和整体素质。

4.3.3　考试分析和反馈

基本标准:

护理学院(系)必须在所有考试完成后运用教育测量学的方法进行考试分析,要将分析结果以适当方式反馈给相关学生、教师和教学管理人员,并将其用于改进教与学。

［注释］

考试分析应包括考试的结果分析和试卷分析。

4.3.4　考试管理

基本标准:

(1) 护理学院(系)必须制定有关考试的具体管理规章制度,建立专门的组织,规定相应的人员负责,严格考风考纪管理。

(2) 护理学院(系)必须对教师开展考试理论和方法的培训,提高命题的质量及考试的信度和效度。

4.4　学生

4.4.1　招生政策

基本标准:

(1) 护理学院(系)必须根据教育主管部门的招生政策,制定本院(系)招生的具体规定。

（2）护理学院（系）必须依据社会对护理人才的需求、教育资源、行政法规,合理确定招生规模。

（3）护理学院（系）必须运用有效的方式向社会公布招生章程,包括院（系）简介、招生计划、专业设置、收费标准、奖学金、申诉机制等。

［注释］

高等学校本科招生工作在国家招生计划调控下,在当地教育行政主管部门的领导下进行。

4.4.2　新生录取

基本标准：

（1）护理学院（系）必须贯彻国家的招生政策。

（2）护理学院（系）必须在保证招生质量的前提下,注意学生群体的多样性,无歧视和偏见。

4.4.3　学生支持与咨询

基本标准：

（1）护理学院（系）必须建立相应机构,配备专门人员向学生提供基本的支持服务。

（2）护理学院（系）必须向学生提供课程选修、成绩评定等咨询和指导服务,对学生的身心健康、学习、生活和就业等方面给予指导。

（3）护理学院（系）必须在注重学生自我发展的基础上,加强创新创业教育,加强学生的护理职业生涯规划与发展教育。

［注释］

学生服务包括医疗卫生、心理咨询、就业指导;执行奖学金、贷学金、助学金及困难补助等助学制度等。

4.4.4　学生代表

基本标准：

（1）护理学院（系）必须吸收和鼓励学生代表参与院（系）教学管理与监督、教学改革、课程计划的制订与评估,以及其他同学生有关的事务。

（2）护理学院（系）必须支持学生依法成立学生组织,明确主管部门,指导和鼓励学生开展有益身心发展的社团活动,并为之提供必要的设备和场所。

［注释］

学生组织包括学生自我管理、自我教育、自我服务性方面的相关团体。

4.5　教师

4.5.1　聘任政策

基本标准：

（1）护理学院（系）必须实施教师资格制度和教师聘任制度,配备与招生规模相适应的适当数量的专任教师及适当比例的兼职教师,专任教师比例应不低于教师总数的2/3,保证教师队伍结构合理,满足教学、科研和社会服务的需要。

（2）护理学院（系）必须明确规定教师职责并严格履行。被聘任教师应具有良好的职业道德、专业信念及与其职称等级相称的学术水平和教学能力,并能承担相应的教学、科研和社会服务任务。

（3）护理学院（系）必须定期对教师的工作绩效进行评估检查。

发展标准：

（1）护理学院（系）应当制定相关政策,保证引进和聘任学科带头人和骨干教师。

（2）具有研究生学历的教师比例应当达到国家标准要求。

［注释］

适当数量的教师指护理学院（系）配置的教师数量必须符合专业的办学规模和目标定位,满足教学、教学改革和专业功能定位的需要,生师比达到国家有关规定的要求。

教师队伍结构是指护理学专业教师年龄、学历、职称及学缘结构和专、兼职教师比例等。

兼职教师是指具有高校教师资格证和医疗及相关行业背景的专业技术人员,与护理学院(系)建立比较稳定的工作合同关系,在完成其本职工作外承担部分教学工作。

4.5.2 教师政策和师资培养

基本标准:

(1)护理学院(系)必须有明确的教师政策并能有效执行,保证教师的合法权利,保证教师有效地履行职责。

(2)护理学院(系)必须保证教学、科研、服务职能的平衡,支持有价值的学术活动,确保人才培养的中心地位。

(3)护理学院(系)必须建立教师直接参与教育计划制订和教育管理决策的机制。

(4)护理学院(系)必须制订教师队伍建设计划,保证教师的培养、考核和交流,积极为教师提供专业发展条件。

(5)护理学院(系)必须制定确保护理学专任教师不脱离临床实践的机制。

发展标准:护理学院(系)应当建立教师发展机制,能有效地提高教师的专业能力。

[注释]

服务职能包括卫生保健系统中的临床服务、社区服务、学生指导、行政管理及其他社会服务工作。

4.6 教育资源

4.6.1 教育预算与资源配置

基本标准:

(1)护理学院(系)必须有足够的经济支持,有稳定的经费来源渠道。随着护理教育的发展,教学经费投入应相应增加,确保教学计划的完成。

(2)护理学院(系)必须严格执行财务管理制度,明确教育预算和资源配置的责任与权力,严格管理教育经费,提高教育投资效益。

[注释]

学校收取的学费应当按照国家有关规定管理和使用,其中教学经费及其所占学校当年会计决算的比例应达到国家有关规定的要求。

教育经费预算视各护理学院(系)或区域的预算惯例而定,其年增长速度应至少不低于国家或当地财政增长的速度,以保证护理教育事业的发展。

4.6.2 基础设施

基本标准:

(1)护理学院(系)必须配备足够的基础设施供师生的教学活动使用,对基础设施定期进行更新和添加,确保教育计划的完成。

(2)护理学院(系)必须具有与招生规模相适应的、能满足护理学教学要求的实验室(包括基础护理、内科护理、外科护理、妇产科护理、儿科护理、手术室、急危重症护理等),并具有相应的实验器材设备和教学模型,保证学生护理学专业技能训练的落实。

发展标准:

护理学院(系)应当根据学科发展需要,建设具有学校护理学专业特色的、符合创新能力培养要求的教学实验室,或者省级或国家级实验教学示范基地。

[注释]

基础设施应包括各类教室及多媒体设备、小组讨论(学习)室、操作示教室、实验室和实验设备、临床技能模拟示教室、护理技能实训室及设备、教学考核设施、图书馆、信息技术设施、文体活动场所、学生食宿场所等。

4.6.3 临床教学基地

基本标准：

（1）护理学院（系）必须有不少于1所三级甲等综合性医院的附属医院、社区卫生服务中心、精神卫生中心或精神科作为稳定的教学基地。护理学专业在校学生数与学生实习使用的床位数比例应达到1:1。科室设置齐全，能够满足临床教学的需要。

（2）护理学院（系）必须建立稳定的临床教学基地管理体系与协调机制，确保临床教学质量。

（3）临床教学基地必须成立专门机构，配备专职人员，负责临床教学的领导与管理工作，建立临床教学管理制度和教学档案，加强教学质量监控工作。

发展标准：

临床教学基地应当加强对基地的教学基础设施及护理技能实验室的建设，保证临床教学和实习计划的有效落实。

［注释］

临床教学基地按其与医学院的关系及所承担的任务，基本上可以分为附属医院、教学医院和实习医院三类。其中教学医院必须符合下列条件：有政府认可为医学院校教学医院的批件；学校和医院双方有书面协议；有能力、有责任承担包括部分临床护理理论课、见习和实习在内的全程临床教学任务；教学组织机构及管理制度健全；有1届以上的毕业生证明该医院能够胜任临床教学工作。

4.6.4 图书及信息服务

基本标准：

（1）护理学院（系）必须拥有并维护良好的图书馆和网络信息设施，制定和建立相应的政策与制度，使现代信息和通信技术能有效地用于教学，使师生能够便利地利用信息和通信技术进行自学、获得信息、开展护理服务和卫生保健工作。

（2）护理学院（系）必须具备满足护理学专业发展需要的专业中外文图书、期刊和网络信息资源，根据需要添置，以满足学生创新能力培养、教师教学改革和科研的需要。

4.6.5 教育专家

基本标准：

（1）护理学院（系）必须有教育专家参与护理教育和教育改革的决策、教学计划制订等管理的制度，并有效落实。

（2）护理学院（系）必须建立与教育专家联系的有效途径，能在师资培养和护理学教育中发挥教育专家的作用。

发展标准：

护理学院（系）应当逐步建立和完善结构合理、职责明确的教育专家队伍，保证教学质量。

［注释］

教育专家指来自本校、外校或国外的从事护理教育、医学教育、高等教育研究的专门人才，包括具有较丰富的护理学或相关学科教育研究经验的教师、管理学专家、教育学专家、心理学专家和社会学专家等。

4.6.6 教育交流

基本标准：

护理学院（系）必须提供适当途径和资源，促进教师和学生进行国内外交流。

发展标准：

护理学院（系）应当与国内外其他高等教育机构建立合作及学分互认的机制，积极利用国内外优质教育资源，促进护理学专业建设和发展。

[注释]

学分互认机制可通过院校之间课程认可来实现。

4.7 教育评价

4.7.1 教育评价机制

基本标准：

（1）护理学院（系）必须建立教育评价体系，使领导、行政管理人员、教师和学生能够积极参与教育评价活动，形成有效的教育质量监控运行机制，确保课程计划的实施及各个教学环节的正常运行，并能及时发现和解决问题。

（2）教育评价必须贯穿教学全过程和各环节，其重点是对教育计划、教育过程及教育效果的监测。

发展标准：

（1）护理学院（系）应当能够形成特色并具有示范价值的教育评价体系。

（2）教育评价体系应当与护理专业行业基本标准相衔接，并能够充分利用教育评价的信息持续改进教育教学工作。

4.7.2 教师和学生反馈

基本标准：

护理学院（系）必须确定相应机构或人员，系统地搜集和分析教师与学生的反馈意见，以获得有效的教学管理信息，为改进教学工作提供决策依据。

4.7.3 利益方的参与

基本标准：

（1）护理学院（系）的领导、行政管理人员、教师和学生必须参与教育评价。

（2）教育评价必须有政府主管部门、毕业生、用人单位、毕业后教育机构的积极参与。

4.7.4 毕业生质量

基本标准：

（1）护理学院（系）必须建立毕业生质量调查制度，从护理学专业毕业生的工作环境中搜集改进教育质量的反馈信息。

（2）护理学院（系）必须将用人单位对毕业生工作表现、业务能力、创新能力及职业道德素养等方面的评价信息，作为调整教育计划和改进教学工作的主要依据。

发展标准：

护理学院（系）应当定期开展毕业生质量的第三方调查。能够充分利用毕业生质量调查的信息持续改进教育教学工作。

4.8 科学研究

4.8.1 教学与科研的关系

基本标准：

（1）护理学院（系）必须明确科学研究是高等学校的主要功能之一，设立相应的管理体系，制订积极的科研政策、发展规划和管理办法。

（2）护理学院（系）必须为教师提供基本的科学研究条件，营造浓厚的学术氛围，提高教师创新和批判性思维，促进教学和科研相结合。

（3）护理学院（系）必须制定政策鼓励教师开展具有护理学专业特色，提高临床护理质量，促进护理学科发展的科学研究活动。

（4）护理学院（系）必须加强对护理学教育、创新创业教育及管理的研究，为教学改革与发展提供理论依据。

发展标准:

护理学院(系)应当提倡教师将科研活动、科研成果引入教学过程,通过科学研究培养师生的科学精神、科学思维、科学方法和科学道德。

4.8.2 教师科研

基本标准:

护理学院(系)要求教师必须具备与学术职称相对应的科学研究能力,参与或承担相应的科研项目,取得相应的科研成果。

[注释]

科研项目和科研成果包括国家级、省部级以及校级科研项目与成果、教学研究项目与成果以及其他横向课题与成果及国际合作与成果等。

4.8.3 学生科研

基本标准:

(1) 护理学院(系)必须将科学研究活动作为培养学生科研素养和创新创业思维的重要途径,采取积极、有效的措施为学生创造参与科学研究的机会与条件。

(2) 课程计划中必须安排适当的综合性、设计性实验,为学生开设学术活动、组织科研小组,开展第二课堂活动等,积极开展有利于培养学生科研素质和创新意识的活动。

发展标准:

护理学院(系)应当设立学生科研启动基金,开展科研夏令营或冬令营活动,积极促进学生参与或承担相应的大学生科研项目,取得相应的科研成果。

4.9 管理与行政

4.9.1 管理

基本标准:

(1) 护理学院(系)必须建立教育管理组织,承担实施教学计划、监控教学质量等职能。

(2) 护理学院(系)必须建立科学的教学管理制度及操作程序。

(3) 护理学院(系)必须设立学术委员会、教学指导委员会等类似组织,审议教学计划、教学改革及科研等重要事项。

4.9.2 领导

基本标准:

护理学院(系)必须明确各级领导在组织制订和实施教育计划、合理调配教育资源等方面的责权利。

4.9.3 行政管理人员

基本标准:

护理学院(系)必须建立结构合理的行政管理队伍,行政管理人员必须承担相应的岗位职责,执行相应的管理制度,确保教学计划及其他教学活动的顺利实施。

4.9.4 与卫生部门的相互关系

基本标准:

护理学院(系)必须与社会及政府的相关卫生机构形成建设性的关系,获得各方面对护理人才培养的支持。

[注释]

相关卫生机构包括卫生保健服务部门、护理专业组织、健康促进组织、疾病控制机构和卫生行政管理及协调机构等。

4.10 改革与发展

4.10.1 持续改革

基本标准:

(1) 护理学院(系)必须依据国家医药卫生服务体系改革和护理学科的发展,不断进行教学改革,以适应社会不断变化发展的需要。

（2）护理学院（系）必须定期调整专业培养目标、教育计划、课程结构、教学内容和方法,完善考核方法。

（3）护理学院（系）必须定期调整招生规模、教师数量和结构、经费投入、教学设施等教育资源。

4.10.2　发展规划

基本标准：

护理学院（系）必须随着社会的发展、科学的进步和文化的繁荣,应当定期回顾与总结专业建设情况,分析社会和专业发展需求以及经费投入需求,修订学院专业发展规划。

附录三

高等中医药院校护理学专业补充标准

高等中医药院校护理学专业是指在全国各中医药院校开办的全日制护理学本科专业。其培养目标和毕业生应达到的基本要求以及专业教育的办学标准,在执行《护理学专业类教学质量国家标准》的基础上,还应按本补充标准作为建设标准,以体现中医药院校的办学定位和中医药院校护理学专业本科教育的办学特色,从而为社会培养中西医结合的护理人才。

第一部分　高等中医药院校护理学专业本科毕业生应达到的基本要求

以遵循《护理学专业类教学质量国家标准》中本科毕业生培养目标为前提,中医药院校护理学专业本科教育的培养目标是培养具有一定的中医基础理论知识,初步掌握中医护理的基础理论、基本知识和基本技能,具备一定的中医辨证思维和基本的中医护理能力,能够在各类医疗卫生、保健机构从事中医护理以及预防保健和康复护理的专业人才。

1. 思想道德与职业态度目标

热爱中医护理事业,能正确认知、传承和发展中医药文化的意义以及中医护理学科的性质与内涵,并具有为其发展做出努力的责任意识;能学习运用中医护理知识和技能,具有维护与促进民众健康的职业责任。

2. 知识目标

具有一定的与中医文化相关的人文知识,了解中医学以及中医护理学的发展史;理解中医学的认知与思维方式以及中医护理学的基本特点;掌握中医学的基本理论、中医护理的基本知识和基本技能以及中医临床护理的原则与方法,为开展中医护理实践奠定基础。

3. 技能目标

具备一定的中医辨证思维能力和在中医理论指导下对临床各科常见病证进行辨证施护的能力;具有应用常用中医护理方法解决临床护理问题、促进病患康复和提高民众健康水平的能力;具有应用中医知识和技能开展护理健康教育和指导养生保健的能力。

第二部分　高等中医药院校本科护理学专业教育办学标准

1. 教育计划

中医护理课程体系包括中医学基础课程(即"中医学概论")、中医护理基础课程(即"中医护理学基础")、中医护理专业课程(即"中医临床护理学")。中医护理相关课程教学的总学时建议为180~300学时,各院校可根据本校的实际情况进行安排。

1.1　中医学基础课程

中医学基础课程知识模块包括:中医学基础、中医诊断学、中药学、方剂学等内容。鼓励开设包括以上课程内容并具有创新性、整合性的"中医学概论"课程。

1.2　中医护理学基础课程

中医护理学基础课程知识模块包括：中医护理的基本知识和中医护理的基本技术。鼓励开设包括以上课程内容并具有创新性、整合性的"中医护理学基础"课程。

1.3　中医护理学专业课程

中医护理学专业课程知识模块包括：中医内科、外科、妇科、儿科护理学等内容。鼓励开设包括以上课程内容并具有创新性、整合性的"中医临床护理学"课程。

1.4　中医护理学实践教学

中医护理学实践教学体系必须科学、完整、有序，并具有特色。中医学基础课程、中医护理学基础和中医护理学专业课程中应有一定比例的实践教学安排；40 周毕业实习中内应安排不少于 4 周的中医特色科室实习，以确保学生有足够的中医护理技能实践机会。

2.　教师

护理学院（系）应具有一定数量的能满足中医护理相关课程教学需要、结构合理的双师型师资队伍。承担中医护理相关课程的教师一般应具有中医学专业、中西医结合专业或中医护理教育背景以及实践和教学经历。

3.　教育资源

3.1　基础设施

护理学院（系）必须具备能满足中医护理理论及实践教学要求的教学用房、教学模型和实验设备仪器。设有中医护理学相应的实验室，能充分利用学校中医学基础实验室、中医临床模拟技能实验室等公共基础设施，培养学生的实践技能，以确保中医护理理论与实践教学的需要。

3.2　临床基地

护理学院（系）必须有不少于一所的三级中医医院、中西医结合医院或具有中医特色的综合性医院作为稳定的实践教学基地，并拥有一支结构合理的临床带教师资队伍。具有完善的临床教学基地管理体系及协调机制，有专职人员负责落实临床带教计划和带教过程的质量控制，确保中医护理实践达到要求。

3.3　图书信息服务

护理学院（系）必须拥有一定数量的中医学及中医护理相关图书教材、影像资料。拥有维护良好的网络信息设施，开展中医护理相关课程的网络教学，为学生学习提供信息和通讯技术。

4.　管理与行政

护理学院（系）下设中医护理学业务机构，具有完善的各项业务管理制度，能保障中医护理学教育的实施。能保证经费投入，不断完善中医护理学实践教学条件，支持教师开展中医护理学教学研究，定期开展教研活动，分析总结阶段性教学工作情况，保障各项理论与实践教学任务的落实。

附录四

中文版评判性思维能力测量表

编号	条　目	非常赞同	赞同	基本赞同	不太赞同	不赞同	非常不赞同
1*	面对有争议的论题，要从不同的见解中选择其一，是极不容易的						
2*	对某件事如果有四个理由赞同，而只有一个理由反对，我会选择赞同这件事						
3*	即使有证据与我的想法不符，我还会坚持我的想法						
4*	处理复杂的问题时，我感到惊慌失措						
5*	当我表达自己的意见时，要保持客观是不可能的						
6*	我只会寻找一些支持我看法的事实，而不会去找一些反对我看法的事实						
7*	有许多问题我会害怕去寻找事实真相						
8*	既然我知道怎样做决定，我便不会反复考虑其他的选择						
9*	我们不知道应该用什么标准来衡量绝大部分问题						
10*	个人的经验是检验真理的唯一标准						
11	了解别人对事物的看法，对我来说是重要的						
12	我正尝试少做主观的判断						
13	研究外国人的想法是很有意义的						
14*	当面对困难时要考虑事件所有的可能性，这对我来说是不可能做到的						
15*	小组讨论时，若某人的见解被其他人认为是错误的，他便没有权利去表达意见						
16*	外国人应该学习我们的文化，而不是要我们去了解他们的文化						
17*	他人不应该强逼我去为自己的意见辩护						
18*	对不同的世界观（例如：进化论、有神论）持开放态度，并不是那么重要						
19*	各人有权利发表他们的意见，但我不会理会他们						
20*	我不会怀疑众人都认为是理所当然的事						
21	当他人只用浅薄的论据去为好的构思护航，我会感到着急						
22	我的信念都必须有依据支持						
23	要反对别人的意见，就要提出理由						
24	我发现自己常评估别人的论点						
25	我可以算是个有逻辑的人						
26	处理难题时，首先要弄清问题的症结所在						

续表

编号	条 目	非常赞同	赞同	基本赞同	不太赞同	不赞同	非常不赞同
27	我善于有条理的去处理问题						
28*	我并不是一个很有逻辑的人，但却常常装作有逻辑						
29*	要知道哪一个是较好的解决方法，是不可能的						
30*	生活的经验告诉我，处事不必太有逻辑						
31	我总会先分析问题的重点所在，然后才解答它						
32	我很容易整理自己的思维						
33	我善于策划一个有系统的计划去解决复杂的问题						
34	我经常反复思考在实践和经验中的对与错						
35*	我的注意力很容易受到外界环境的影响						
36*	我可以不断谈论某一个问题，但不在乎问题是否得到解决						
37*	当我看见新产品的说明书复杂难懂时，我便放弃继续阅读下去						
38*	人们说我做决定时过于冲动						
39*	人们认为我做决定时犹豫不决						
40*	我对争议性话题的意见，大多跟随最后与我谈论的人						
41	我欣赏自己拥有精确的思维能力						
42	需要思考而非全凭记忆作答的测验较适合我						
43	我的好奇心和求知欲受到别人的欣赏						
44	面对问题时，因为我能做出客观的分析，所以我的同辈会找我做决定						
45	对自己能够想出有创意的选择，我很满意						
46	做决定时，其他人期待我去制定适当的准则作指引						
47	我的求知欲很强						
48	对自己能够了解其他人的观点，我很满意						
49	当问题变得棘手时，其他人会期待我继续处理						
50*	我害怕在课堂上提问						
51	研究新事物能使我的人生更丰富						
52	当面对一个重要抉择前，我会先尽力收集一切有关的资料						
53	我期待去面对富有挑战性的事物						
54	解决难题是富有趣味性的						
55	我喜欢去找出事物是如何运作的						
56	无论什么话题，我都渴望知道更多的相关内容						
57	我会尽量去学习每一样东西，即使我不知道它们何时有用						
58*	学校里大部分的课程是枯燥无味的，不值得去选修						
59*	学校里的必修科目是浪费时间的						
60*	主动尝试去解决各样的难题，并非那么重要						

续表

编号	条　目	非常赞同	赞同	基本赞同	不太赞同	不赞同	非常不赞同
61*	最好的论点，往往来自于对某个问题的瞬间感觉						
62*	所谓真相，不外乎个人的看法						
63*	付出高的代价（例如：金钱、时间、精力），便一定能换取更好的意见						
64*	当我持开放的态度，便不知道什么是真，什么是假						
65*	如果可能的话，我会尽量避免阅读						
66*	对我自己相信的事，我是坚信不疑的						
67*	用比喻去理解问题，像在公路上驾驶小船						
68*	解决难题的最好的办法是向别人问取答案						
69*	事物的本质和它的表象是一致的						
70*	有权势的人所作的决定便是正确的决定						

说明：* 为负性项目，反向计分。

计分方法：

非常赞同、赞同、基本赞同、不太赞同、不赞同、非常不赞同六个等级，分别记分值 6、5、4、3、2、1。标注* 号的 40 项为反向计分，计 1、2、3、4、5、6 分。

70 个条目得分总和即为总分，总分 ≤210 分，代表负性评判性思维能力；211~279 分，代表中等评判性思维能力，≥280 分，代表正性评判性思维能力。

姓名：___ 床号：_____ 科别：_____ 病室：_____ 住院号：_____

（一）一般资料

姓名：___ 性别：_____ 年龄：_____ 职业：_____ 民族：___ 籍贯：___

婚姻：___ 文化程度：_____ 宗教信仰：_____

联系地址：_____ 联系人：_____ 电话：_____

主管医师：_____ 护士：_____ 收集资料时间：_____

入院时间：_____ 入院方式:步行□ 扶行□ 轮椅□ 平车□

入院医疗诊断：_____

入院原因（主诉和简要病史）：_____

既往史：_____

过敏史:无□ 有□(药物：_____ 食物：_____ 其他：_____)

家族史:无□ 高血压病□ 心脏病□ 糖尿病□ ____肿瘤□ 癫痫□ 精神病□
_____传染病□ _____遗传病□ 其他：_____

（二）生活状况及自理程度

1. 饮食 基本膳食:普食□ 软饭□ 半流质□ 流质□ 禁食□

食欲:正常□ 增加/亢进_____天/周/月 下降/厌食_____天/周/月

近期体重变化:无□ 增加/下降____kg/_____月（原因_____）

其他：

2. 睡眠/休息

休息后体力是否容易恢复:是□ 否□(原因_____)

睡眠:正常□ 入睡困难□ 易醒□ 早醒□ 多梦□ 梦魇□ 失眠□

辅助睡眠:无□ 药物□ 其他办法_____

其他：

3. 排泄

排便:__次/天 性状：___正常□ 便秘□ 腹泻□ 便失禁□ 造瘘□

排尿:__次/天 颜色：___ 性状：___ 尿量：_____ml/24h

尿频□ 尿急□ 尿痛□ 尿失禁□ 排尿困难□

4. 烟酒嗜好

吸烟:无□ 偶尔吸烟□ 经常吸烟□ ___年____支/天 已戒烟___年

饮酒/酗酒:无□ 偶尔饮酒□ 经常饮酒□ ___年___ml/d 已戒酒___年

5. 活动:

自理:全部□ 障碍□(进食□ 沐浴/卫生□ 穿着/修饰□ 如厕□)

步态:稳□ 不稳□(原因_____)

医疗/疾病限制:医嘱卧床□ 持续静脉点滴□ 石膏固定□ 牵引□ 瘫痪□

6. 其他:

（三）体格检查

T:____℃ P:____次/min R:____次/min Bp:____mmHg

身高:____cm 体重:____kg

1. 神经系统

意识状态:清醒□ 意识模糊□ 嗜睡□ 谵妄□ 昏迷□

语言表达:清醒□ 含糊□ 困难□ 失语□

定向能力:准确□ 障碍□(自我□ 时间□ 地点□ 人物□)

2. 皮肤黏膜

皮肤颜色:正常□ 潮红□ 苍白□ 发绀□ 黄染□

皮肤温度:温□ 凉□ 热□

皮肤湿度:正常□ 干燥□ 潮湿□ 多汗□

完整性:完整□ 皮疹□ 出血点□ 其他□

压力性损伤:部位_____分级:_____大小:____cm×____cm×____cm

口腔黏膜:正常□ 充血□ 出血点□ 糜烂溃疡□ 疱疹□ 白斑□

其他:

3. 呼吸系统

呼吸方式:自主呼吸□ 机械呼吸□

节律:规则□ 异常□ 频率_____次/min 深浅度:正常□ 深□ 浅□

呼吸困难:无□ 轻度□ 中度□ 重度□

咳嗽:无□ 有□

痰:无□ 容易咳出□ 不易咳出□ 痰(色_____量_____黏稠度____)

其他:

4. 循环系统

心律:规则□ 心律不齐□ 心率_____次/min

水肿:无□ 有□(部位/程度_____)

其他:

5. 消化系统

胃肠道症状:恶心□ 呕吐□(颜色____性质____次数_____总量____)

嗳气□ 反酸□ 烧灼感□ 腹痛□(部位/性质_____)

腹部:软□ 肌紧张□ 压痛/反跳痛□ 可触及包块□(部位/性质_____)

腹水□(腹围_____cm)

其他:

6. 生殖系统

月经:正常□ 紊乱□ 痛经□ 月经量过多□ 绝经□

其他:

7. 认知/感受

疼痛:无□ 有□ 部位/性质:_____

视力:正常□　　远/近视□　　失明□(左/右/双侧)

听力:正常□　　耳鸣□　　重听□　　耳聋□(左/右/双侧)

触觉:正常□　　障碍□(部位_____)

嗅觉:正常□　　减弱□　　缺失□

思维过程:正常□　　注意力分散□　　远/近期记忆力下降□　　思维混乱□

其他:_____

（四）心理社会方面

1. 情绪状态:镇静□　　易激动□　　焦虑□　　恐惧□　　悲哀□　　无反应□

2. 就业状态:固定职业□　　丧失劳动力□　　失业□　　待业□　　退休□

3. 沟通方式:语言□　　文字□　　手势□

　　与人交流:好□　　差□　　语言:普通话□　　方言□　　其他_____

4. 医疗费用来源:医疗保险□　　自费□(能支付□　　有困难□)　　其他_____

5. 与亲友关系:和睦□　　冷淡□　　紧张□

6. 住院期间的主要照顾者:配偶□　　父母□　　子女□　　护工□　　其他_____

附录六

NANDA-I 2018—2020护理诊断项目表
（共244项）

领域1：健康促进（Health promotion）

从事娱乐活动减少（Decreased diversional activity engagement）

愿意加强健康素养（Readiness for enhanced health literacy）

静坐的生活方式（Sedentary lifestyle）

虚弱的老年综合征（Frail elderly syndrome）

有虚弱的老年综合征的危险（Risk for frail elderly syndrome）

社区健康缺陷（Deficient community health）

有危险倾向的健康行为（Risk-prone health behavior）

健康维持无效（Ineffective health maintenance）

健康管理无效（Ineffective health management）

愿意加强健康管理（Readiness for enhanced self health management）

家庭健康管理无效（Ineffective family health management）

保护无效（Ineffective protection）

领域2：营养（Nutrition）

营养失衡：低于机体需要量（Imbalanced nutrition：less than body requirements）

愿意加强营养（Readiness for enhanced nutrition）

母乳分泌不足（Insufficient breast milk production）

母乳喂养无效（Ineffective breastfeeding）

母乳喂养中断（Interrupted breastfeeding）

愿意加强母乳喂养（Readiness for enhanced breastfeeding）

青少年进食动力无效（Ineffective adolescent eating dynamics）

儿童进食动力无效（Ineffective child eating dynamics）

婴儿喂养动力无效（Ineffective infant feeding dynamics）

婴儿喂养型态无效（Ineffective infant feeding pattern）

肥胖（Obesity）

超重（Overweight）

有超重的危险（Risk for overweight）

吞咽受损（Impaired swallowing）

有血糖水平不稳定的危险（Risk for unstable blood glucose level）

新生儿高胆红素血症（Neonatal hyperbilirubinemia）

有新生儿高胆红素血症的危险（Risk for neonatal hyperbilirubinemia）

有肝功能受损的危险（Risk for impaired liver function）

有代谢失衡综合征的危险（Risk for metabolic imbalance syndrome）

有电解质失衡的危险（Risk for electrolyte imbalance）

有体液容量失衡的危险（Risk for imbalanced fluid volume）

体液容量不足（Deficient fluid volume）

有体液容量不足的危险（Risk for deficient fluid volume）

体液容量过多（Excess fluid volume）

领域 3：排泄／交换（Elimination and exchange）

排尿受损（Impaired urinary elimination）

功能性尿失禁（Functional urinary incontinence）

充盈性尿失禁（Overflow urinary incontinence）

反射性尿失禁（Reflex urinary incontinence）

压力性尿失禁（Stress urinary incontinence）

急迫性尿失禁（Urge urinary incontinence）

有急迫性尿失禁的危险（Risk for urge urinary incontinence）

尿潴留（Urinary retention）

便秘（constipation）

有便秘的危险（Risk for constipation）

感知性便秘（Perceived constipation）

慢性功能性便秘（Chronic functional constipation）

有慢性功能性便秘的危险（Risk for chronic functional constipation）

腹泻（Diarrhoea）

胃肠运动功能障碍（Dysfunctional gastrointestinal motility）

有胃肠运动功能障碍的危险（Risk for dysfunctional gastrointestinal motility）

大便失禁（Bowel incontinence）

气体交换受损（Impaired gas exchange）

领域 4：活动／休息（Activity／rest）

失眠（Insomnia）

睡眠剥夺（Sleep deprivation）

愿意改善睡眠（Readiness for enhanced sleep）

睡眠型态紊乱（Disturbed sleep pattern）

有失用综合征的危险（Risk for disuse syndrome）

床上活动障碍（Impaired bed mobility）

躯体移动障碍（Impaired physical mobility）

轮椅移动障碍（Impaired wheelchair mobility）

坐位障碍（Impaired sitting）

站立障碍（Impaired standing）

移动能力受损（Impaired transfer ability）

步行障碍（Impaired walking）

能量场失衡（Imbalanced energy field）

疲乏（Fatigue）

漫游状态（Wandering）

活动不耐受（Activity intolerance）

有活动不耐受的危险（Risk for activity intolerance）

呼吸型态无效（Ineffective breathing pattern）

心输出量减少（Decrease cardiac output）

有心输出量减少的危险（Risk for decrease cardiac output）

自主通气受损（Impaired spontaneous ventilation）

有血压不稳定的危险（Risk for unstable blood pressure）

有心肌组织灌注减少的危险（Risk for decreased cardiac tissue perfusion）

有脑组织灌注无效的危险（Risk for ineffective cerebral tissue perfusion）

周围组织灌注无效（Ineffective peripheral tissue perfusion）

有周围组织灌注无效的危险（Risk for ineffective peripheral tissue perfusion）

呼吸机戒断反应性功能障碍（Dysfunctional ventilator weaning response）

家庭维持障碍（Impaired home maintenance）

沐浴自理缺陷（Bathing self-care deficit）

更衣自理缺陷（Dressing self-care deficit）

进食自理缺陷（Feeding self-care deficit）

如厕自理缺陷（Toileting self-care deficit）

愿意加强自理（Readiness for enhanced self-care）

自我忽视（Self-neglect）

领域 5：感知/认知（Perception/cognition）

单侧忽略（Unilateral neglect）

急性精神错乱（Acute confusion）

有急性精神错乱的危险（Risk for acute confusion）

慢性精神错乱（Chronic confusion）

情绪控制不稳（Labile emotional control）

冲动控制无效（Ineffective impulse control）

知识缺乏（Deficient knowledge）

愿意加强知识（Readiness for enhanced knowledge）

记忆受损（Impaired memory）

愿意加强沟通（Readiness for enhanced communication）

语言沟通障碍（Impaired verbal communication）

领域 6：自我感知（Self-perception）

绝望（Hopelessness）

愿意加强希望（Readiness for enhanced hope）

有人格尊严受损的危险（Risk for compromised human dignity）

个人身份障碍（Disturbed personal identity）

有个人身份障碍的危险（Risk for disturbed personal identity）

愿意加强自我概念（Readiness for enhanced self-concept）

长期低自尊（Chronic low self-esteem）

有长期低自尊的危险（Risk for chronic low self-esteem）

情境性低自尊（Situational low self-esteem）

有情境性低自尊的危险（Risk for situational low self-esteem）

体像受损（Disturbed body image）

领域 7：角色关系（Role relationship）

照顾者角色紧张（Caregiver role strain）

有照顾者角色紧张的危险（Risk for caregiver role strain）

抚养障碍（Impaired parenting）

有抚养障碍的危险（Risk for impaired parenting）

愿意加强抚养（Readiness for enhanced parenting）

有依恋受损的危险（Risk for impaired attachment）

多重家庭作用功能障碍（Dysfunctional family processes）

多重家庭作用中断（Interrupted family processes）

愿意加强多重家庭作用（Readiness for enhanced family processes）

关系无效（Ineffective relationship）

有关系无效的危险（Risk for Ineffective relationship）

愿意加强关系（Readiness for enhanced relationship）

抚养角色冲突（Parental role conflict）

角色扮演无效（Ineffective role performance）

社交障碍（Impaired social interaction）

领域 8：性（Sexuality）

性功能障碍（Sexual dysfunction）

无效性型态（Ineffective sexuality pattern）

分娩过程无效（Ineffective childbearing process）

有分娩过程无效的危险（Risk for ineffective childbearing process）

愿意加强分娩过程（Readiness for enhanced childbearing process）

有母婴关系受损的危险（Risk for disturbed maternal-fetal dyad）

领域 9：应对/压力耐受性（Coping/stress tolerance）

有复杂的移民过渡危险（Risk for complicated immigration transition）

创伤后综合征（Post-trauma syndrome）

有创伤后综合征的危险（Risk for post-trauma syndrome）

强奸创伤综合征（Rape-trauma syndrome）

住址改变应激综合征（Relocation stress syndrome）

有住址改变应激综合征的危险（Risk for relocation stress syndrome）

活动计划无效（Ineffective activity planning）

有活动计划无效的危险（Risk for ineffective activity planning）

焦虑（Anxiety）

防御性应对（Defensive coping）

应对无效（Ineffective coping）

愿意加强应对（Readiness for enhanced coping）

社区应对无效（Ineffective community coping）

愿意加强社区应对（Readiness for enhanced community coping）

家庭应对受损（Compromised family coping）

家庭应对失能（Disabled family coping）

愿意加强家庭应对（Readiness for enhanced family coping）

死亡焦虑（Death anxiety）

否认无效（Ineffective denial）

恐惧（Fear）

哀伤（Grieving）

复杂性哀伤（Complicated grieving）

有复杂性哀伤的危险（Risk for complicated grieving）

情绪调节受损（Impaired mood regulation）

无能为力（Powerlessness ）

有无能为力的危险（Risk for Powerlessness）

愿意加强能力（Readiness for enhanced power）

韧性受损（Impaired resilience）

有韧性受损的危险（Risk for impaired resilience）

愿意加强韧性（Readiness for enhanced resilience）

长期悲伤（Chronic sorrow）

压力过多（Stress overload）

急性物质戒断综合征（Acute substance withdrawal syndrome）

有急性物质戒断综合征的危险（Risk for acute substance withdrawal syndrome）

自主神经反射异常（Autonomic dysreflexia）

有自主神经反射异常的危险（Risk for autonomic dysreflexia）

颅内适应能力下降（Decreased intracranial adaptive capacity）

新生儿戒断综合征（Neonatal abstinence syndrome）

婴儿行为紊乱（Disorganized infant behaviour）

有婴儿行为紊乱的危险（Risk for disorganized infant behavior）

愿意加强婴儿行为的有序性（Readiness for enhanced organized infant behavior）

领域 10：生活原则（Life principles）

愿意加强精神健康（Readiness for enhanced spiritual well-being）

愿意加强决策（Readiness for enhanced decision-making）

决策冲突（Decisional conflict）

自主决策受损（Impaired emancipated decision-making）

有自主决策受损的危险（Risk for impaired emancipated decision-making）

愿意加强自主决策（Readiness for emancipated decision-making）

道德困扰（Moral distress）

宗教信仰受损（Impaired religiosity）

有宗教信仰受损的危险（Risk for impaired religiosity）

愿意加强宗教信仰（Readiness for enhanced religiosity）

精神困扰（Spiritual distress）

有精神困扰的危险（Risk for spiritual distress）

领域 11：安全/保护（Safe/protection）

有感染的危险（Risk for infection）

有术区感染的危险（Risk for surgical site infection）

气道清除无效（Ineffective airway clearance）

有误吸的危险（Risk for aspiration）

有出血的危险（Risk for bleeding ）

牙齿受损（Impaired dentition）

有眼干的危险（Risk for dry eye）

有口干的危险（Risk for dry mouth）

有跌倒的危险（Risk for falls）

有角膜损伤的危险（Risk for corneal injury）

有受伤的危险（Risk for injury）

有尿道损伤的危险（Risk for urinary tract injury）

有围手术期体位性损伤的危险（Risk for preoperative positioning injury）

有烫伤的危险（Risk for thermal injury）

口腔黏膜完整性受损（Impaired oral mucous membrane integrity）

有口腔黏膜完整性受损的危险（Risk for impaired oral mucous membrane integrity）

有周围神经血管功能障碍的危险（Risk for peripheral neurovascular dysfunction）

有躯体创伤的危险（Risk for physical trauma）

有血管创伤的危险（Risk for vascular trauma）

有压力性溃疡的危险（Risk for pressure ulcer）

有休克的危险（Risk for shock）

皮肤完整性受损（Impaired skin integrity）

有皮肤完整性受损的危险（Risk for impaired skin integrity）

有婴儿猝死的危险（Risk for sudden infant death ）

有窒息的危险（Risk for suffocation）

手术恢复延迟（Delayed surgical recovery）

有手术恢复延迟的危险（Risk for delayed surgical recovery）

组织完整性受损（Impaired tissue integrity）

有组织完整性受损的危险（Risk for impaired tissue integrity）

有静脉血栓栓塞的危险（Risk for venous thromboembolism）

有女性生殖器损伤的危险（Risk for female genital mutilation）

有他人指向性暴力的危险（Risk for other-directed violence ）

有自我指向性暴力的危险（Risk for self-directed violence）

自残（Self-mutilation）

有自残的危险（Risk for self-mutilation）

有自杀的危险（Risk for suicide）

污染（Contamination）

有污染的危险（Risk for contamination）

有职业性损伤的危险（Risk for occupational injury）

有中毒的危险（Risk for poisoning）

有对碘化造影剂不良反应的危险（Risk for adverse reaction to iodinated contrast media）

有过敏反应的危险（Risk for allergy response）

乳胶过敏反应（Latex allergy response）

有乳胶过敏反应的危险（Risk for latex allergy response）

体温过高（Hyperthermia）

体温过低（Hypothermia）

有体温过低的危险（Risk for hypothermia）

有围手术期体温过低的危险（Risk for perioperative hypothermia）

体温调节无效（Ineffective thermoregulation）

有体温调节无效的危险（Risk for ineffective thermoregulation）

领域 12：舒适（Comfort）

舒适受损（Impaired comfort）

愿意改善舒适（Readiness for enhanced comfort）

恶心（Nausea）

急性疼痛（Acute pain）

慢性疼痛（Chronic pain）

慢性疼痛综合征（Chronic pain syndrome）

分娩痛（Labor pain）

有孤独的危险（Risk for loneliness）

社交隔离（Social isolation）

领域 13：生长/发育（Growth/development）

有发育迟缓的危险（Risk for delayed development）

附录七

临床常见护理诊断内容介绍

（一）营养失衡：低于机体需要量

【定义】 非禁食个体处于营养不足以满足机体需要量的状态。

【诊断依据】

1. 主要依据

（1）实物摄入低于每日需要量。

（2）体重下降，低于正常标准体重的20%以上。

2. 次要依据

（1）有引起摄入不足的因素存在，如吞咽困难、厌食等。

（2）有营养不良或某些营养素缺乏的表现，如消瘦、肌肉软弱无力、面色苍白、血红蛋白下降、血清清蛋白下降等。

【相关因素】

1. 病理生理因素

（1）各种疾病导致营养摄入困难或障碍，如咀嚼或吞咽困难、厌食、拒食等。

（2）疾病导致营养素吸收障碍，如慢性腹泻等。

（3）营养素或能量消耗增加，如发烧、甲亢、糖尿病、烧伤、长期感染等。

2. 治疗因素

（1）放化疗或口腔、咽喉部手术等损伤影响摄入。

（2）某些药物治疗影响食欲或吸收，如口服磺胺药物之后。

（3）外科手术、放疗之后营养消耗增加。

3. 情境因素

（1）环境不良、学习工作压力或情绪不良引起食欲下降。

（2）特殊环境或因素不能获取食物，如地震之后等。

4. 年龄因素 新生儿、婴幼儿喂养不当，老年人消化功能下降等。

（二）有感染的危险

【定义】

个体处于易受内源性或外源性病原体侵犯的状态。

【诊断依据】

具有易致感染的危险因素存在（同相关因素）。

【相关因素】

1. 病理生理因素 各种疾病所致个体特异性与非特异性免疫功能下降。如皮肤、黏膜损伤，血肿白细胞减少，先天性免疫缺陷病等。

2. 治疗因素

（1）各种创伤性操作,如手术、气管切开、导尿等。

（2）放射、化疗等引起机体免疫功能下降。

3. 情境因素

（1）处于与病原体接触状态,如长期住院、与传染病患者密切接触等。

（2）不良生活习惯或方式损伤机体的防御功能,如饮酒、睡眠不足、吸烟、长期不活动、过度紧张等。

4. 年龄因素及特殊人群　新生儿、婴幼儿、产妇、老年人等机体免疫功能低下。

（三）体温过高

【定义】

个体体温高于正常范围的状态。

【诊断依据】

1. 主要依据　体温在正常范围以上

2. 次要依据

（1）皮肤潮红、触摸发热。

（2）脉搏、呼吸增快。

（3）疲乏、无力、头痛、头晕。

【相关因素】

1. 病理生理因素　感染、外伤、脱水、代谢率高等。

2. 治疗因素　手术、药物等。

3. 情境因素　处于高热环境中、剧烈活动等。

（四）便秘

【定义】

个体正常排便习惯改变,处于排便次数减少和(或)排出干、硬粪便的状态。

【诊断依据】

1. 主要依据

（1）排便次数每周少于3次。

（2）排出干、硬成形便。

2. 次要依据

（1）主诉直肠有饱胀感和压迫感。

（2）排便费力、困难并有疼痛感。

（3）左下腹可触及包块。

（4）肠鸣音减弱。

【相关因素】

1. 病理生理因素　脊髓损伤、骨盆肌无力、不能活动等,代谢率降低。

2. 治疗因素　麻醉和手术影响肠蠕动,使用利尿剂、镇静剂、钙剂等药物。

3. 情境因素　食物中纤维素不足及饮水过少。

4. 年龄因素　老年人肠蠕动减慢。

（五）体液容量不足

【定义】

个体处于血管内、细胞内或细胞间体液缺失的状态。

【诊断依据】

1. 主要依据

（1）经口或其他途径进液量不足。

（2）经大小便、皮肤或其他途径排出体液量异常增多。

（3）体重迅速减轻、皮肤黏膜干燥,尿量减少。

2. 次要依据

（1）血液浓缩,血钠改变,血压下降。

（2）口渴、恶心、食欲下降、体温升高、心率加快、意识改变、虚弱等。

（3）静脉充盈度下降。

【相关因素】

1. 病理生理因素 糖尿病、尿崩症等引起尿量增多,高热、呕吐、腹泻、大面积烧伤等引起体液丢失。

2. 治疗因素 鼻饲高溶质液体,引流管引流量过多,大量应用泻药、利尿药、乙醇等。

3. 情境因素 恶劣的环境致恶心、呕吐,口腔疼痛等致饮食困难,各种灾难时饮水供给不足,异常活动或天气炎热引起水分丢失过多,因减肥等采用不当的饮食方式。

4. 年龄因素

（六）气体交换受损

【定义】

个体处于肺泡和微血管之间氧气和二氧化碳交换减少的状态。

【诊断依据】

1. 主要依据 用力或活动时感到呼吸费力或困难

2. 次要依据 有缺氧或二氧化碳潴留的表现:

（1）神经系统表现:烦躁、焦虑意识模糊、嗜睡。

（2）呼吸系统表现:端坐呼吸、呼吸急促、呼气延长、心率增快、心律失常甚至心力衰竭。

（3）消化系统表现:胃区饱胀、食欲下降。

（4）其他:发绀、疲乏无力、尿量减少等。

（5）血气分析:血 $PaO_2 \downarrow$、$PaCO_2 \uparrow$、$SaO_2 \downarrow$。

【相关因素】

1. 病理生理因素 肺部感染等病变致肺泡呼吸面积减少及呼吸膜改变,气管、支气管病变或异物、分泌物滞留致气道通气障碍,神经系统疾病致呼吸活动异常等。

2. 治疗因素 麻醉药物等引起的呼吸抑制,气管插管等致呼吸道梗阻,吸入氧浓度过低等。

3. 情境因素 因创伤、手术或认知障碍致呼吸活动异常。

4. 年龄因素 早产儿、老年人呼吸中枢或肺呼吸功能降低。

（七）气道清除无效

【定义】

个体处于不能有效咳嗽以清除呼吸道分泌物或阻塞物,引起呼吸不通畅的威胁状态。

【诊断依据】

1. 主要依据

（1）无效咳嗽或咳嗽无力,如病人说排痰时伤口疼痛不敢咳嗽。

（2）不能排出呼吸道分泌物或阻塞物,如咳嗽时表情痛苦,痰液黏稠,不易咳出。

2. 次要依据

（1）呼吸音不正常,如有痰鸣音。

（2）呼吸的频率、节律、深度发生异常改变,如呼吸急促。

【相关因素】

1. 病理生理因素　肺部感染引起分泌物过多、痰液黏稠,手术后引起呼吸运动受限而不能排出分泌物等。

2. 治疗因素　使用镇静剂、麻醉剂引起不能有效咳嗽。

3. 情境因素　由于手术疼痛或认知障碍等不敢咳嗽,空气干燥、吸烟、空气严重污染等致呼吸道分泌物异常等。

4. 年龄因素　新生儿咳嗽反射低下,老年人咳嗽反射迟钝、咳嗽无力。

（八）有受伤的危险

【定义】

个体处于适应和防御能力降低,在与环境相互作用中易受到损伤的危险状态。

【诊断依据】

有危险因素存在(同相关因素)。

【相关因素】

1. 病理生理因素　因缺氧、眩晕等脑功能异常,因步态不稳、截肢等活动功能异常,视、听、触觉等各种感觉器官异常等。

2. 治疗因素　镇静剂、降压药等药物影响中枢神经功能,石膏固定、拐杖等影响活动。

3. 情境因素　环境陌生,房屋结构布局与设施不当,交通运输方式不当等。

4. 年龄因素　小儿生活能力低下和缺乏安全意识,老年人感知、运动功能缺陷等。

（九）有误吸的危险

【定义】

个体处于有可能将分泌物或异物吸入气管、支气管的危险状态。

【诊断依据】

有导致个体误吸的危险因素存在。

【相关因素】

1. 意识障碍或咳嗽反射、吞咽反应迟钝。

2. 气管切开或气管插管等。

3. 贲门括约肌失常,胃内容物反流。

4. 面、口、颈部手术及外伤。

（十）口腔黏膜受损

【定义】

个体口腔黏膜处于破损的状态。

【诊断依据】

1. 主要依据　口腔黏膜破溃、疼痛。

2. 次要依据　口腔黏膜充血、水肿,口腔炎,牙龈炎,口腔黏膜白斑等。

【相关因素】

1. 病理生理因素　口腔细菌或真菌感染。

2. 治疗因素　气管插管或插鼻饲管,手术后禁食,应用化疗药物、激素等。

3. 情境因素　用口腔呼吸,口腔卫生不良,缺乏口腔卫生知识。

（十一）皮肤完整性受损

【定义】

个体的皮肤处于损伤的状态。

【诊断依据】

1. 主要依据 表皮、真皮组织破损。

2. 次要依据 皮肤潮红、瘙痒、剥脱。

【相关因素】

1. 病理生理因素 自身免疫力降低(如红斑狼疮)引起皮肤抵抗力降低,糖尿病、肝硬化、肾衰、癌症等引起皮肤缺血、缺氧。

2. 治疗因素 应用化疗药物、放射治疗等引起皮肤抵抗力降低,使用镇静剂引起不能活动,损伤后使用石膏、夹板、牵引固定等。

3. 情境因素 皮肤受到潮湿、摩擦的刺激(如大、小便),疼痛、感觉或运动障碍、昏迷等引起身体不能活动,床垫较硬等。

（十二） 有皮肤完整性受损的危险

【定义】

个体的皮肤处于可能受损伤的危险状态。

【诊断依据】

有致皮肤损害的危险因素存在(同相关因素)。

【相关因素】

1. 躯体不能活动如昏迷、偏瘫、骨折等。

2. 皮肤受到潮湿、摩擦的刺激如大、小便失禁。

3. 皮肤营养失调如肥胖、消瘦、水肿。

（十三） 躯体移动障碍

【定义】

个体独立移动躯体的能力受到限制的状态。

【诊断依据】

1. 主要依据

（1） 不能自主地活动(床上活动,上、下床及室内活动等)。

（2） 强制性约束不能活动,如肢体制动、牵引、医嘱绝对卧床等。

2. 次要依据

（1） 肌肉萎缩,肌力、肌张力下降。

（2） 协调、共济运动障碍。

（3） 关节运动受限。

【相关因素】

1. 病理生理因素 神经肌肉受损,肌肉骨骼损伤,感知认知障碍,活动无耐力的疾病,疼痛不适。

2. 情境因素 抑郁、焦虑心理。

3. 年龄因素 老年人运动功能退行性变化使活动受限。

活动功能分级:

0 级能完全独立地活动。

Ⅰ级需助行器械辅助活动。

Ⅱ级需他人帮助活动。

Ⅲ级既需助行又需他人帮助活动。

Ⅳ级不能活动,完全依赖帮助。

（十四） 活动不耐受

【定义】

个体因生理能力降低而处于不能耐受日常必要活动的状态。

【诊断依据】

1. 主要依据

（1）活动中出现头晕、呼吸困难。

（2）活动后出现气短、不适，心率、血压异常。

（3）自述疲乏、无力或虚弱。

2. 次要依据

（1）面色苍白或发绀。

（2）意识模糊、眩晕。

（3）心电图改变。

【相关因素】

1. 病理生理因素

（1）各种疾病造成的缺氧或氧供给相对不足。

（2）饮食不足或营养不良所致的能量供给不足。

2. 治疗因素　手术、放疗、化疗所致的代谢增加。

3. 情境因素　长期卧床，久坐性或惰性生活方式，地理或气候因素造成氧供给不足。

4. 年龄因素　老年人。

（十五）睡眠型态紊乱

【定义】

个体处于睡眠不足或中断等休息方式的改变，并出现不适和（或）影响正常生活的一种状态。

【诊断依据】

1. 主要依据

（1）成人入睡或保持睡眠状态困难。

（2）儿童不愿就寝、夜间常醒着或渴望与父母一起睡。

2. 次要依据

（1）白天疲劳、打瞌睡。

（2）烦躁、情绪不稳、易怒、面无表情、眼圈发黑。

【相关因素】

1. 病理生理因素　各种疾病造成的不适、疼痛而经常觉醒，如心绞痛、腹泻、尿频、尿潴留、便秘等。

2. 治疗因素　静脉输液、牵引、石膏固定等改变睡眠姿势而不适，应用镇静剂、催眠药等白天睡眠过多。

3. 情境因素　过度紧张、恐惧，生活环境变化，生活方式改变（如值夜班、白天睡眠过多），过度活动等。

4. 年龄因素　小儿恐惧黑暗，女性更年期内分泌改变等。

（十六）进食自理缺陷

【定义】

个体因各种原因进食活动能力受损的状态。

【诊断依据】

个体不能将食物送入口腔。

【相关因素】

1. 病理生理因素　神经、肌肉、骨骼疾病，视力障碍性疾病等。

2. 治疗因素　进食活动受限的治疗措施。

3. 情境因素　抑郁、焦虑等心理障碍,活动耐力下降。

4. 年龄因素　婴幼儿缺乏独立能力,老年人感知、认知及运动障碍。

（十七）知识缺乏（特定的）

【定义】

个体处于缺乏某疾病治疗、护理、保健等方面的知识和技能的状态。

【诊断依据】

1. 主要依据

（1）自述或行为表现缺乏有关知识和技能,并要求学会。

（2）未正确执行医护措施。

2. 次要依据

（1）误解有关知识和技能。

（2）日常生活中没有落实有关治疗和护理计划,如没有认真执行低盐饮食。

（3）因知识缺乏出现焦虑、抑郁等心理变化。

（十八）疼痛

【定义】

个体感到或说出有严重不舒适的感觉。

【诊断依据】

1. 主要依据　病人自述有疼痛感。

2. 次要依据

（1）表情痛苦、呻吟。

（2）强迫体位、按揉疼痛部位。

（3）急性疼痛的反应:血压升高,脉搏、呼吸增快,出汗,注意力不集中等。

【相关因素】

1. 病理生理因素　烧伤、外伤、骨折等引起组织损伤,肌肉痉挛、胃肠痉挛、下肢血管痉挛或阻塞等。

2. 治疗因素　手术、静脉穿刺、组织活检、骨穿等引起组织损伤等。

3. 情境因素　不活动、体位不当等。

（十九）焦虑

【定义】

个体或群体处于因模糊、不明确、不具体的威胁而感到不安与不适的状态。

【诊断依据】

1. 生理方面　失眠、疲劳感、口干、肌肉紧张、感觉异常等,脉搏增快、呼吸增快、血压升高、出汗、烦躁、声音发颤或音调改变。

2. 心理方面　不安感、无助感、缺乏自信、预感不幸等,易激动、爱发脾气、无耐心、常埋怨别人等。

3. 认知方面　表现注意力不集中、健忘、怀念过去、不愿面对现实。

【相关因素】

1. 病理生理因素　基本需要(空气、水、食物、排泄、安全等)未得到满足,如心肌缺血缺氧而疼痛、尿潴留引起不适。

2. 治疗因素　担心手术、治疗或检查发生意外,不熟悉医院环境等。

3. 情境因素　自尊受到威胁,死亡、失去亲人的威胁,家庭经济困难等。

4. 年龄因素　小儿因住院与家人分离。

（二十）恐惧

【定义】

个体对明确而具体的威胁因素产生的恐惧感。

【诊断依据】

1. 主要依据　有害怕感、躲避行为,对造成威胁的因素极为敏感。

2. 次要依据　可出现颤抖、哭泣、失眠、食欲减退、噩梦。

【相关因素】

1. 病理生理因素　感觉到机体结构或功能丧失造成的影响,如面部烧伤引起自我形象改变。

2. 治疗因素　手术、麻醉、某些侵入性检查或化疗等。

3. 情境因素　剧烈疼痛。

附录八

常见的医护合作处理的问题

1. **潜在并发症：心血管系统**
   局部缺血性溃疡
   心输出量减少
   心律失常
   肺水肿
   心源性休克
   深静脉血栓形成
   血容量减少性休克
   外周血液灌注不足
   高血压
   先天性心脏病
   心绞痛
   心内膜炎
   肺栓塞
   脊髓休克

2. **潜在并发症：呼吸系统**
   低氧血症
   肺不张/肺炎
   支气管狭窄
   胸腔积液
   呼吸机依赖性呼吸
   气胸
   喉水肿

3. **潜在并发症：泌尿系统**
   急性尿潴留
   肾灌注不足
   膀胱穿孔
   肾结石

4. **潜在并发症：消化系统**
   麻痹性肠梗阻/小肠阻塞

肝脾大

肝功能异常

高胆红素血症

内脏切除术

柯林溃疡

腹水

胃肠出血

5. **潜在并发症:代谢/免疫/造血系统**

低血糖/高血糖

负氮平衡

电解质紊乱

甲状腺功能障碍

体温过高(严重的)

体温过低(严重的)

败血症

酸中毒(代谢性、呼吸性)

碱中毒(代谢性、呼吸性)

甲状腺功能减退/甲状腺功能亢进

变态反应

供体组织排斥反应

肾上腺功能不全

贫血

血小板减少

免疫缺陷

红细胞增多

镰状细胞危象

弥散性血管内凝血

6. **潜在并发症:神经/感觉系统**

颅内压增高

中风

癫痫

脊髓压迫症

脑膜炎

脑神经损伤(特定性)

瘫痪

外周神经损伤

眼压增高

角膜溃疡

神经系统疾病

重度抑郁症

7. **潜在并发症:肌肉/骨骼系统**

骨质疏松

关节脱位

腔隙综合征

病理性骨折

8. 潜在并发症:生殖系统

胎儿窘迫

产后出血

妊娠高血压

月经过多

月经频繁

梅毒

产前出血

早产

9. 潜在并发症:多系统

10. 潜在并发症:药物治疗副作用

肾上腺皮质激素治疗的副作用

抗焦虑治疗的副作用

抗心律失常治疗的副作用

抗凝治疗的副作用

抗惊厥治疗的副作用

抗抑郁治疗的副作用

抗高血压治疗的副作用

β-肾上腺素能阻断治疗的副作用

钙离子通道阻断治疗的副作用

血管紧张素转换酶治疗的副作用

常见护理诊断与结局、措施的链接

护理诊断：活动不耐受			
结局	主要措施	建议措施	选择措施
活动耐力	活动疗法 运动促进：强度训练 运动疗法：关节活动 运动疗法：肌肉控制	哮喘管理 促进利用人体力学 心脏病护理：康复期 能量管理 环境管理 运动促进：伸展 运动疗法：步行 运动疗法：平衡 疼痛管理 卫教：医嘱活动/运动	自我训练 生物反馈 心律失常管理 药物管理 共同目标设定 营养管理 氧疗 促进睡眠 协助戒烟 体重管理
保存体力	能量管理 环境管理	活动疗法 促进利用人体力学 环境管理：舒适 活动促进 营养管理 促进睡眠 卫教：医嘱活动/运动	运动疗法：步行 运动疗法：平衡 运动疗法：关节活动 运动疗法：肌肉控制 体重管理
自理：日常生活活动	运动促进：强度训练 协助自理	能量管理 运动促进：伸展 运动疗法：步行 运动疗法：平衡 运动疗法：关节活动 协助自理：沐浴/卫生 协助自理：穿着/修饰 协助自理：进食 协助自理：如厕 协助自理：移动 卫教：医嘱活动/运动	促进利用人体力学 个案管理 运动促进 运动疗法：肌肉控制

护理诊断：气道清理无效			
结局	主要措施	建议措施	选择措施
预防误吸	气管内吸痰 预防误吸 体位	气道管理 促进有效咳嗽 呼吸监测 复苏术：新生儿 监测 吞咽疗法	胸部物理治疗 急救护理 拔除气管插管
呼吸状态：气道通畅	气道管理 气管内吸痰 哮喘管理 促进有效咳嗽	气管插管和固定 减轻焦虑 人工气道管理 预防误吸 胸部物理治疗 体位 呼吸监测 监测	过敏管理 麻醉管理 急救护理 生命体征监测
呼吸状态：通气	气道管理 呼吸监测 协助通气	气管插管和固定 气管内吸痰 人工气道管理 预防误吸 控制感染 机械通气 给药：吸入	酸碱平衡监测 哮喘管理 胸部物理治疗 促进有效咳嗽 氧疗 机械通气撤机 协助戒烟
护理诊断：焦虑			
结局	主要措施	建议措施	选择措施
焦虑水平	减轻焦虑 安抚技巧	积极倾听 宠物辅助治疗 预期指导 芳香疗法 增强应对能力 痴呆管理 痴呆管理：沐浴 转移注意力 给药 渐进式肌肉放松 增强安全感 简单引导想象 简单放松疗法 团体治疗	协助控制愤怒 哮喘管理 自我训练 咨询 危机干预 情绪支持 幽默 催眠 音乐疗法 降低迁居压力 支持团体

护理诊断：焦虑			
结局	主要措施	建议措施	选择措施
焦虑自我控制	减轻焦虑	积极倾听	宠物辅助疗法
		预期指导	艺术疗法
		自我训练	生物反馈
		行为管理	转移注意力
		安抚技巧	促进罪恶感缓解
		产前准备	幽默
		增强应对能力	催眠
		陪伴	促进冥想
		渐进式肌肉放松	音乐疗法
		简单引导想象	治疗性游戏
		简单放松疗法	团体治疗
注意力	减轻焦虑	预期指导	宠物辅助疗法
	安抚技巧	促进学习	产前准备
		提高学习的准备	认知重建
		回忆疗法	降低迁居压力
		简单引导想象	卫教：个体
		简单放松疗法	
应对	预期指导	减轻焦虑	宠物辅助疗法
	增强应对能力	安抚技巧	艺术疗法
	情绪支持	危机干预	转移注意力
		促进哀伤缓解	遗传咨询
		促进罪恶感缓解	娱乐疗法
		促进冥想	回忆疗法
		心灵支持	增进自我意识
		关注希望	同胞支持
		幽默	治疗性游戏
		陪伴	团体治疗

护理诊断：大便失禁			
结局	主要措施	建议措施	选择措施
排便自制力	大便失禁护理	肠道冲洗	情绪支持
	排便训练	排便管理	环境管理
		腹泻管理	运动促进
		减少胀气	运动疗法：步行
		体液管理	卫教：医嘱活动/运动
		药物管理	卫教：医嘱饮食
		营养管理	卫教：处方药物
		直肠脱垂管理	卫教：处置/治疗
		协助自理：如厕	

护理诊断：大便失禁			
结局	主要措施	建议措施	选择措施
排便	大便失禁护理 排便管理 排便训练	腹泻管理 药物管理 营养管理 营养监测 直肠脱垂管理	运动促进 体液监测 给药：直肠 造口护理 卫教：如厕训练
组织完整性	大便失禁护理	沐浴	给药：皮肤
皮肤和黏膜	会阴部护理 皮肤监测	腹泻管理 营养管理 造口护理 协助自理：如厕	药物管理

护理诊断：母乳喂养有效			
结局	主要措施	建议措施	选择措施
母乳喂养建立：婴儿	协助母乳喂养 哺乳辅导	促进亲子依恋 安抚技巧 新生儿护理 家长教育：婴儿 陪伴 卫教：婴儿刺激	婴儿护理 卫教：婴儿安全
母乳喂养建立：母亲	协助母乳喂养 哺乳辅导	预期指导 体液管理 感染预防 营养管埋 营养咨询 体位 皮肤监测	热/冷的应用 支持团体 卫教：个体 卫教：精神运动技能 体重管理
母乳喂养维持	哺乳辅导	能量管理 促进家庭参与 家庭支持 体液管理 婴儿护理 感染预防 营养管理 简单放松疗法 皮肤护理：局部治疗 促进睡眠 卫教：婴儿营养	营养疗法 支持团体 卫教：婴儿刺激 体重管理
断奶	抑制乳汁分泌	积极倾听 预期指导 情绪支持 促进家庭参与 家庭支持 皮肤监测 卫教：婴儿营养	乳房检查 热/冷的应用 感染预防 疼痛管理

续表

护理诊断：低效型呼吸型态			
结局	主要措施	建议措施	选择措施
过敏反应：全身	气道管理 麻醉管理 哮喘管理	气管插管和固定 气管内吸痰 过敏管理 减轻焦虑 急救护理 给药 给药：鼻腔 呼吸监测 协助通气	体液监测 机械通气 陪伴 复苏术 生命体征监测
机械通气反应：成人	人工气道管理 机械通气	酸碱平衡监测 气管内吸痰 减轻焦虑 预防误吸 机械通气撤机 药物管理 神经系统监测 疼痛管理 体位 呼吸监测	急救护理 情绪支持 拔除气管插管 能量管理 穿刺取血：动脉血 标本 穿刺取血：静脉血 标本
机械通气脱机反应： 成人	机械通气 机械通气撤机	酸碱平衡监测 气管内吸痰 减轻焦虑 情绪支持 药物管理 氧疗 体位 呼吸监测 生命体征监测	预防误吸 促进有效咳嗽 能量管理 疼痛管理
呼吸状态：气道通畅	气道管理 气管内吸痰	气管插管和固定 人工气道管理 预防误吸 胸部物理治疗 促进有效咳嗽 体位 呼吸监测	过敏管理 麻醉管理 急救护理 复苏术 协助戒烟
呼吸状态：通气	气道管理 呼吸监测 协助通气	气管插管和固定 气管内吸痰 减轻焦虑 人工气道管理 预防误吸 促进有效咳嗽 氧疗 体位 渐进式肌肉放松 生命体征监测	酸碱平衡监测 过敏管理 给予镇痛剂 胸部物理治疗 能量管理 运动促进 疼痛管理 机械通气撤机 引流管护理：胸腔

续表

结局	主要措施	建议措施	选择措施
护理诊断：低效型呼吸型态			
生命体征	呼吸监测 生命体征监测	酸碱平衡管理 气道管理 减轻焦虑 体液管理 静脉穿刺 静脉输液治疗 药物管理 监测 协助通气	过敏管理 急救护理 氧疗 疼痛管理 麻醉后护理 复苏术 卫教：医嘱活动/运动 卫教：处方药物 卫教：处置/治疗
护理诊断：急性意识障碍			
认知定向力	谵妄管理 妄想管理 现实定向	酸碱平衡管理 减轻焦虑 环境管理：安全 预防跌倒 幻觉管理 给药 药物管理 疼痛管理 促进睡眠 监测：安全	安抚技巧 水/电解质管理 身体约束 陪伴 监护隔离 协助自理 促进睡眠 触摸
扭曲思维自我控制	谵妄管理 妄想管理 幻觉管理	减轻焦虑 药物管理 现实定向	安抚技巧 环境管理 监测：安全
信息处理	认知刺激	减轻焦虑 安抚技巧 谵妄管理 妄想管理 药物管理 现实定向	环境管理 水/电解质管理 幻觉管理 氧疗 疼痛管理 促进睡眠
护理诊断：便秘			
排便	排便管理 便秘/粪便嵌塞管理	肠道冲洗 排便训练 运动促进 体液管理 体液监测 药物管理 开具药方 营养管理 营养监测	饮食的渐进性恢复 减少胀气 给药 给药：口腔 给药：直肠 造口护理 疼痛管理 直肠脱垂管理 协助自理：如厕 皮肤监测 标本管理

续表

护理诊断：便秘			
结局	主要措施	建议措施	选择措施
机体水合状态	体液管理 水/电解质管理	体液监测 静脉穿刺 静脉输液治疗 药物管理 营养管理	奶瓶喂养 肠道管喂饮食 喂食 发热治疗
症状控制	便秘/粪便嵌塞管理	肠道冲洗 排便管理 运动促进 体液管理 药物管理 营养管理 直肠脱垂管理	减轻焦虑 减少胀气 疼痛管理 简单放松疗法
护理诊断：腹泻			
结局	主要措施	建议措施	选择措施
排便自制力	排便管理 腹泻管理	大便失禁护理 体液管理 药物管理 开具药方 营养管理 会阴部护理 协助自理：如厕 皮肤监测	减轻焦虑 沐浴 皮肤护理：局部治疗 标本管理
排便	排便管理 腹泻管理	体液管理 药物管理 开具药方 营养管理 会阴部护理	减轻焦虑 大便失禁护理 体液监测 造口护理 协助自理：如厕 标本管理
电解质和酸碱平衡	电解质管理 水/电解质管理	酸碱平衡管理 酸碱平衡监测 腹泻管理 电解质监测 体液监测 静脉穿刺 静脉输液治疗 生命体征监测	电解质管理：低血钾 电解质管理：低血钠 标本管理 全胃肠外营养输入
护理诊断：体液容量不足			
结局	主要措施	建议措施	选择措施
电解质和酸碱平衡	酸碱平衡管理 电解质管理 水/电解质管理	酸碱平衡监测 电解质监测 体液管理 体液监测 血流动力学调节 静脉穿刺 静脉输液治疗 生命体征监测	电解质管理：高血钾 电解质管理：高血钠 电解质管理：高血钙 电解质管理：高血镁 电解质管理：高血磷 电解质管理：低血磷 电解质管理：低血钾 电解质管理：低血钠 电解质管理：低血镁 穿刺取血：动脉/静脉血标本 全胃肠外营养输入

续表

护理诊断：体液容量不足			
结局	主要措施	建议措施	选择措施
体液平衡	体液管理 体液监测 低血容量管理	腹泻管理 电解质管理 快速补液 静脉穿刺 静脉输液治疗 休克管理：血容量性全胃肠外 营养输入 排尿管理 生命体征监测	减少出血 输血 心律失常管理 进食障碍管理 肠道管喂饮食 休克管理 静脉通路装置维护
机体水合状态	体液管理 血容量管理 静脉输液治疗	奶瓶喂养 腹泻管理 电解质监测 快速补液 排尿管理 呕吐管理	出血预防 减少出血 体温调节 胃肠道置管 静脉通路装置维护
营养状态：食物和液体摄入	体液管理 体液监测 营养管理 营养监测	奶瓶喂养 肠道管喂饮食 喂食 营养疗法 协助自理：喂食 全胃肠外营养输入	协助母乳喂养 静脉输液治疗 哺乳辅导 恢复口腔健康 吞咽疗法 卫教：医嘱饮食
护理诊断：体温过高			
结局	主要措施	建议措施	选择措施
体温调节	发热治疗 恶性高热防护 体温调节	沐浴 环境管理 体液管理 过热暴露治疗 控制感染 药物管理 开具药方 体温调节：手术中 生命体征监测	急救护理 热/冷的应用 感染预防 休克管理 皮肤监测
体温调节：新生儿	发热治疗 新生儿护理 体温调节	沐浴 环境管理 体液管理 控制感染 新生儿监测 生命体征监测	过热暴露治疗 感染预防 家长教育：婴儿 癫痫发作管理 癫痫发作防护 皮肤监测
生命体征	体温调节 生命体征监测	发热治疗 发热暴露治疗 血流动力学调节 休克管理 休克预防	热/冷的应用 给药 药物管理 体温调节：手术中

续表

护理诊断：口腔黏膜受损			
结局	主要措施	建议措施	选择措施
口腔卫生	恢复口腔健康	化疗管理 水/电解质管理 体液管理 营养管理 维持口腔健康 促进口腔健康	气管内吸痰 人工气道管理 临终护理 疼痛管理
组织完整性：皮肤和黏膜	恢复口腔健康	化疗管理 感染预防 药物管理 营养管理 维持口腔健康 放射治疗管理	体液管理 伤口护理 伤口冲洗

护理诊断：有皮肤完整性受损的危险			
结局	主要措施	建议措施	选择措施
不活动后果： 生理方面	卧床护理 压力管理	循环系统预防 血栓护理：外周血管 血栓预防 运动促进：强度训练 运动促进：伸展 运动疗法：关节活动 运动疗法：肌肉控制 体位 压疮预防 简单按摩 皮肤监测 牵动/制动护理	沐浴 足部护理 下肢监测 指甲护理 会阴部护理 体位：手术中 皮肤护理：局部治疗 监测 生命体征监测
组织完整性： 皮肤和黏膜	压力管理 压疮预防 皮肤监测	截肢护理 沐浴 卧床护理 大便失禁护理 石膏护理：维护 化疗管理 循环系统预防 足部护理 切口护理 控制感染 感染预防 乳胶防护 给药：皮肤 药物管理 营养管理 造口护理 体位 放射治疗管理 皮肤护理：局部治疗 牵动/制动护理	过敏管理 皮肤刺激 腹泻管理 体液管理 哺乳辅导 指甲护理 营养疗法 会阴部护理 体位：手术中 体位：轮椅 假体护理 协助自理：沐浴/卫生 协助自理：如厕 尿失禁护理 伤口护理

续表

护理诊断：有皮肤完整性受损的危险			
结局	主要措施	建议措施	选择措施
伤口愈合：Ⅰ期愈合	切口护理 伤口护理	截肢护理 循环系统预防 控制感染：手术中 感染预防 给药 给药：皮肤 营养管理 皮肤护理：局部治疗 皮肤监测 夹板固定 卫教：处方药物 卫教：处置/治疗 伤口护理：密闭式引流	沐浴 卧床护理 剖宫产护理 运动疗法：步行 高血糖管理 会阴部护理

姓名:＿＿＿＿ 性别:＿＿＿＿ 年龄:＿＿＿＿ 科别:＿＿＿＿ 床号:＿＿＿＿ 病案号:＿＿＿＿

日期	时间	护理记录（PIO）	签名

主要参考文献

[1] 李小妹,冯先琼.护理学导论[M].北京:人民卫生出版社,2017.

[2] 邹恂.现代护理诊断手册[M].北京:北京医科大学出版社,1996.

[3] 穆欣,马小琴.护理学导论[M].3版.北京:中国中医药出版社,2016.

[4] 姜安丽,钱晓路.新编护理学基础[M].3版.北京:人民卫生出版社,2018.

[5] 李小寒,尚少梅.基础护理学[M].6版.北京:人民卫生出版社,2017.

[6] 吕静.急救护理学[M].3版.北京:中国中医药出版社,2016.

[7] 丁淑贞,吴冰.实用临床护理礼仪与人际沟通指导手册[M].北京:中国协和医科大学出版社,2018.

[8] 陈文.护理礼仪与人际沟通[M].2版.南京:东南大学出版社,2015.

[9] 杨巧菊.护理学导论[M].2版.北京:人民卫生出版社,2016.

[10] 唐红英,王萍.护理学导论[M].北京:中国医药科技出版社,2016.

[11] 张凤萍.护理学导论[M].北京:北京大学医学出版社,2020.

[12] 张静,赵敏.卫生法学[M].2版.北京:清华大学出版社,2020.

[13] 李春卉,蓝宇涛.护理学导论(案例版)[M].北京:科学出版社,2019.

[14] 邹恂.现代护理新概念与相关理论[M].3版.北京:北京大学医学出版社,2020.

[15] 布赖恩·卢克·西沃德.压力管理策略[M].许燕,等译.北京:中国轻工业出版社,2020.

[16] 林崇德.发展心理学[M].2版.杭州:浙江教育出版社,2019.

[17] 侯玉波.社会心理学[M].4版.北京:北京大学出版社,2018.

[18] 王燕鸣.护理学理论基础与临床实践[M].3版.上海:同济大学出版社,2020.

[19] 李小妹,冯先琼.护理学导论[M].4版.北京:人民卫生出版社,2017.

[20] 姜安丽.护理学导论[M].上海:复旦大学出版社,2015.

[21] 彭幼清,俞海萍.跨文化护理临床案例集[M],上海:同济大学出版社,2018.

[22] Marion Johnson,Gloria Bulechek,Howard Butcher,et al.护理诊断、结局与措施:链接北美护理诊断协会护理诊断(NANDA)、护理结局分类(NOC)与护理措施分类(NIC)[M].吴袁剑云,主译.2版.北京:北京大学医学出版社,2010.

[23] 孙福川,王明旭.医学伦理学[M].5版.北京:人民卫生出版社,2018.

[24] 姜小鹰,刘俊荣.护理伦理学[M].2版.北京:人民卫生出版社,2017.

[25] 包家明.护理健康教育与促进[M].北京:人民卫生出版社,2014.

[26] 邹红.护理文化建设[M].北京:军事医学科学出版社,2011.

[27] 袁长蓉,蒋晓莲.护理理论[M].2版.北京:人民卫生出版社,2018.

[28] 费孝通.中华民族多元一体格局[M].北京:中央民族大学出版社,2018.

[29] T.希瑟·赫德曼,上原重美·卡米丘鲁.NANDA-Ⅰ护理诊断:定义与分类:2018-2020[M].李小妹,周凯娜,主译.11版.西安:世界图书出版公司,2020.

[30] 聂雷霞,张敏,喻娟,等.AIDET沟通模式在2型糖尿病胃转流术患者中的应用[J].解放军护理杂志,2015,32(9):38-41.

[31] Lynda Juall Carpenito.护理诊断手册[M].李宁译.北京:科学技术文献出版社,2001.

[32] 申俊龙,马洪瑶,徐浩.中医"治未病"研究述略与展望[J].时珍国医国药,2014,25(6):1468-1470.

[33] 史崇清.柯卡芭的舒适理论及其护理应用[J].中华现代护理杂志,2010,16(3):328-329.

［34］ 郑舟军,龚戬芳,张丽平.仿真模拟教学在培养护生舒适护理实践能力中的研究［J］.护士进修杂志,2012,27(11):991-994.

［35］ Lenz E R,Pugh L C,Milligan R A,et al. The middle-range theory of unpleasant symptoms:an update［J］. Advances in Nursing Science,1997,19(3):14-27.

［36］ Szasz TS,Hollender MH. A Contribution to the Philosophy of medicine:The Basic Models of the Doctor-Patient Relationship［J］. A. M. A. Aarchives of Internal Medicine,1956,97(5):585-592.

［37］ Lenz E R,Suppe F,Gift A G,et al. Collaborative development of middle-range nursing theories:Toward a theory of unpleasant symptoms［J］. Advances in Nursing Science,1995,17(3):1-13.

［38］ Lenz E R,Pugh L C,Milligan R A,et al. The middle-range theory of unpleasant symptoms:an update［J］. Advances in Nursing Science,1997,19(3):14-27.

［39］ Lenz E R,Suppe F,GiftA G,et al. Collaborative development of middle-range nursing theories:Toward a theory of unpleasant symptoms［J］. Advances in Nursing Science,1995,17(3):1-13.

◇◇◇ 索 引 ◇◇◇

复习思考题
答案要点

模拟试卷